AF592215

RECHERCHES

SUR LES

SUPPURATIONS ENDÉMIQUES DU FOIE.

OUVRAGES DU MÊME AUTEUR.

Des rizières en Italie et de leur introduction en Toscane, d'après M. le professeur PUCCINOTTI (dans la *Gazette médicale de Paris*, année 1850).

Observation d'un cas d'abolition des facultés vocales chez un sujet atteint d'abcès du lobe antérieur de l'hémisphère cérébral gauche (dans le *Recueil des mémoires de médecine, chirurgie et pharmacie militaires*, 2e série, t. XIV, Paris 1854).

Observation d'un cas de ligature de l'artère fémorale droite (*ibidem*).

Des fractures des articulations (Thèse du doctorat, Paris 1845).

RECHERCHES
SUR LES
SUPPURATIONS ENDÉMIQUES
DU FOIE

D'APRÈS DES OBSERVATIONS RECUEILLIES DANS LE NORD DE L'AFRIQUE,

PAR

J. L. ROUIS,

MÉDECIN-MAJOR DE PREMIÈRE CLASSE A L'HÔPITAL MILITAIRE DE STRASBOURG,
CHEVALIER DE LA LÉGION D'HONNEUR.

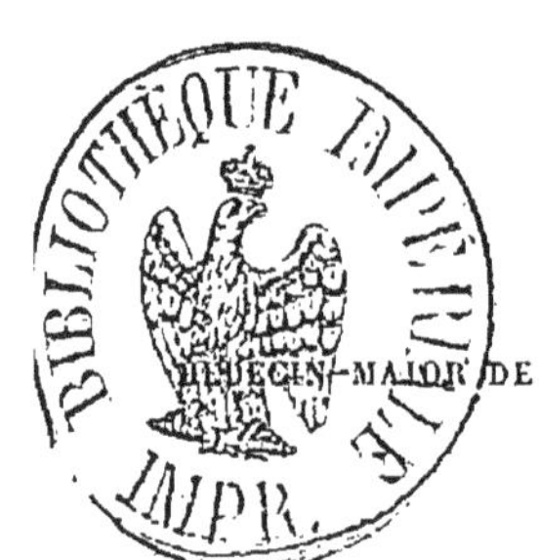

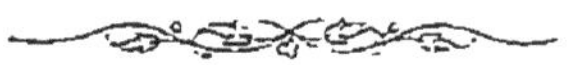

PARIS,
J. B. BAILLIÈRE ET FILS,
LIBRAIRES DE L'ACADÉMIE IMPÉRIALE DE MÉDECINE,
rue Hautefeuille, 19.

Londres, H. BAILLIÈRE, 219, REGENT-STREET. | **New-York,** BAILLIÈRE BROTHERS, 440, BROADWAY.

MADRID, C. BAILLY-BAILLIÈRE, CALLE DEL PRINCIPE, 11.

1860.

STRASBOURG, TYPOGRAPHIE DE G. SILBERMANN.

PRÉFACE.

Les recherches contenues dans ce travail portent exclusivement sur des observations recueillies en Algérie. Néanmoins, leurs résultats nous paraissent susceptibles d'être généralisés ; car, à part un peu moins de fréquence, la suppuration endémique du foie constitue dans le Nord de l'Afrique la même individualité morbide que dans les pays chauds proprement dits, s'y annonce de la même manière, et y donne lieu aux mêmes terminaisons. Ces traits de similitude s'expliquent. En effet, si, par sa position géographique, l'Algérie se rattache à la zone tempérée, la configuration du sol et le voisinage du Sahara y élèvent fréquemment la chaleur d'été à un degré très-peu différent de celui que présentent durant cette partie de l'année les zones plus rapprochées de l'équateur. Il est donc permis de croire que les résultats auxquels nous avons été amené, pourront être confirmés par l'expérience des médecins appelés à pratiquer dans ces dernières, et que, si des exceptions doivent être formulées, elles seront relatives à des circonstances accidentelles.

Quoi qu'il en soit, l'ensemble de nos recherches repose avant tout sur des observations qui nous sont personnelles. Cependant, bien qu'un séjour de onze années en Algérie nous ait multiplié les moyens de réunir des documents dans les conditions les plus variées, nous n'avons pas cru que nos seules ressources fussent suffisantes. Aussi, avons-nous largement emprunté aux auteurs qui ont étudié les suppurations endémiques du foie sur le même terrain que nous. Citer à cet égard les remarquables travaux de M. Haspel, citer ceux de MM. Catteloup, Cambay, Éon, Chevassu, Duauthier, Blondeau, Morel, Gauverit, etc., c'est dire combien notre tâche était simplifiée à l'avance; c'est dire combien de données précieuses se sont ajoutées à celles que nous avions recueillies de notre côté. Dès lors, il nous est devenu facile d'embrasser l'histoire complète de la suppuration dont il s'agit: anatomie pathologique des abcès depuis leur origine jusqu'au terme de leur cicatrisation, symptômes des affections qui les préparent, symptômes à eux spéciaux, modes de terminaison, complications, diagnostic, étiologie, thérapeutique, chacun de ces points nous a paru également accessible à l'analyse, grâce à la quantité de matériaux qu'il nous était loisible de consulter. Les développements qui vont suivre, mettront le lecteur en mesure d'apprécier les efforts que nous avons tentés dans ce but.

Mais, à elle seule, la description générale d'une maladie ne fournit jamais qu'une idée approximative des cas particuliers dont elle résume le faisceau: des exemples sont indispensables. En conséquence, nous avons annexé à notre travail un choix d'observations destinées à reproduire la plupart des types distincts. Toutes ces observations sont inédites; outre cela, beaucoup d'entre elles renferment l'historique de faits entièrement neufs: espérons qu'à ce double titre on nous pardonnera de les avoir exposées avec quelques détails.

BIBLIOGRAPHIE.

Haspel, A., *Mémoire sur les abcès du foie (Recueil des mémoires de médecine, chirurgie et pharmacie militaires)*, 1re série, t. LV. Paris 1843.

— *Maladies de l'Algérie*, t. I. Paris 1850.

Jourdain, *Observation d'hépatite chronique, abcès multiples du foie (Recueil des mémoires de médecine, chirurgie et pharmacie militaires)*, 1re série, t. LV. Paris 1843.

Simon, *Observation d'abcès du foie, consécutif à une gastro-colite*, ibid.

Broussais, C., *Réflexions sur les abcès du foie*, ibid.

Laveran, *Documents pour servir à l'histoire des maladies du nord de l'Afrique (Recueil des mémoires de médecine, chirurgie et pharmacie militaires)*, 1re série, t. LII. Paris 1842.

Catteloup, *Mémoire sur la coïncidence des abcès du foie avec la diarrhée et la dysenterie endémiques de la province d'Oran (Recueil des mémoires de médecine, chirurgie et pharmacie militaires)*, 1re série, t. LVIII. Paris 1845.

— *Recherches sur la dysenterie du nord de l'Afrique (Recueil des mémoires de médecine, chirurgie et pharmacie militaires)*, 2e série, t. VII. Paris 1851.

Cambay, Ch., *Traité de la dysenterie des pays chauds, et spécialement de l'Algérie.* Paris 1847.

Éon, H. L., *De l'hépatite*, Thèse inaug. Paris 1847.

Gauverit, A., *Recherches sur les difficultés que présente le diagnostic des abcès du foie*, Thèse inaug. Paris 1849.

Meunier, F., *Considérations sur l'hépatite et les abcès du foie*, Thèse inaug. Paris 1850.

Blondeau, A., *Des abcès du foie*, Thèse inaug. Paris 1851.

Cabaud, P. A., *Sur l'hépatite et les abcès du foie*, Thèse inaug. Montpellier 1851.

Mouret, A., *De la coïncidence de l'hépatite ou des abcès du foie avec la dysenterie dans les pays chauds*, Thèse inaug. Paris 1851.

Duauthier, J. J. V. A., *De l'hépatite*, Thèse inaug. Paris 1851.

Chevassu, H., *De l'étiologie de quelques abcès du foie*, Thèse inaug. Paris 1851.

Morel, E. E. H., *Quelques considérations sur les phlegmasies et les abcès du foie en Algérie*, Thèse inaug. Paris 1852.

Malle, P. N. J., *Traité d'anatomie chirurgicale et de médecine opératoire.* Paris 1855.

Périer, J., *Des abcès du foie (Recueil des mémoires de médecine, chirurgie et pharmacie militaires)*, 2e série, t. XIX. Paris 1857.

AVERTISSEMENT.

Dans le cours de ce travail, nous supposerons qu'à l'état physiologique le foie présente chez l'homme :

1° Un poids de 1500 à 2000 grammes; moyenne, 1750 grammes;

2° Une pesanteur spécifique égale à 1,05 ;

3° Un volume de 1600 à 2100 centimètres cubes; moyenne, 1850 centimètres cubes ;

4° En plus grande longueur, 27 à 32 centimètres; moyenne, 30 centimètres ;

5° En plus grande largeur, 16 à 20 centimètres; moyenne, 18 centimètres;

6° En plus grande épaisseur, 8 à 12 centimètres; moyenne, 10 centimètres.

Nous admettrons encore que, dans les mêmes conditions normales, le bord supérieur de la sixième côte droite indique antérieurement le niveau auquel s'arrête la convexité culminante du lobe correspondant du foie.

Enfin, nous rappellerons que la couleur naturelle de ce viscère est: 1° d'un rouge brun plus ou moins foncé avant lavage ; 2° gris perle ou café au lait après un lavage opéré par la veine porte.

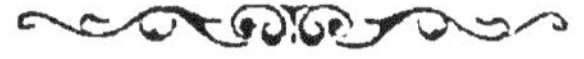

RECHERCHES

SUR LES

SUPPURATIONS ENDÉMIQUES DU FOIE.

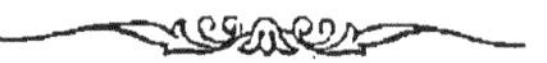

Les suppurations endémiques du foie constituent des faits d'idiopathie réelle. Issues d'une irritation que des modificateurs naturels ont éveillée au sein de l'organe, elles déterminent la formation d'abcès proprement dits. De là, une succession définie de symptômes ; de là, le développement de phénomènes liés à un travail de guérison ; de là aussi, des indications thérapeutiques variées, toutes particularités dont nous aborderons l'étude, mais qu'il serait impossible de bien apprécier si, en premier lieu, nous n'exposions les conditions matérielles auxquelles la maladie donne naissance.

ANATOMIE PATHOLOGIQUE.

SIÉGE DE LA SUPPURATION.

En relevant les détails fournis par 156 autopsies, on trouve que la suppuration endémique du foie s'est localisée :

aux abords de la face supérieure du viscère chez . . . . . . 26 sujets.
vers la face antérieure chez. . . . . 12 —
vers la face inférieure chez . . . . 12 —

vers l'extrémité droite chez . . . . 19 sujets.
vers le bord postérieur chez . . . . 7 —
vers la face supérieure et vers la face inférieure chez . . . . 3 —
vers la face supérieure et vers l'extrémité droite chez . . . . 1 —
vers la face inférieure et vers l'extrémité droite chez . . . . 4 —
vers la face inférieure et vers le bord postérieur chez . . . . 1 —
vers l'extrémité droite et vers le bord postérieur chez. . . . 1 —
vers la face antérieure, la face inférieure et le bord postérieur chez . . . . 2 —
vers la face antérieure, l'extrémité droite et le bord postérieur chez . . . . 1 —
vers la face antérieure et dans les couches profondes chez. . 1 —
vers la face inférieure et dans les couches profondes chez . . 1 —
vers l'extrémité droite et dans les couches profondes chez . . 1 —
dans les couches profondes chez . . . . 39 —
en diverses régions des couches profondes et de la superficie chez . . . . 19 —
l'organe offrait dans son entière étendue des abcès miliaires ou des traces d'infiltration purulente chez . . . . 3 —
il avait disparu en entier chez . . . . 3 —

Ainsi, le travail pyogénique avait envahi :

les couches culminantes du viscère chez. . . . . 53 sujets.
les couches antérieures chez. . . . . 39 —
les couches inférieures chez . . . . 16 —
l'extrémité droite chez . . . . 17 —
le bord postérieur chez. . . . . 36 —
les couches profondes chez . . . . 67 —

Il s'ensuit que les diverses régions de la superficie du viscère sont également accessibles à la formation des abcès; car le nombre de cas afférents à chacune d'elles est proportionnel à leur étendue respective. Il en est de même pour les couches profondes, comparées aux couches superficielles : en effet, si nous limitons l'épaisseur de celles-ci aux deux ou trois premiers centimètres périphériques de l'organe, nous verrons que la suppuration a envahi ces dernières couches chez 147 sujets, alors que, chez 67 seulement, elle a été observée au sein des couches profondes, dont la masse est moitié moindre.

Outre cela, si l'on tient compte exclusivement de la division du viscère en lobes, on reconnaît que le travail morbide a frappé :

le lobe droit isolément dans	122 cas.
le lobe gauche isolément dans	3 —
le lobe droit et le lobe gauche ensemble dans	23 —
le lobe droit et le lobe de Spigel ensemble dans	2 —
les trois lobes réunis dans	7 —

Or, en résumant par lobes, nous remarquons encore que la fréquence avec laquelle ceux-ci ont été envahis est en proportion directe de leur volume. Ainsi, tandis que :

le lobe droit a été atteint dans	154 cas.
le lobe gauche l'a été dans.	33 —
et le lobe de Spigel dans	9 —

ce qui correspond assez bien aux proportions moyennes d'après lesquelles ces lobes sont en rapport entre eux. Et, comme on arriverait à un résultat pareil en divisant le foie en tel autre ordre de régions qu'on jugerait convenable, il y a lieu de croire que chacun des points de l'organe est également accessible à la fonte pyogénique.

NOMBRE D'ABCÈS QUE LE FOIE EST SUSCEPTIBLE DE RENFERMER.

Tantôt il ne s'est formé qu'un abcès au sein du tissu glanduleux; tantôt, au contraire, le produit de la suppuration est disséminé sur plusieurs places distinctes: on a vu des foies en être comme farcis. Cependant, les cas d'abcès extrêmement multipliés sont de beaucoup les plus rares; et, dans les trois quarts des autopsies dont nous avons relevé les détails, il n'existait qu'une excavation purulente; car nous avons noté :

1 seul abcès chez	110	individus.	8 abcès chez . . .	1	individus.
2 abcès chez. . .	16	—	9 abcès chez . . .	1	—
3 abcès chez. . .	4	—	10 abcès chez . . .	1	—
4 abcès chez. . .	2	—	12 abcès chez . . .	1	—
5 abcès chez. . .	2	—	15 abcès chez . . .	1	—
6 abcès chez. . .	2	—	20 abcès chez . . .	1	—
7 abcès chez. . .	1	—	suppuration diffuse chez	3	—

soit, pour un total de 146 autopsies :

1 seul abcès chez 110 individus, = chez 75 individus p. 100 ;
plus d'un abcès chez 36 individus, = chez 25 individus p. 100.

QUANTITÉS DE PUS QUE LE FOIE PEUT RENFERMER ; CONTENANCE DES ABCÈS PROPREMENT DITS.

Souvent le foie recèle à peine quelques grammes de pus; en d'autres circonstances, la quantité de ce liquide est si grande, qu'elle dépasse le poids normal du viscère, comme, par exemple, dans l'obs. V, où elle s'élevait à 2700 grammes, et dans l'obs. VI, où elle était de 4500. Toutes les proportions intermédiaires à ces limites extrêmes ont été rencontrées.

Chez certains sujets, le fluide pathologique infiltre simplement le tissu du viscère; ou bien il est réparti dans de petites vacuoles, qui n'en contiennent guère qu'une gouttelette chacune. Plus habituellement, on le trouve logé dans des cavités susceptibles d'admettre, suivant les cas, un gros pois, une noisette, un œuf de pigeon, un œuf de poule, une orange, le volume du poing. Enfin, il lui arrive de se constituer des foyers d'une étendue extraordinaire : c'est ainsi que nous avons vu quelques-uns de ces derniers renfermer 1800 grammes de liquide (obs. XXVII), 2700 grammes (obs. V), etc.; chez le sujet de l'obs. VI, mentionnée ci-dessus, les 4500 grammes de pus étaient réunis en un seul abcès, qui, de la sorte, prenait rang au nombre des plus volumineux qu'on ait jamais signalés.

La multiplicité des abcès est indépendante de la quantité de pus que renferme le viscère. Ainsi, nous voyons en diverses circonstances de ce genre :

20 grammes de liquide être contenus dans 10 cavités distinctes.
90 — — — 4 —
130 — — — 9 —
170 — — — 6 —
350 — — — 20 —
400 — — — 8 —
1100 — — — 14 —

de 20 à 1500 grammes dans. . . . . 3 cavités distinctes,
et de 20 à 4500 grammes être réunis dans un seul abcès.

Une seconde particularité à signaler, c'est que la multiplicité des abcès n'implique pas pour ceux-ci égalité de volume; souvent même il existe sous ce rapport de très-grandes différences, comme l'indique le tableau suivant :

NOMBRE D'ABCÈS CONTENUS DANS LE FOIE.	CAPACITÉ DES ABCÈS EN CENTIMÈTRES CUBES.	
	c. c.	c. c.
2	0,5	2
2	20	330
2	20	1300
2	50	perte totale du lobe gauche.
2	70	70
2	100	perte de presque tout le lobe gauche.
2	130	200
2	200	450
2	400	400
2	650	650
2	750	750
3	de 5	à 1000
4	20 chacun.	
5	de 100	à 400
8	de 20	à 70
9	de 2	à 90
10	de 0,5	à 2
15	de 0,5	à 300
20	de 0,5	à 70

Quant à cette assertion que, dans le cas d'abcès multiples, le volume des cavités est en raison inverse de leur nombre, elle n'a d'exactitude qu'autant que l'organe, ou bien l'une de ses portions, ayant été envahi sur tous les points, a conservé cependant ses dimensions physiologiques.

MODES D'ACCROISSEMENT DES ABCÈS DU FOIE.

L'accroissement des abcès du foie s'effectue d'une manière variable.

A. Ainsi, jusqu'à une certaine période, il a lieu par les seuls progrès de la fonte pyogénique : l'obs. XXIV nous en est un exemple. Quinze abcès existaient au sein du foie dont il y est question. Le plus considérable, assez développé pour admettre un œuf de dinde, avait débouché dans le colon transverse, puis s'était recouvert d'une production cicatricielle; autour de lui, des traces de refoulement périphérique témoignaient que la grandeur de son étendue était liée en partie aux suites de l'accumulation croissante du pus. Cinq autres abcès, ayant des dimensions moitié moindres, étaient munis chacun d'une membrane pyogénique; le tissu de leurs parois ne différait en rien de celui d'alentour : leur pus, fluide et jaunâtre, se montrait complétement élaboré. Six autres des abcès dont nous parlons avaient à peine un ou deux centimètres de diamètre dans leurs divers sens; leurs parois, dépourvues de membrane pyogénique, offraient 1° une texture irrégulière; 2° une décoloration et un ramollissement plus prononcés que dans le reste de l'organe; 3° des empreintes d'usure attestant que la fonte pyogénique avait procédé du centre à la circonférence, et s'était arrêtée seulement avec la vie : le pus de ces abcès était jaune, peu homogène, très-consistant. Enfin, comme expressions rudimentaires du travail destructeur, de petites nappes d'un pus blanc et séreux se voyaient isolées çà et là entre des lobules qui, bien qu'immédiatement en contact avec elles, n'avaient pas été encore intéressées. Ici donc nous rencontrons, nettement dessinées, toutes les périodes propres à la marche des abcès en général, depuis celle à laquelle le tissu glanduleux est sur le point de céder à la fonte purulente, jusqu'à celle où cette fonte, s'étant circonscrite sans retour, a été remplacée par le refoulement du parenchyme. Or, à chacune de ces périodes correspondait chez notre sujet un développement proportionnel des abcès qui l'avaient atteinte.

B. Quelques abcès présentent sur leurs parois des anfractuosités si bien configurées en section de sphéroïdes, que, de toute évidence, le foyer actuellement unique doit son étendue à la fusion de plusieurs abcès rapprochés. Cela est surtout sensible lorsque, sur un même sujet, on trouve réunis des exemples de cette fusion parvenue à divers degrés. A ce titre, l'obs. II est extrêmement probante, car elle nous déroule la série de ces degrés depuis le moment où des cavités sphériques commencent à déboucher les unes dans les autres, jusqu'à celui où de simples dépressions en facettes, creusées sur les parois des foyers, sont les seules traces des vides primordiaux.

C. Après que la fonte morbide s'est limitée, l'accumulation croissante du pus occasionne une distension proportionnelle des parois de l'abcès, au point souvent de donner à ce dernier des dimensions extraordinaires, eu égard à la perte de substance qu'a éprouvée le parenchyme. Les détails relatifs à ce phénomène seront rendus plus sensibles quand nous exposerons les modifications que la texture du foie subit en même temps aux abords des abcès.

CAUSES DE LA VARIÉTÉ DE VOLUME QUE LES ABCÈS MULTIPLES PEUVENT OFFRIR.

De quelles causes dépendent les différences qu'on remarque si fréquemment dans le volume des abcès multiples ?

A. Chez beaucoup de sujets, la variété d'étendue de ces excavations se rapporte en entier à celle de l'engorgement d'où a dérivé le travail pyogénique : l'obs. XXVIII nous en fournit un exemple. Les deux foyers dont il y est question possèdent une contenance, l'un de 70 grammes, l'autre de 300 grammes. Aux parois de chacun d'eux se rattache encore la presque-totalité des expansions cellulo-vasculaires propres au tissu des noyaux qu'ils ont remplacés. Or, il est visible que le grand foyer s'est produit postérieurement au petit ; car, à l'inverse de ce qui a lieu dans celui-ci, un certain nombre d'expansions sont tendues entre ses parois. Mais, autour de ces collections, aucune couche ne porte l'empreinte d'un refoulement vers l'extérieur; d'ailleurs, la conservation de l'élément interstitiel démontre que l'étendue des vides où elles sont logées ne résulte pas de la fusion de cavités secondaires. Donc, pour qu'une capacité plus grande coïncide avec une moindre ancienneté d'origine, il a été nécessaire que le travail de suppuration se soit rigoureusement circonscrit d'après les limites respectives des noyaux d'engorgement.

B. Chez une seconde classe de sujets, les différences semblent liées à ce que des abcès, égaux en volume au moment de leur apparition, se sont formés d'une manière successive; dès lors, quand il est arrivé que les progrès de la fonte purulente, ou bien ceux de la distension mécanique des parois, se soient suspendus seulement avec la vie, chaque cavité a dû se trouver posséder des diamètres proportionnels à l'ancienneté de son origine.

C. Enfin, les circonstances précédentes sont de nature à se combiner et à créer de la sorte une nouvelle source de variétés.

ÉTENDUE DANS LAQUELLE LE FOIE PEUT ÊTRE DÉTRUIT PAR LA SUPPURATION.

Il n'est pas sans exemple que le foie ait disparu en entier par l'effet d'une fonte purulente (voy. Gauverit, *Thèse*, p. 7-9; Paris 1849; Haspel, *Maladies de l'Algérie*, t. I, p. 237; Paris 1850); mais les cas de ce genre sont peu communs: d'habitude, la destruction se limite à une partie du viscère, et même alors son étendue est beaucoup plus restreinte que ne l'indique la quantité de pus produite. Cette dernière particularité ressort principalement des faits dans lesquels les points respectés par la fonte morbide n'ont pas souffert à d'autres égards, ou bien n'offrent que des altérations dont il est possible de tenir compte. Telles sont les observations suivantes :

NUMÉROS DES OBSERVATIONS.	QUANTITÉS DE PUS CONTENUES DANS LE FOIE.	POIDS DU PARENCHYME RESTANT.	ÉTAT DU TISSU GLANDULEUX.
	GR.	GR.	
XIII.	700	1800	sans hypertrophie d'aucun élément.
XII.	1000	1700	
XXX.	1200	1700	
XXVII.	1800	2000	
II.	2200	1900	
VI.	4500	1800	
IV.	500	2200	avec hypertrophie plus ou moins forte des lobules.
I.	800	2000	
III.	800	2000	
XXIV.	1100	3200	
XIV.	1200	2100	avec hypertrophie de l'élément interstitiel.
V.	2700	2200	

A côté de ces faits, nous rappellerons les obs. VII et IX, chez les sujets desquelles le lobe gauche avait totalement disparu ou à peu près ; la poche qui en était résultée contenait, dans la première de ces observations, 900 grammes de liquide; dans la seconde, 600 grammes ; or, d'après le volume du lobe droit, on ne pouvait évaluer à plus de 300 grammes le poids que le lobe gauche possédait avant d'être détruit par la suppuration.

Puisque la sécrétion du pus au sein du foie ne coïncide pas toujours avec une déperdition proportionnelle de substance glanduleuse, il s'ensuit qu'elle reconnaît encore une autre source que la fonte de cette substance. Or, les abcès pourvus d'une pseudo-membrane d'enveloppe sont les seuls à l'intérieur desquels on rencontre ainsi un excès de pus; d'ailleurs, dans les cas où la masse restante du parenchyme est la même, cet excès se montre d'autant plus considérable que les parois des foyers ont une organisation plus avancée. Il est donc fourni d'une manière progressive; et de son accroissement dérivent pour le viscère diverses conditions sur lesquelles nous aurons à revenir.

CONFIGURATION DES ABCÈS.

Certains abcès n'ont qu'exceptionnellement une forme définie : ce sont ceux qui, par l'absence d'une membrane pyogénique et par le défaut d'élaboration de leur pus, annoncent que la sécrétion morbide en est à peine à son origine ; ce sont aussi les excavations dans lesquelles l'élément cellulo-vasculaire, ayant survécu en grande partie à la fonte des lobules, se présente tendu entre les parois. Les premiers de ces abcès ne consistent guère qu'en de petites cavernes imparfaitement arrondies, et dont la surface est souvent lobée par des fissures. Dans les seconds, les parois sont inégales, mamelonnées, sinueuses ; il est commun d'y rencontrer des anfractuosités profondes.

Mais, quand une membrane pyogénique s'est produite dans les abcès de la première espèce, et que l'élément cellulo-vasculaire a cessé d'encombrer ceux de la seconde, les cavités purulentes contractent peu à peu une forme sphéroïdale régulière. En effet, toutes choses égales d'ailleurs, cette forme est d'autant mieux dessinée que la sécrétion du pus dure depuis une époque plus ancienne. La configuration caractérisée de la sorte peut être rigoureusement celle de la sphère. Constamment modifiée après que l'abcès est entré en communication avec le dehors, elle l'est aussi dans les cas où le pus, bien que n'ayant pas atteint la périphérie de l'organe, semble être en voie de résorption graduelle. Très-probablement elle doit dépendre de l'accumulation croissante du liquide au sein d'un parenchyme élastique ; du moins y a-t-il lieu de le croire dans les circonstances où, autour de collections avancées, la convexité du viscère, les parties planes de celui-ci, ses dépressions même, ont été repoussées vers l'extérieur sous le degré de courbure propre à la surface de l'abcès. Chez quelques individus cependant, les faits conduisent à admettre que la fonte du tissu glanduleux est susceptible à elle seule de creuser des cavités nettement sphéroïdales. Ainsi, dans l'obs. VIII, le foie offrait des diamètres et une forme physiologiques; on n'apercevait aucun indice de tassement dans sa substance, et son poids avait simplement diminué de celui du pus. Ici donc, il n'existait que les traces d'une fonte purulente; pourtant, au sein de l'organe, un certain nombre d'abcès, comprenant chacun plusieurs centimètres d'étendue en leurs divers sens, possédaient une configuration sphéroïdale aussi régulière que si elle eût été le résultat d'une action mécanique.

INFLUENCE EXERCÉE SUR LES PAROIS DES ABCÈS PAR L'ACCUMULATION CROISSANTE DU PUS.

Lorsque les abcès ont cessé de s'agrandir aux dépens du tissu glanduleux, et que du pus continue d'être sécrété dans leur intérieur, l'accumulation croissante de ce liquide développe un effort non interrompu de pression contre leurs parois. D'un autre côté, le foie, par son extrême porosité, par sa constitution en agglomérat de corpuscules distincts, enfin, par les modifications physiques ou anatomiques auxquelles ses éléments sont accessibles, le foie, disons-nous, est rendu apte à déployer une élasticité considérable. Par suite, il prêtera devant l'effort que l'accumulation du pus fera peser sur les parois de l'abcès, et ces dernières se trouveront refoulées de plus en plus vers l'extérieur.

Le refoulement dont nous parlons s'opère au même degré sur toute la périphérie des cavités qui en sont le siége. L'étendue extrême qu'il est susceptible de donner aux abcès se montre en raison directe de l'épaisseur sous laquelle le tissu jécoral s'est conservé autour de ceux-ci après la cessation de la fonte morbide. Or, ce tissu peut prêter assez pour descendre d'une épaisseur de plusieurs centimètres à une autre qui ne serait que de quelques millimètres. Ces deux particularités se vérifient aisément dans les cas où le viscère, étant exempt d'hypertrophie, et n'ayant d'ailleurs perdu qu'une faible portion de sa masse, a été dilaté en une poche purulente aussi vaste que mince. Quant aux modifications de structure qui se produisent alors dans les parois, elles varient avec les périodes selon lesquelles la marche du refoulement s'accomplit.

1° Pendant une première période, ces modifications se limitent à un tassement pur et simple des éléments du viscère. Toutefois, ce tassement ne va jamais jusqu'à effacer l'apparence lobulaire des couches qu'il a intéressées. D'autant moins prononcé que le point où on l'examine est plus éloigné de la cavité purulente, il s'arrête d'une manière confuse au sein du tissu glanduleux lorsqu'il n'a pu se propager jusqu'à la périphérie de ce tissu. L'étendue dans laquelle on le remarque est proportionnelle à l'excès de pus sécrété depuis la cessation de la fonte morbide; mais, en aucune circonstance, elle n'embrasse au delà de 15 millimètres, quand bien même la couche glanduleuse sur laquelle il porte dépasserait cette limite.

2° Après avoir éprouvé aussi complétement que possible le tassement auquel ils sont voués, les éléments constitutifs de l'organe cèdent suivant une proportion nouvelle, qui résulte à la fois de leur élasticité et d'une modification dans leurs rapports anatomiques. Les lobules perdent encore de leur volume; devenu plus distinct, le tissu cellulaire interstitiel se dessine sous l'aspect de longues cloisons: les branches vasculaires se redressent, s'incurvent ou s'étalent, pour s'adapter aux dimensions croissantes et à la sphéricité de l'abcès.

Durant cette deuxième période, le tassement envahit les couches qui lui ont échappé jusqu'ici: il se caractérise en même temps davantage dans celles qui ne l'ont éprouvé que d'une manière imparfaite. Enfin, le foie commence à se dilater aussitôt que les modifications permises par l'élasticité de son tissu atteignent les couches superficielles.

3° A leur tour, ces modifications ont un terme. Cependant l'abcès ne cesse pas de s'agrandir; mais l'augmentation actuelle de son étendue s'opère moyennant des phénomènes ultimes, lesquels se manifestent progressivement des couches internes aux couches périphériques, et consistent, d'un côté, dans la disparition des lobules; de l'autre, dans l'hypertrophie et, par suite, dans l'allongement du tissu cellulo-vasculaire interposé à ceux-ci. Ces phénomènes s'accomplissent d'emblée sur le pourtour entier de l'abcès. Telle est leur marche qu'en chacun des points situés à une égale distance de la cavité morbide, la métamorphose qui leur est inhérente se prononce à un degré identique. Bien qu'ils se réalisent parfois sur un champ très-large, leur durée n'est pas indéfinie. En effet, à cause de la circonscription irrégulière de l'organe ; l'abcès, quel que soit son siége, ne saurait être entouré par une couche uniformément épaisse de substance glanduleuse; une époque arrive donc à laquelle le refoulement a fait disparaître tout vestige de lobules là où cette substance revêt le moins d'épaisseur. Or, (α) là où elle s'est conservée en une plus forte couche, la substance qui nous occupe n'est jamais complétement modifiée de part en part ; (β) à dater de l'époque ci-dessus indiquée, et relativement à l'étendue sous laquelle ces portions massives des parois sont dépouillées de lobules ; les couches auxquelles une moindre épaisseur a permis de se métamorphoser intégralement, offrent un amincissement croissant de la circonférence au centre, et en rapport avec le diamètre des cavités morbides ; (γ) les expansions propres à la surface purulente de ces couches moins épaisses, ont subi une altération et un écartement appréciables, choses qu'en aucun cas on n'observe sur le reste des parois de l'abcès, et qui sont d'autant plus marquées que les couches où elles existent sont plus minces. Des deux premières circonstances on doit conclure qu'à l'époque dont il s'est déjà agi, la disparition des lobules et l'hypertrophie du tissu interstitiel se suspendent dans les parois des abcès : de la dernière, il résulte qu'après s'être métamorphosées, les couches les moins épaisses se laissent distendre et, simultanément, réduire par l'accumulation croissante du pus ; d'où, tôt ou tard, la solution de continuité de ces couches, d'où une voie ouverte à l'acheminement du liquide vers le dehors.

INFLUENCE QUE L'ACCUMULATION DU PUS EXERCE SUR LA FORME DU VISCÈRE.

Tant que les couches extérieures de sa masse n'ont pas été atteintes par le tassement, le viscère n'éprouve aucune modification de forme : il en est autrement à dater de l'époque à laquelle la pression déterminée par l'accumulation du liquide se propage au sein de ces couches.

Ainsi, les régions convexes diminuent ou exagèrent leur courbure pour l'adapter à la configuration de plus en plus sphéroïdale de l'abcès ; ainsi, dans les parties concaves ou planes, des saillies bombées se développent suivant des proportions analogues : il peut même arriver qu'au-dessous de chaque lobe ces dépressions, ces plans et leurs rebords soient remplacés par un seul relief répétant les dimensions et la forme de la région convexe qui le surmonte. Toutefois, l'accumulation du pus n'occasionne de tumeurs circonscrites qu'à la face inférieure du viscère et à la périphérie de cette face ; la résistance de la paroi costale et du diaphragme s'oppose à ce qu'elle en produise sur d'autres points de la superficie. On n'en remarque pas davantage sur les couches antérieures de l'organe quand, après avoir été amenées à s'appliquer contre la paroi abdominale, ces couches sont vouées à un refoulement dans une étendue limitée : exceptons cependant les cas où la paroi que nous venons de nommer, ayant perdu beaucoup de son épaisseur et de sa cohérence, rien n'empêche le pus de repousser devant lui les tissus qui le séparent du dehors (obs. II et III).

Quoi qu'il en soit, les changements imprimés à l'organe par l'accumulation croissante du pus varient autant que les dimensions, le nombre et le siége des abcès. Tantôt un de ceux-ci, après avoir envahi le centre du lobe droit, a dilaté considérablement ce lobe, et a fini par le changer en une sphère volumineuse, sur laquelle le bord tranchant s'est plus ou moins rabattu. Tantôt le pus, s'étant accumulé sous les couches supérieures du lobe dont nous parlons, la convexité de ces couches s'est exagérée au point de simuler celle d'une énorme mamelle superposée aux régions restées intactes. Chez d'autres sujets, c'est la face inférieure qui a été refoulée de manière à paraître aussi convexe que la supérieure; ou bien ce sont des abcès multiples qui ont fait naître sur cette face des bosselures rapprochées, etc. Dans un cinquième groupe, il existe des abcès superficiels et des abcès profonds: alors plusieurs genres de déformation se combinent entre eux ou se dessinent isolément à la périphérie du viscère. Comme on le voit, ces changements ne sont pas susceptibles d'une description générale; mais, il nous suffit d'en citer les principaux types pour éclairer le lecteur sur les conséquences qui s'y rattachent au point de vue du diagnostic.

VOLUME DU FOIE EN CAS D'ABCÈS.

Sur 101 autopsies, dans lesquelles il a été tenu compte des dimensions du foie, le volume de cet organe se trouvait:

le même qu'à l'état normal chez	28 individus.
augmenté chez	70 —
diminué chez.	3 —

1° Chez la première catégorie de sujets, les abcès reconnaissaient l'ancienneté la plus différente. En aucun d'eux, la quantité de liquide ne dépassait 250 grammes. Le volume du viscère s'était maintenu normal, tantôt parce que le travail pathologique n'avait encore consisté qu'en une fonte purulente simple (obs. VIII); tantôt parce que l'exiguité de la masse fluide n'avait pu occasionner de refoulement sensible à l'extérieur; enfin, parce que l'organe, après avoir subi ce refoulement, était revenu sur lui-même ou bien avait éprouvé un certain degré d'atrophie.

2° Dans les 70 cas où les diamètres de l'organe avaient augmenté d'étendue, les abcès étaient au moins d'ancienneté moyenne. Tous renfermaient une quantité de pus supérieure à 250 grammes. La dilatation de l'organe avait résulté soit de l'hypertrophie du tissu glanduleux, soit d'un refoulement des parois de l'abcès, soit de ces deux conditions réunies. En voici quelques exemples:

NUMÉROS DES OBSERVATIONS.	VOLUME DU FOIE EN CENTIMÈTRES CUBES.	QUANTITÉS DE PUS CONTENUES DANS L'ORGANE.	CAUSES DE L'ACCROISSEMENT DU VOLUME.
	C. C.	GR.	
XXVI.	2500	300	Hypertrophie seule.
I.	2700	800	
XXIV.	4300	1100	
XIII.	2400	700	Refoulement seul.
IV.	2600	500	
XII.	2600	1000	
III.	2700	800	
XXX.	2800	1200	
XXVII.	3600	1800	
VI.	6000	4500	
XIV.	3200	1200	Hypertrophie et refoulement réunis.
II.	3900	2200	
XXII.	4100	2000	
V.	4700	2700	

Ainsi augmenté d'une fraction, ou bien de la totalité, du double, du triple de son volume, le foie était arrivé, d'une part, à occuper les points les plus reculés de l'hypochondre gauche; de l'autre, à s'étendre de la cinquième côte droite, et souvent d'un point encore plus élevé, jusqu'au voisinage de la crête iliaque correspondante, ou même jusqu'au-dessous du niveau de cette crête. Son bord inférieur remontait alors de ces derniers points vers la région épigastrique, sous forme d'une diagonale qui longeait à distance la ligne des cartilages costaux. Chez aucun sujet, le niveau antérieur de la quatrième côte n'avait été dépassé par la convexité culminante du lobe droit, c'est-à-dire du lobe où, à l'état pathologique, le viscère atteint ses plus fortes dimensions.

L'augmentation de volume peut ne s'observer que dans la région où siége l'abcès, comme aussi porter sur la totalité du parenchyme. Quant au développement extrême que celui-ci est susceptible d'acquérir, les chiffres suivants donneront une idée de son étendue. Tandis qu'à l'état normal les plus grands diamètres de l'organe sont : en longueur,

32 centimètres; en largeur, 20 centimètres; en épaisseur, 10 centimètres, nous voyons, dans un cas où le lobe droit renfermait 700 grammes de pus (Cambay, *loc. cit.*, p. 312), la première de ces dimensions s'élever à 35 centimètres, et la seconde à 30 centimètres, pour une épaisseur proportionnelle. Dans l'obs. VI, la masse du pus était de 4500 grammes; la substance glanduleuse restante n'avait pas éprouvé d'hypertrophie : néanmoins, l'organe avait atteint en longueur 37 centimètres; en largeur, 24 centimètres; en épaisseur, 13 centimètres. Enfin, dans l'obs. V, où, indépendamment de 2700 grammes de pus, il existait des traces d'hypertrophie, l'organe avait une longueur de 41 centimètres; la largeur de son lobe droit comprenait 29 centimètres, celle du lobe gauche 17 centimètres, pour des épaisseurs correspondantes de 18 et de 5 centimètres. Que nous sachions, ces chiffres n'ont jamais été dépassés en cas d'abcès.

3° Dans les trois observations où elle a été notée, la diminution de volume du foie reconnaissait pour cause prochaine une atrophie très-caractérisée des lobules; mais, chez l'un des sujets qui la présentaient, elle était rendue plus sensible par le retrait que l'organe avait subi aux abords d'un large écusson cicatriciel. Ici, les cavités purulentes dataient d'une période déjà ancienne : à l'époque de leur plus grand développement, elles avaient dû contenir de 400 à 500 grammes de pus.

PAROIS.

Les parois proprement dites des abcès du foie sont constituées d'une manière très-variable. Cependant il est possible de classer les différences qu'offre leur structure : de la sorte, on arrive à établir une gradation qui permet de suivre les effets du travail pathologique depuis l'origine des abcès jusqu'à l'achèvement de la cicatrice.

A. *Abcès ne communiquant ni avec les cavités du voisinage, ni avec l'extérieur.*

I. *Abcès non circonscrits par une couche de formation nouvelle.*

Dans certains abcès, le pus est directement en contact avec la substance glanduleuse; seulement, avant d'atteindre la collection, cette substance devient friable, et acquiert une coloration orangée, jaune ou jaunâtre, selon les cas; souvent aussi, sans cesser d'être concrète, elle se montre infiltrée de pus par places ou sur tous les points, jusqu'à quelques millimètres de distance de la cavité.

Les abcès de cette première classe sont en général peu volumineux : à peine atteignent-ils parfois assez d'étendue pour loger un œuf de poule. Jamais on ne remarque autour d'eux l'empreinte d'un refoulement vers la périphérie de l'organe. Leur superficie est rarement unie et régulière : d'habitude, il en part de petites fissures qui pénètrent plus ou moins avant entre les lobules du voisinage.

II. *Abcès dont les parois sont constituées par des expansions fibreuses et par une membrane pyogénique.*

a) Dans un premier groupe de ces abcès, les parois de la cavité sont formées par une couche pseudo-membraneuse qui fait corps avec le tissu glanduleux ambiant. Cette couche est blanche ou d'un blanc jaunâtre, épaisse de 1 à 3 millimètres, friable et extrêmement molle. Du côté de la cavité, elle se termine en une surface unie, qui donne au doigt la même impression qu'une nappe tomenteuse. Dans sa substance viennent se perdre une foule de tractus aplatis ou filamenteux, presque aussi peu cohérents qu'elle. Ces tractus se distinguent sur la tranche de la pseudo-membrane par leur plus grande opacité; la macération dans l'eau permet de les isoler et, outre cela, de voir qu'ils se rattachent sans interruption à l'élément cellulo-vasculaire du parenchyme.

b) Dans un second groupe des abcès qui nous occupent, on

retrouve encore la couche précédente; mais, ici, cette couche se termine du côté de la collection liquide par une surface analogue à celle d'un velours ras et médiocrement touffu. L'apparence ainsi spécifiée se rapporte à ce que les tractus filamenteux qui émergent du parenchyme dépassent légèrement l'épaisseur de la pseudo-membrane. Çà et là, les tractus dont nous parlons sont reliés profondément les uns aux autres par de menues cloisons ébréchées, lesquelles se rattachent comme eux au tissu interstitiel du viscère.

Ces différentes expansions possèdent tantôt une cohérence pleinement fibreuse, tantôt une friabilité prononcée. Leur teinte est blanche. L'épaisseur des filaments varie à peine de celle d'un cheveu à celle d'un crin; les cloisons n'ont pas moins de ténuité. Cloisons et filaments sont d'ailleurs fondus dans une gangue compacte, quoique de cohérence simplement séro-celluleuse. Selon les cas, cette gangue est opaline ou d'une teinte beurre frais; elle fournit de très-minces gaînes incolores à la portion proéminente des filaments.

c) Dans un troisième groupe d'abcès, les parois sont constituées également par une couche pseudo-membraneuse; mais, en examinant celle-ci sous l'eau, on reconnaît qu'elle se décompose en villosités touffues.

Ces villosités ont de 4 à 8 millimètres de longueur; leur forme et leur diamètre sont ceux de l'extrémité d'un poil moyennement fin. Aucune trace de perforation ne se remarque dans leur intérieur. Vues en masse, elles semblent douées d'une teinte opaline; vues isolément, elles n'offrent cette teinte que sur leur axe central, autour duquel le reste de leur tissu a une transparence séreuse. En dehors de circonstances assez rares où elles sont implantées directement sur le parenchyme, elles s'échelonnent sur des pédicules qui, un peu moins grêles, se rattachent à ce dernier, soit isolément, soit en convergeant à leur tour sur un tronc d'origine. D'habitude, on n'observe que l'une de ces dispositions dans l'intérieur des abcès, et alors c'est ordinairement la deuxième (pédicules villeux); quelquefois encore, on en rencontre deux associées entre elles:

à l'égard des cas où elles sont réunies toutes trois dans une seule cavité, on doit les regarder comme exceptionnels.

La longueur des pédicules est de 2 à 3 millimètres. Généralement aussi minime, celle des troncs peut être plus grande, s'élever même à quelques travers de doigt. Les premiers n'ont guère que l'épaisseur des villosités; quant aux seconds, leur diamètre varie de celui d'un crin à celui d'une plume de corbeau. Les uns et les autres ont l'aspect de cylindres pleins, tantôt légèrement flexueux, tantôt rectilignes. Leur surface, ainsi que celle des villosités, se montre lisse et luisante; mais, tandis que les villosités et les pédicules sont toujours libres de connexions avec les expansions d'alentour, la plupart des troncs d'origine ont leurs bases reliées entre elles par de petites traînées fasciculées, qui rampent sur le parenchyme, en faisant corps avec lui.

Dans l'intervalle de ces différentes expansions, la substance du viscère est recouverte par une pseudo-membrane blanchâtre. Cette pseudo-membrane possède une cohérence séro-celluleuse, une surface unie et luisante comme celle des expansions. Jamais elle n'acquiert au delà de 1 millimètre en épaisseur. Partout elle se réfléchit contre les expansions pour se continuer avec leurs couches périphériques : elle adhère du reste intimement aux parties qui lui sont sous-jacentes. Au sein de son tissu viennent se perdre çà et là de courts prolongements fibreux, issus aussi du parenchyme.

Examinées sous l'eau les expansions des abcès dont il s'agit se présentent rangées parallèlement les unes à côté des autres, sans confusion, sans entrecroisement, les plus courtes comblant les intervalles qui séparent les plus longues, ainsi que cela a lieu dans un gazon serré. En outre, si, au moyen d'un léger redressement imprimé à la courbure du foyer, on les conduit à s'écarter au sein du liquide, elles s'épanouissent et prennent des apparences bizarres : on les voit alors simuler, tantôt de petites aigrettes, tantôt des houppes tomenteuses; fréquemment encore elles reproduisent l'aspect du drap à longs poils, de la mousse des marais, celui des branchies de certains reptiles, etc. Ces apparences sont évidemment en rapport avec le nombre et la longueur des villosités ; un fait intéressant, c'est que celle qui s'observe en un point donné des parois d'un abcès, est la seule qu'on distingue sur tous les autres points de ces parois : il s'ensuit que le travail morbide s'accomplit d'une manière identique sur l'entière circonscription de chaque foyer.

Dans l'intervalle des expansions précédentes, on aperçoit souvent des lobules glanduleux. Appendus à de courts prolongements capillaires, qui émanent, soit des pédicules, soit du parenchyme, ces lobules n'ont plus que le volume d'un grain de mil. Leur teinte est orangée, jaune ou blanchâtre, selon les cas : ils ont d'ailleurs éprouvé un ramollissement proportionnel à l'atténuation de leur teinte. Les moins décolorés sont creusés de pores et de fissures, qui ressemblent à des pertes réelles de substances : les autres ont l'aspect de petits noyaux floconneux ; et la mollesse de leur tissu, lequel est presque diffluent, annonce que leurs parties élémentaires sont en voie de subir une dissociation définitive.

La disposition intrinsèque des expansions ramifiées laisse déjà entrevoir qu'elles sont formées par les divisions de vaisseaux afférents du parenchyme : tous les doutes cessent en présence des cas où des lobules se sont conservés adhérents aux pédicules d'où partent les villosités. D'ailleurs il est des moyens d'arriver à une démonstration directe. Ainsi, en désagrégeant, à l'aide d'une déchirure, le tissu hépatique là où les expansions prennent racine, on peut s'apercevoir que celles-ci se rattachent sous une transition graduelle à l'élément cellulo-vasculaire de l'organe, en particulier aux gaînes où sont renfermés les conduits biliaires, la veine porte et l'artère hépatique. Une macération suffisante dans l'eau rend plus claire encore cette origine, en détruisant la couche périphérique des troncs, des pédicules et des villosités ; il ne reste alors qu'une sorte de squelette fibreux dont les axes se retrouvent sous leurs caractères distinctifs jusqu'à une certaine distance au sein du parenchyme, puis s'y continuent sans ligne de démarcation, d'une part, avec les gaînes fibro-celluleuses qui enveloppent les vaisseaux afférents et biliaires, de l'autre, avec les tuniques de ces vaisseaux.

Quelques ramuscules parfaitement perméables de l'artère hépatique cheminent dans l'épaisseur des troncs et même des pédicules. En revanche, on n'y rencontre jamais aucune trace des canaux biliaires; ces canaux sont brusquement interrompus là où s'arrête le tissu glanduleux.

d) Dans un quatrième groupe, les abcès ont leurs parois garnies d'expansions membraneuses dont la longueur varie de quelques millimètres à 15 ou 20.

Ces nouvelles expansions sont des lambeaux irréguliers, de minces tractus laminaires ou des prolongements filiformes. Selon la période qu'a atteinte le mal, elles se présentent encore tendues entre les parois des foyers, ou bien un de leurs bouts a cessé d'adhérer à ces parois. Dans une eau tranquille, le bord des prolongements laminaires et des lambeaux se dissocie en de courtes franges mêlées de villosités. Ces dernières servent d'origine à des linéaments fibreux pleins, que leur teinte opaque permet de suivre à travers la demi-transparence des expansions jusqu'à des branches plus considérables. A leur tour, ces branches, bien que dépourvues aussi de perméabilité, se relient aux paquets constitués par les vaisseaux afférents et biliaires voisins. Quant aux prolongements filiformes, ce sont de véritables divisions vasculaires issues de la même origine que celles des lambeaux, et imperméables comme elles.

Quelle que soit leur nature, les expansions de ce quatrième groupe d'abcès ne se rattachent pas d'une manière isolée au tissu glanduleux. A mesure qu'on les étudie plus près de leur base, on reconnaît qu'elles se réunissent en un lacis de plus en plus serré, de telle sorte qu'à la surface de la cavité, leur agglomération simule une enveloppe creusée de vacuoles. Ordinairement miliaires, celles-ci peuvent atteindre assez de capacité pour loger un pois : il n'est pas rare de voir un menu pénicille villeux se dresser sur l'un des points de leur circonscription. Aux abords immédiats du parenchyme, on en rencontre qui sont encore closes, quoique déjà remplies de pus. Hors de là, elles communiquent entre elles par des ruptures tantôt linéaires, tantôt étoilées : dans ce deuxième cas, leurs parois sont réduites en petites franges analogues à celles des lambeaux. Les vacuoles adjacentes au tissu glanduleux contiennent souvent des lobules frappés de désorganisation plus ou moins complète. Au sein de la couche ainsi disposée à la base des expansions, rampent parfois de longs cylindres fibro-cartilagineux, qui se rattachent aux paquets formés par les vaisseaux afférents et biliaires. Ces cylindres ont un volume supérieur à celui des paquets d'où ils émanent. Les uns, interceptés dans leur continuité, se terminent brusquement à la surface de l'abcès. Les autres, après avoir cheminé quelque temps au milieu de la couche, sortent de celle-ci pour rejoindre le parenchyme et y achever leur trajet naturel. Tous se retrouvent jusqu'à une certaine distance en dehors du foyer : tous, aussi, renferment une division de la veine porte, de l'artère hépatique et des conduits biliaires. Ils constituent autant de troncs, sur lesquels les ramifications fibreuses des lambeaux et les prolongements filiformes viennent s'insérer à côté de branches analogues issues, elles, du parenchyme. Lorsque leur continuité a été détruite, chacun des vaisseaux qu'ils recèlent se montre oblitéré dans leur bout d'origine comme dans leur bout terminal, et cela, jusqu'à une distance assez considérable de l'abcès. La même particularité se remarque dans les cas où les cylindres se bornent à suivre plus ou moins loin les contours de la cavité purulente; mais, ici, elle n'est point générale : en effet, si le diamètre des cylindres égale ou excède celui d'une plume d'oie, les vaisseaux, et principalement la veine porte, n'y sont pas toujours oblitérés ; ils ont subi une simple diminution de calibre dans l'étendue de leur parcours à travers la couche.

Quel que soit le point où l'on examine les parois de cette classe d'abcès, on n'y rencontre jamais d'épaisses productions plastiques : on y aperçoit seulement une mince couche séro-celluleuse, laquelle en recouvre tous les détails sous forme d'un léger vernis. Quand, au moyen de la macération dans l'eau, la couche organisée de la sorte a été détruite, il est facile de se convaincre que les parties membraneuses restées à nu présentent une texture analogue à celle de la capsule proprement dite du viscère.

Les abcès des quatre catégories qui précèdent ont d'habitude un volume notable. Assez souvent leurs parois offrent la trace d'un refoulement commençant.

III. *Abcès dont les parois comprennent : 1° un kyste d'enveloppe, 2° des expansions fibreuses, 3° une membrane pyogénique.*

a. *Kyste non complétement organisé.*

Ici le kyste n'est autre chose qu'une formation fibreuse immédiatement appliquée contre le parenchyme, et de la surface intérieure de laquelle émergent des expansions semblables à celles que nous avons décrites ci-dessus. Ces kystes sont constitués par un tissu sensiblement élastique. Dans les abcès récents, ils ont la ténuité d'un feuillet séreux ; leur tissu est incolore, homogène : leur périphérie se rattache d'une manière directe à l'élément cellulo-vasculaire interstitiel. Dans les abcès anciens, ils ont une épaisseur de 1 à 15 millimètres, suivant l'étendue de la cavité qu'ils entourent ; leur tissu possède une teinte d'un blanc laiteux : leur portion la plus interne est homogène, mais, en dehors d'elle, leur tranche présente les vestiges de couches stratifiées selon le sens de la courbure du foyer. Cette dernière disposition se rapporte à l'adossement de menues lamelles longues d'à peine quelques millimètres : presque imperceptible dans les points adjacents à la portion compacte des parois, elle se montre progressivement plus distincte à mesure qu'on la recherche plus loin de la cavité. Son maintien est dû à ce que les lamelles font corps les unes avec les autres par l'intermédiaire d'un tissu fibrocelluleux très-dense, qui, moins blanc que le leur, renferme un riche réseau sanguin. Quelle est l'origine de cette disposition stratifiée ?

Autour des foyers que nous étudions, le parenchyme porte

toujours la trace d'un tassement dont l'étendue est proportionnelle à l'ancienneté de l'abcès. Or, à ce tassement s'associe un second genre de modifications, qui, comme lui, sont d'autant plus prononcées qu'elles appartiennent à des couches plus voisines de la cavité purulente. Ainsi, l'élément cellulo-vasculaire commence par se dessiner sous l'aspect d'un réseau distinct. A mesure qu'on se rapproche de l'abcès, on voit les cloisons de ce réseau augmenter de densité, d'épaisseur et de cohérence, leur teinte devenir blanchâtre, enfin, les mailles qu'elles forment autour des lobules se présenter écrasées dans le sens de la cavité : par contre, les lobules subissent un aplatissement, une atrophie et une décoloration en rapport avec le degré de refoulement qu'ont éprouvé les mailles. Plus loin, c'est-à-dire au moment où elles sont sur le point d'atteindre la périphérie du kyste, les cloisons de l'élément cellulo-vasculaire ont acquis près de 1 millimètre d'épaisseur; leur couleur est blanc mat, leur texture fibro-cartilagineuse : en un mot, elles ne diffèrent sous aucun rapport des couches stratifiées, dont l'ensemble est la suite du leur. Quant aux mailles, elles ont l'aspect de stries linéaires, remplies par une substance grisâtre, laquelle n'a rien de l'organisation propre aux lobules, mais rappelle tout à fait le tissu qui réunit les couches stratifiées du kyste. Transformé de la sorte, le réseau se fond insensiblement avec ces couches, de telle manière que la continuité du kyste avec l'élément cellulo-vasculaire du parenchyme resté normal se trouve ici très-nettement accusée.

Mais : 1° on ne remarque de kyste que dans les cas où des traces de refoulement peuvent être constatées à la périphérie d'un abcès; 2° autour d'abcès d'égal diamètre, les modifications subies par l'élément cellulo-vasculaire s'observent sur une étendue d'autant moins grande que la couche compacte du kyste a plus d'épaisseur. Et comme celle-ci est en raison de la distance jusqu'à laquelle le refoulement lié à l'accumulation croissante du pus se montre imprimé au sein du tissu glanduleux, c'est-à-dire en raison du temps pendant lequel un effort de pression a pesé sur la périphérie de l'abcès, il en résulte que ce refoulement a pour effet de créer le kyste, en amenant par degrés le tissu glanduleux à se dépouiller de ses lobules, pendant que l'élément cellulo-vasculaire s'hypertrophie sous une certaine proportion, et s'adosse à lui-même.

Au milieu de la substance qui a subi ces diverses modifications, il est possible de suivre une foule de prolongements cylindroïdes. Forts d'un demi-millimètre à 3 millimètres, ces prolongements arrivent de biais sur le kyste. Comme ceux que nous avons décrits à propos des abcès de la classe II, ils émanent des paquets constitués par les conduits biliaires, l'artère hépatique et la veine porte. Comme eux aussi, ils reçoivent une division de chacun de ces vaisseaux. Ils leur ressemblent également quant au mode selon lequel ces derniers s'y comportent; mais, ils ont cela de spécial que leur structure acquiert un aspect homogène aux abords de l'abcès, même lorsque le canal de chaque vaisseau s'est conservé libre dans leur épaisseur. Parvenus au kyste, ils s'y perdent, ou bien le traversent pour ramper ultérieurement à sa surface interne. Dans ce deuxième cas, ils prennent une forme aplatie, s'anastomosent les uns avec les autres, se ramifient et s'entrecroisent, de manière à reproduire l'apparence d'un lacis, dont les vides, plus ou moins larges et plus ou moins réguliers, sont fermés par l'enveloppe fibreuse. Quoi qu'il en soit de leur terminaison, des branches assez multipliées de l'artère hépatique les parcourent longitudinalement, puis gagnent le kyste, où elles se disséminent.

Les kystes que nous venons de décrire ont toujours une configuration sphéroïdale. A leur surface interne se dressent encore les mêmes expansions que dans les abcès appartenant à la classe II: Tractus irréguliers, villosités, ramifications villeuses, lambeaux, ces différents prolongements s'y retrouvent sans autre modification qu'une opacité plus complète et une moindre cohérence. On y découvre pareillement une mince couche séro-celluleuse, qui tapisse à la fois l'intervalle des expansions et les détails de celles-ci. Ajoutons que, dans quelques cas, cette couche a la mollesse d'un enduit diffluent.

b. *Kyste parfait.*

Ici, les parois du kyste ont acquis une organisation complète. Très-nettement délimitées, elles ne présentent plus aucun vestige de stratification. Leur coupe est luisante, compacte; leur cohérence cartilagineuse, leur élasticité obscure. Par leur coloration ambrée et leur demi-transparence, elles rappellent assez bien l'aspect de l'écaille. Leur épaisseur, rarement moindre de 3 millimètres, s'élève jusqu'à 5 sur certains points configurés en saillies. Les kystes de ce genre ne sont creusés nulle part de canaux visibles à l'œil nu: c'est à peine si, au moyen de verres grossissants, on parvient à suivre dans leur trame un petit nombre de ramifications vasculaires. En dehors, ils se rattachent à l'élément interstitiel par une foule de prolongements blanchâtres, pleins et presque tous fort déliés. A l'intérieur, ils sont tapissés par une pseudo-membrane irrégulièrement floconneuse. Douée d'une coloration grisâtre ou gris cendré, cette pseudo-membrane est aussi molle que friable, surtout dans celles de ses couches qui sont en contact avec le pus. Si on fait agir sur elle un filet d'eau, on arrive à débrouiller dans son épaisseur des expansions configurées en lambeaux ou en franges. Ces expansions ont une texture fibro-celluleuse: à leur surface et dans leurs intervalles, se voient des villosités plus ou moins désorganisées. On distingue aussi dans leur tissu des ramifications opalines, identiques à celles qui ont été décrites à propos d'autres abcès. Tel est leur défaut de cohérence, qu'on peut les écraser avec le doigt. Elles ont subi, du reste, un amincissement notable; outre cela, les ramifications de beaucoup d'entre elles sont disséquées sous l'aspect de filaments soyeux.

Lorsque, par le frottement d'un linge grossier, la pseudo-membrane et ses expansions ont été détruites, on reconnaît que la surface interne du kyste offre des reliefs en vive arête, lesquels se ramifient et s'entrecroisent, de manière à constituer une sorte de réseau alvéolaire. Ces reliefs ont de 1 à 3 millimètres d'épaisseur à la base, et à peu près autant de saillie. Dans leurs intervalles se dessinent d'autres soulèvements allongés, auxquels on ne saurait refuser une identité complète avec eux. Sur leur crête, comme sur les soulèvements, s'implantent les ramifications opalines mentionnées ci-dessus. Enfin, toujours de concert avec ces derniers, ils sont parsemés d'inégalités acuminées qui, sans aucun doute, représentent les vestiges de ramifications détruites depuis longtemps.

Ceux de ces kystes que nous avons rencontrés possédaient un développement considérable : c'étaient de vastes réservoirs, dont l'un avait jusqu'à 1000 centimètres cubes de capacité. Tous semblaient remonter à une origine assez ancienne : autour d'eux, le tissu du parenchyme avait subi un tassement très-fort. Quant au liquide renfermé dans leur cavité, il se composait de pus proprement dit, tenant en suspension une matière cendrée particulière (obs. XII).

IV. *Abcès dont les parois comprennent : 1° un kyste ; 2° une membrane fibreuse interne.*

Dans ces abcès, il n'existe plus ni expansions d'aucune espèce, ni couche pyogénique : on n'aperçoit qu'un kyste cartilagineux doublé intérieurement par une membrane fibreuse.

Quoique fort analogue aux précédents, ce nouveau kyste en diffère par une texture encore plus compacte et par une coloration plus marquée. Les prolongements, à l'aide desquels il se rattache au parenchyme, sont d'une ténuité extrême; il faut en excepter cependant quelques-uns qui, sous forme de bandelettes larges de 1 ou 2 millimètres, rampent d'abord à sa surface extérieure, pénètrent ensuite obliquement dans le tissu glanduleux, puis vont rejoindre les paquets des vaisseaux afférents et biliaires. En dedans, le kyste dont nous parlons, possède les mêmes reliefs, le même réseau que ses congénères de la classe III ; mais, les premiers y sont dégrossis de leur vive arête et de leurs inégalités, s'y dressent plus nettement, et y ont une moindre épaisseur : à leur tour les creux s'y montrent plus réguliers, plus circonscrits. Aussi, sa surface intérieure semble-t-elle défoncée partout en petits godets contigus, qui, par la manière selon laquelle ils s'adaptent les uns aux autres, lui donnent l'apparence alvéolaire d'une ruche à miel.

La membrane fibreuse qui tapisse ces kystes à l'intérieur, en est complétement inséparable. Forte d'environ 1 millimètre, elle possède une teinte grisâtre, une texture confuse et serrée. Sa surface libre n'offre aucune trace granuleuse; en revanche, elle est sillonnée de stries linéaires, et son aspect rappelle très-bien celui que prend extérieurement l'épiderme de la face palmaire des doigts quand il a été soumis à une macération dans l'eau.

Les abcès de cette classe sont ceux qui reconnaissent l'origine la plus ancienne. Quoique arrondie ou ovoïde, leur configuration n'a pas la même régularité que celle des autres abcès enkystés. Leurs dimensions sont généralement considérables; ainsi, dans l'un d'eux, nous avons trouvé 700 grammes de liquide, et, dans un second, on pouvait introduire aisément le poing. Le contenu de ceux que nous avons observés n'était autre qu'une bouillie purulente grisâtre; à l'égard du parenchyme ambiant, il portait non-seulement l'empreinte du plus haut degré de tassement, mais encore celle d'une anémie très-caractérisée (obs. XIII).

V.

On s'est demandé si, moyennant la résorption complète des matières qu'il renferme, un abcès qui n'aurait pas franchi la périphérie du foie serait susceptible d'arriver à cicatrisation sans laisser aucune trace de sa cavité. L'analogie permet de le croire; mais, jusqu'à ce jour, on n'a recueilli aucun fait décisif en faveur de cette présomption. D'ailleurs, quand bien même il serait démontré qu'un abcès du foie a pu guérir sans s'être créé d'issue à travers la superficie extérieure de l'organe, il resterait à prouver que le pus n'a pas été évacué par les conduits biliaires. En dernier lieu, rien n'autorise à penser que les brides fibreuses qui se rencontrent au sein du viscère, ont succédé plutôt à un abcès qu'à un simple engorgement phlegmoneux ou à un épanchement sanguin.

B. *Abcès ayant franchi la circonscription du foie.*

Lorsque les abcès ont atteint la périphérie du foie, leur contenu s'achemine souvent au delà de cette limite, et gagne soit l'une des cavités splanchniques du voisinage, péritoine, péricarde ou plèvre, soit l'extérieur de l'économie, à travers les parois de l'hypochondre, les parois du tube intestinal, le poumon, le rein, ou en s'écoulant par les canaux biliaires. Examinons les changements que la structure intérieure des abcès subit en ces différentes circonstances.

1. *Le pus s'est épanché dans une cavité close naturelle.*

Il est sans exemple qu'un malade ait survécu longtemps à l'ouverture d'un abcès du foie dans le péritoine; et, chez le petit nombre d'individus dont les jours se sont prolongés après cet accident, les changements observés du côté du viscère se réduisaient à ceux que la fonte morbide avait déterminés en continuant de détruire les tissus jusqu'à l'époque de la mort : ou bien, si, avant de s'ouvrir, l'abcès s'était constitué des parois spéciales, ces changements se montraient trop peu caractérisés pour qu'on dût en tenir compte.

L'épanchement du pus dans le péricarde semble être encore plus rapidement funeste ; mais, si le liquide est versé dans la plèvre, la vie du malade est susceptible d'avoir ultérieurement assez de durée pour que la cavité purulente du foie devienne le siége de modifications.

Le premier phénomène qu'on remarque alors, c'est qu'au bout d'une certaine période, le viscère, s'il s'était dilaté sous l'influence de l'accumulation du pus a recouvré, au moins en partie, sa configuration physiologique. Ce phénomène se rattache à deux causes. La plus puissante est un retrait moléculaire qu'éprouvent les parois des abcès, comme aussi le tissu glanduleux : une seconde cause, c'est le ressort combiné des organes que la dilatation du foie a éloignés de leur situation normale. A cet égard, il faut mentionner en première ligne la rétraction du diaphragme, rétraction qui s'opère avec d'autant plus d'énergie qu'elle fait naître au-dessus de ce muscle un vide croissant, où une quantité proportionnelle du contenu de l'abcès peut être repoussée.

Le retrait lié aux seules propriétés intrinsèques des tissus s'effectue sous un degré égal en chacun des points de l'excavation : par suite, il n'aboutit qu'à diminuer uniformément en tout sens l'étendue de celle-ci. Quant au ressort des organes déplacés, il agit d'une autre manière : 1° La pression qui en résulte sur la face supérieure et sur la face inférieure du foie, conduit de bonne heure les parois de l'abcès à se rapprocher (α) selon une direction oblique de haut en bas et de dehors en dedans, si le mal a envahi la grosse extrémité du parenchyme, (β) selon une direction verticale, si le mal s'est localisé ailleurs ; 2° La pression développée simultanément par la même influence sur le reste, c'est-à-dire sur la face antérieure et sur la circonférence du viscère, oblige le mince segment antéro-latéral de ce dernier à se replier vers la profondeur des hypochondres, ce qui facilite d'autant le rapprochement dont nous venons de parler.

De ces phénomènes dérivent des changements dans le rapport mutuel des expansions qui émergent à la superficie du foyer.

Ainsi, lorsque ces expansions sont assemblées en lacis par leurs bases, la couche qu'elles forment de la sorte se resserre progressivement, et arrive à prendre l'apparence compacte d'un kyste (obs. XXVIII).

De leur côté, les portions flottantes de ce premier ordre d'expansions, et, pareillement, les expansions isolées, sont amenées à se confondre latéralement par voie d'adhérence. En ce cas, si l'ouverture du foyer dans la plèvre ne remonte qu'à une époque peu éloignée, on ne les trouve encore réunies que par ceux de leurs points qui, auparavant, étaient le plus rapprochés, ou par leurs extrémités flottantes. Et comme il existe une certaine quantité de pus dans les espaces qui se sont conservés vides entre elles, leur agglomération représente une couche butyreuse, au sein de laquelle se dressent d'innombrables filaments opalins.

A une période ultérieure, la couche constituée de cette façon ne renferme plus aucune trace de pus : les pertuis qui livraient passage à ce liquide se sont oblitérés, et les filaments font corps partout avec une production plastique blanche, qui n'est autre que celle dont ils étaient d'abord recouverts séparément.

Enfin, cette production plastique s'est changée en une trame fibro-celluleuse ; un riche réseau sanguin s'est développé sur les divers points de son épaisseur. Les expansions ont perdu de leur cohérence : frappées d'atrophie, elles se sont réduites en d'imperceptibles filets tomenteux. Aussi, de leur fusion avec la pseudo-membrane qui les récèle, est-il résulté une masse floconneuse, que sa légèreté, son extrême mollesse et une faible teinte rosée rendent bien distincte du kyste (obs. XXIX).

A l'égard de ce kyste, que sa formation soit due au refoulement périphérique, ou qu'elle se rattache à une fusion survenue entre les expansions postérieurement à l'ouverture de l'abcès, il paraît n'éprouver, durant les changements précédents, que les modifications inhérentes au fait de son organisation. Ainsi, à aucune période, son tissu ne cesse d'être blanc et très-vasculaire : il finit également par acquérir cette résistance cartilagineuse, cette densité qu'on lui remarque dans les abcès qui n'ont pas franchi la circonscription du parenchyme. Ce dernier changement, toutefois, ne se produit qu'à une époque déjà fort éloignée de l'origine du mal. Il ne saurait donc guère lui en succéder d'autres; car, à la période à laquelle on le rencontre, le séjour prolongé du pus dans la plèvre a épuisé les efforts de l'économie, et une terminaison funeste ne tarde pas à en être la suite.

Si simple que soit la marche des abcès ouverts dans la plèvre, deux circonstances, cependant, l'empêchent quelquefois de s'accomplir. Ces circonstances sont la grandeur excessive des cavités et la destruction trop considérable du diaphragme : quand elles existent, nulle modification n'a lieu tant que l'abcès est dépourvu de communication avec l'extérieur.

II. *Le pus a trouvé une issue vers l'extérieur.*

A partir du moment où le pus a trouvé une voie pour s'épancher hors de l'économie, les abcès entrent toujours dans des conditions nouvelles. Or, ces dernières varient (*a*) selon que, en raison de sa grande étendue, la cavité des abcès ne peut s'effacer, au moins d'une manière rapide ; (*b*) selon que cette cavité est minime, ou que, malgré un certain développement, elle possède des parois susceptibles d'arriver de bonne heure au contact l'une de l'autre.

a. *Abcès dont la cavité, en raison de son étendue trop grande, ne peut s'effacer, ou, au moins, ne le peut qu'avec lenteur.*

Ici, l'obstacle qui empêche ou retarde le rapprochement des parois de l'abcès, consiste dans la présence d'un kyste résistant.

1. Chez le sujet de l'obs. XVI, la mort eut lieu 80 jours après l'invasion des accidents locaux, et 10 jours après que l'abcès se fut ouvert dans le flanc droit. A l'autopsie on reconnut que le foyer avait une configuration sphéroïdale : telles étaient ses dimensions qu'il eût admis aisément une grosse orange. Sous l'eau, sa superficie se hérissait d'aigrettes villeuses ramifiées, longues de 5 à 10 millimètres, et douées d'une cohérence fibro-celluleuse. Ces aigrettes avaient un aspect grisâtre : elles abondaient surtout vers la portion inférieure du foyer. Une membrane pyogénique, ayant la ténuité de l'épithélium, en tapissait les divisions jusque dans leurs moindres détails. Quant aux parois réelles de la cavité, elles étaient formées par une coque fibro-cartilagineuse, de teinte ardoisée. Douée d'une élasticité considérable, cette coque, nettement distincte de la substance glanduleuse.

adjacente, présentait les traces de feuillets adossés parallèlement à sa courbure. Vers son fond, elle avait de 7 à 8 millimètres d'épaisseur; mais, à partir de là, elle s'amincissait d'une manière progressive, au point de se terminer en mourant sur le pourtour de son orifice. Sa surface extérieure avait un aspect uni, et se rattachait plus spécialement au tissu cellulo-vasculaire du parenchyme. Enfin, sa surface interne, de laquelle émergeaient les aigrettes, était creusée de dépressions lenticulaires, ayant 2 ou 3 millimètres de profondeur, sur 8 à 12 de largeur, et partout contiguës.

Ainsi, à un premier degré, le kyste du foyer offrait encore des expansions villeuses et les apparences d'une disposition stratifiée: mais, son organisation comportait déjà de nouveaux caractères, qui étaient: 1° le développement d'une teinte ardoisée; 2° une élasticité considérable.

2. Dans l'obs. XVII, le sujet mourut 33 jours après le début du mal, et 14 après qu'on eut donné issue à un abcès qui faisait saillie dans la moitié droite de l'échancrure sous-sternale. Ce foyer, de configuration sphéroïde aussi, eût pu admettre une petite pomme. Autour de lui existait une coque fibro-cartilagineuse, forte d'un demi-centimètre environ. Le tissu de cette coque avait une teinte noire; de plus, il se montrait confusément veiné de traînées grises dans le sens de la courbure du foyer, et il déployait la même élasticité que le caoutchouc ramolli à la température de la main. A sa superficie interne, qui était creusée partout de dépressions lenticulaires contiguës, on voyait se dresser sous l'eau des expansions tomenteuses blanchâtres, ayant à peine la cohérence du tissu cellulaire ordinaire. Ces expansions se décomposaient sous la loupe en fibrilles capillaires, à chacune desquelles la membrane pyogénique du foyer constituait une gaîne épaisse.

En résumé, à ce deuxième degré de transformation, les expansions villeuses étaient notablement atrophiées et ramollies; le tissu du kyste avait acquis non-seulement une teinte plus noire, mais encore un ressort plus prononcé, et on n'apercevait que des vestiges confus de stratification.

3. Le sujet de l'obs. XVIII avait été atteint d'une hépatite chronique, à la suite de laquelle un abcès se développa dans l'extrémité droite du viscère. Ce sujet mourut 100 jours après l'invasion du mal, et 60 après que l'on eut ouvert la collection. A l'autopsie, nous trouvâmes la cavité purulente presque effacée : son fond, étroitement rapproché de la paroi costale, était doublé d'une membrane pyogénique, dont la superficie se dissociait sous l'eau en menues franges grisâtres. Quoique très-molle, cette membrane possédait une texture séro-celluleuse définie: en outre, dans l'intervalle et sur la base des franges, on lui remarquait un aspect granuleux. Quant aux parois proprement dites de la cavité, elles n'avaient pas une constitution uniforme. Ainsi, dans leur tiers supérieur, elles n'étaient autres que le tissu jécoral même ; seulement, dans l'étendue de quelques millimètres au-dessous de la membrane pyogénique, ce tissu avait pris la cohérence du fibro-cartilage et une teinte noir brun ; sa coupe indiquait une forte hypertrophie de l'élément cellulo-vasculaire, et, au milieu de celui-ci, la substance des lobules se distinguait à peine. A leur tour, les deux tiers restants des parois consistaient en une couche noire, fibro-cartilagineuse aussi, mais de nature spéciale. Très-nettement délimitée, cette nouvelle couche présentait 5 millimètres d'épaisseur. Bien qu'à la tranche elle parût homogène et compacte, il était possible, au moyen du râclement, de la désagréger suivant de petites surfaces dirigées dans le sens de sa courbure. Son tissu avait la même élasticité que le caoutchouc à la température ordinaire de l'air ; néanmoins, il se rattachait intimement au tissu glanduleux. Les deux couches que nous venons de décrire débordaient chacune un peu l'excavation pour faire corps avec la paroi du flanc. Là où elle était recouverte par la membrane pyogénique, leur superficie envoyait dans la base de chaque frange un court prolongement acuminé: là où elle débordait le foyer pour s'unir aux adhérences, cette superficie se soulevait en de menues éminences papillaires, qui semblaient être les vestiges de prolongements analogues à ceux des franges.

4. Dans une dernière classe de cavités, la couche noire se retrouve sous les mêmes conditions physiques; mais, au lieu d'être garnie de franges et de granulations à l'intérieur, elle se montre tapissée de ce côté par une membrane fibreuse qui en est inséparable. Bistrée ou jaunâtre, et à peu près inextensible, cette membrane possède une texture confusément feutrée. En épaisseur, elle atteint de deux tiers à trois quarts de millimètre; sèche, dépourvue de reflet, sillonnée de stries microscopiques, sa surface libre est douée d'un aspect épidermoïde. A la tranche, on reconnaît que la concavité des couches noires de cette classe est hérissée de très-petits mamelons acuminés, qui, tantôt restent perdus dans la membrane fibreuse, tantôt, au contraire, soulèvent celle-ci, de façon à lui donner l'apparence d'une peau chagrinée ou d'un chou-fleur.

Les deux cavités, dans lesquelles nous avons étudié ces couches, avaient débouché dans le colon transverse: elles ne renfermaient plus de matières purulentes. Leur superficie était déprimée en petits godets lenticulaires contigus. L'une eût pu admettre un abricot, l'autre un œuf d'oie. La première avait été creusée très-probablement par un acéphalocyste; car, dans le foie qui la recélait, on voyait encore une petite hydatide, et il s'était développé des parasites analogues le long du gros intestin, entre les feuillets du mésocolon et du mésorectum (obs. XXV). Quant à la seconde, nous l'avons rencontrée chez un malade qui succomba après n'avoir cessé, durant huit mois, d'accuser des accidents vers la région hépatique: à l'autopsie, le foie présenta des traces d'infiltration purulente et des abcès de toute grandeur; outre cela, nous découvrîmes autour de la coque les altérations consécutives à un engorgement prolongé, en particulier une coloration orangée ou jaune, un certain ramollissement des lobules, l'atrophie ou l'épaississement de l'élément interstitiel, enfin la transformation des branches de la veine porte en cordons fibro-cartilagineux pleins. On pouvait donc présumer que cette deuxième couche noire tapissait la cavité d'un ancien abcès (obs. XXIV).

En embrassant sous un coup d'œil général les particularités

propres à chacun des types qui précèdent, on acquiert la preuve que les parois des abcès ouverts depuis longtemps au dehors, tendent à revêtir une organisation nouvelle. Les caractères sous lesquels celle-ci se dessine, sont : 1° le développement d'une très-grande élasticité et d'une coloration noire dans le tissu du kyste ; 2° la transformation de la membrane pyogénique en couche inodulaire. Ces caractères ne se trouvent réalisés complétement que sur les pièces examinées plusieurs mois après l'ouverture du foyer ; à des périodes antérieures, ils sont moins prononcés, et cela, sous des différences en rapport avec l'intervalle de temps écoulé depuis la première issue du pus. D'un autre côté, l'élément fibreux des expansions intérieures du kyste se montre d'autant plus atténué que le malade a survécu davantage à l'ouverture de la collection. Ainsi, tandis que, dix jours après cette ouverture, l'élément dont nous parlons est assez peu modifié pour que les expansions d'une première coque soient des ramifications villeuses régulières, au bout de quatorze jours, il s'est réduit dans une deuxième coque en touffes confusément tomenteuses ; le soixantième jour, il n'en reste chez un troisième sujet que le tronc dégrossi en forme de papille ; et, dans les coques parvenues à une organisation définitive, les seuls vestiges qu'on en aperçoive sont des rugosités imperceptibles. Par inverse, la membrane pyogénique revêt sur l'élément fibreux duquel il s'agit une épaisseur d'autant plus considérable que celui-ci est atténué davantage : presque aussi mince que l'épithélium sur les villosités, elle se distinguait déjà beaucoup mieux sur les fibrilles des touffes tomenteuses, et il était possible de l'étudier à l'œil nu sur les franges qu'elle constituait dans le foyer du troisième malade. On la voit changer d'organisation suivant des termes analogues : par exemple, dans les coques peu avancées, elle n'était encore qu'un feuillet séro-celluleux ; sur la plaque noire examinée soixante jours après l'ouverture de l'abcès, elle offrait des traces granuleuses ; enfin, au bout d'un an, elle avait acquis dans une troisième classe de foyers l'apparence du tissu cicatriciel.

A leur élasticité, les couches noires joignent une densité assez grande. En effet, tandis que la pesanteur spécifique du foie normal s'écarte à peine de 1,05, la leur ne descend jamais au-dessous de 1,15, et peut atteindre 1,18. Leur disposition en forme de coques persiste d'une manière définitive dans tous les cas où, relativement à son volume, le kyste auquel elles succèdent n'a possédé qu'une ouverture très-circonscrite. Elles ont alors leur maximum d'épaisseur sur les points les plus reculés de la cavité, s'amincissent graduellement à partir de là, puis se terminent en mourant sur le rebord de la perforation. Alors aussi, comme dans les kystes, on retrouve à leur superficie intérieure les traces d'alvéoles contigus, lesquelles leur donnent souvent un aspect très-régulièrement gaufré, et ne cessent d'être perceptibles que là où elles sont le plus minces. Mais, si l'abcès a débouché largement au dehors, les portions restantes du kyste perdent peu à peu leur concavité sous l'influence d'un redressement progressif, et acquièrent la forme d'un écusson. La superficie des couches qui se sont redressées de la sorte n'a nulle part la moindre apparence alvéolaire ; les anfractuosités dont elle est quelquefois creusée sont tout à fait accidentelles, et se rapportent à l'impression de saillies osseuses qu'elle a rencontrées.

Dans cette deuxième classe de cas, le redressement du kyste laisse toujours après lui les marques d'une rétraction puissante. Ces marques sont : du côté de la cavité, un renversement des bords de celle-ci en dedans, et le froncement de ces bords en plis rayonnés; du côté par lequel la surface du viscère correspondait au fond de l'abcès, un adossement de cette surface à elle-même, et une dépression plus ou moins considérable; du côté du tissu viscéral, une certaine condensation. Ces altérations diverses semblent indélébiles; elles sont susceptibles de se produire avant que la membrane fibreuse existe sous son organisation spéciale.

Une particularité qui mérite encore d'être signalée, c'est que les kystes des abcès du foie ne contractent de teinte noire qu'autant que leur pus trouve un écoulement facile vers le dehors.

Faut-il dès lors regarder cette teinte comme étant liée à une influence exercée par l'air sur les parois du foyer, ou bien doit-on la rapporter seulement aux effets de l'inflammation réparatrice? Il est permis de croire que la première de ces conditions n'est pas indispensable; car, dans des cas de phlegmasie prolongée, nous voyons le tissu cellulaire sous-muqueux de l'intestin prendre, lui aussi, une coloration noire, sans que la muqueuse qui le recouvre ait éprouvé la moindre perte de substance.

Ainsi, parvenues au terme de leur organisation, la couche noire et la membrane fibreuse qui la revêt à l'intérieur, peuvent être rangées au nombre des formations cicatricielles. Sans doute, il n'y a d'absolument inodulaire que la membrane; mais on ne saurait nier que la couche noire s'en rapproche beaucoup sous le rapport de ses propriétés physiques et de sa composition. De plus, constituée qu'elle est à la fois par l'hypertrophie de l'élément interlobulaire et par la fusion des prolongements de ce dernier, elle a nécessité au fond un mouvement plastique du même ordre que celui d'où est issue la membrane fibreuse. En troisième lieu, deux faits établissent d'une manière incontestable la nature inodulaire de la couche qui nous occupe: d'une part, c'est l'analogie de cette couche avec certaines cicatrices que le gros intestin offre à la suite des ulcérations dysentériques; de l'autre, ce sont ces marques de rétraction qui, avant que la membrane fibreuse ait reçu une structure définie, se rencontrent dans le voisinage de l'abcès, et s'y trouvent déjà imprimées en caractères indélébiles.

Lorsqu'on examine les couches noires au point de vue de leur coloration seulement, on serait tenté de les confondre avec des produits de mélanose; mais, en réalité, ces deux sortes de formations n'ont rien de commun entre elles. Une première preuve, c'est que, sous l'influence de l'acide azotique ou de l'ébullition dans l'eau, le tissu des couches noires se réduit en colle ordinaire mélangée d'à peine un léger précipité albumineux; une deuxième, c'est qu'il n'existe au sein de ce tissu ni graisse, ni fibrine, et que le résidu de son incinération renferme à peine des traces de substances ferrugineuses. D'ailleurs, si nous nous rappelons la ténacité de ces couches, leur élasticité considérable, et surtout la manière dont leur teinte se modifie soit sous l'action des réactifs, soit dans l'eau, lesquels agents ne font que l'atténuer passagèrement sans la détruire, comme cela arrive pour la mélanose, on sera convaincu qu'elles n'ont aucune ressemblance avec ce nouveau genre de tissu pathologique.

b. *Abcès dont la cavité est minime, ou bien peut s'effacer aisément par le rapprochement de ses parois.*

Les considérations que nous venons d'exposer embrassent, avons-nous dit, les cas dans lesquels l'abcès n'a pu s'effacer ou a exigé pour cela un long espace de temps. Mais si, après l'ouverture du foyer, les parois opposées de celui-ci se sont mises en rapport de bonne heure; si, ensuite la cicatrisation s'est effectuée, le tissu inodulaire présente la même apparence que dans les autres organes. Un fait analogue s'observe quand les abcès n'ont possédé que des diamètres peu étendus. Dans ces conditions nouvelles, les cicatrices ont l'aspect d'écussons ou de noyaux fibreux, sensiblement élastiques: leur coloration est blanche ou jaunâtre; leur coupe, douée d'un certain reflet. Elles doivent être tout aussi rétractiles que leurs congénères, à en juger par leur disposition étoilée, à en juger par les faibles dimensions qu'elles possèdent relativement à la quantité de pus qui s'est écoulée quand on a ouvert l'abcès, à en juger enfin par les modifications de texture ou de forme que l'organe a subies autour d'elles.

Le cas ci-après, dont l'historique a été recueilli à Tlemcen par M. le docteur Cabaud, fournit un exemple des productions de cette classe. Ahmed Ben-Salem, domestique nègre, entra à l'hôpital, le 10 mars 1851, avec tous les symptômes d'un abcès survenu dans le foie, au niveau de la moitié droite de l'épigastre. Cet abcès ayant acquis un volume notable, on l'ouvrit à l'aide de trois applications successives de caustique de Vienne.

Il s'en écoula du pus blanc ordinaire jusqu'au 20 avril, époque à laquelle les progrès de la cicatrisation et un excellent état général firent penser que la guérison avait été obtenue. Le 16 mai, Ben Salem ayant succombé à une attaque de choléra, l'autopsie permit de voir que la cicatrice pénétrait jusqu'à 2 centimètres de profondeur dans le foie. Cette cicatrice était de nature fibreuse : elle avait une coloration d'un blanc nacré : un assez grand nombre de prolongements donnaient à sa coupe une configuration stellaire. Ses diamètres étaient à peu près ceux d'une petite noix : autour d'elle, la surface du viscère offrait déjà une légère dépression ombiliquée. Ainsi, les cicatrices de cet ordre rentrent dans la catégorie de celles qui se développent au sein des parties molles extérieures : peuvent-elles, comme leurs congénères, éprouver des métamorphoses, se réduire en une simple couche celluleuse, ou bien disparaître par une atrophie graduelle ? L'observation n'a encore révélé aucun fait positif à cet égard.

MEMBRANE PYOGÉNIQUE.

Déjà, en décrivant les périodes sous lesquelles procède l'organisation intérieure des abcès, nous avons mentionné les particularités relatives à la membrane pyogénique : il nous reste à les résumer d'une manière suivie.

Inconnue là où les parois des cavités ne comprennent encore que des lobules, la membrane pyogénique existe dans tous les abcès à la superficie desquels émergent des prolongements fibro-vasculaires. Elle revêt une disposition variable, mais néanmoins en rapport avec la période à laquelle les abcès sont parvenus. Ainsi, 1° dans les abcès en cours de développement, elle constitue une couche qui, forte de 1 à 3 millimètres sur les parois proprement dites de la cavité, passe de là sur les expansions, en s'amincissant par degrés jusqu'à avoir la ténuité d'un feuillet séreux : que ces expansions soient des lambeaux, des franges, ou qu'elles se dressent en ramifications villeuses, on la retrouve sur leurs différents détails, se réfléchissant d'une division vers une autre, et fournissant une gaîne distincte à chacune de celles-ci. 2° Dans les abcès en voie de transformation quelconque, la pseudo-membrane commence par augmenter d'épaisseur et sur les expansions et sur les parois : plus tard, les gaînes qu'elle avait fournies aux premières disparaissent au fur et à mesure que le squelette fibreux de cet ordre de prolongements est emporté par l'atrophie, c'est-à-dire de leur terminaison vers leur origine ; enfin, elle acquiert partout la texture des cicatrices, texture qui, évidemment due à un travail granuleux dans les abcès mis en communication avec l'extérieur, ne saurait guère, non plus, se rattacher qu'à un mouvement organique du même genre, lorsque les foyers où on l'étudie n'ont point franchi la circonscription du viscère.

La membrane pyogénique des abcès du foie n'a jamais qu'une cohérence séro-celluleuse. Dans ceux qui sont en simple cours de développement, elle se montre incolore au début : plus tard, elle est blanchâtre, blanche ou blanc jaunâtre, selon son ancienneté. Dans les abcès en voie de transformation, elle contracte d'abord une teinte gris opaque ; puis, au moment où le travail granuleux l'envahit, on la voit recouvrer sa transparence primitive. Inséparable des expansions, elle n'adhère que très-faiblement aux lobules qui ont pu se conserver à la superficie des parois ; mais, en aucun cas elle ne se prolonge sur ceux de ces petits organes, qui sont restés appendus à des villosités.

Quelque soit son siége, la membrane pyogénique ne vit pendant longtemps que par une sorte d'imbibition séreuse : c'est seulement à dater de la période de transformation que des traces vasculaires se dessinent dans son épaisseur.

ALTÉRATIONS SUBIES PAR LE TISSU GLANDULEUX AUTOUR DES ABCÈS.

En dehors de circonstances peu communes, dans lesquelles il ne porte que les indices d'un tassement ou n'a pas souffert, le tissu glanduleux présente dans les abords immédiats des foyers certaines altérations, dont le caractère variable se traduit par des différences de couleur.

I. Quand la membrane pyogénique ne s'est pas encore produite, les couches qu'il constitue ont une teinte orangée ou jaune, et parfois aussi d'un rouge brun très-foncé. Dans les cas de ce genre, il n'est pas rare de rencontrer autour d'une même cavité, soit les deux premières nuances disposées en larges nappes contiguës, soit des lobules orangés mêlés à des lobules jaunes, de manière à donner au parenchyme un aspect granité. La coloration jaune peut également s'observer de concert avec la teinte rouge brun; mais alors, elle ne forme que des stries disséminées dans l'étendue de celle-ci. Quoi qu'il en soit, cette teinte jaune n'existe jamais seule : à quelques millimètres des foyers, elle vient se fondre avec une coloration orangée ou rouge brun.

II. Autour des abcès dont les parois sont constituées par des expansions fibro-vasculaires et par une membrane pyogénique, la substance glanduleuse revêt les apparences suivantes :

1° Tantôt elle s'est changée en du tissu jaune, disposé comme nous l'avons fait connaître ci-dessus ;

2° Dans une deuxième série de cas, elle a acquis une teinte orangée uniforme, sur la continuité de laquelle on aperçoit souvent des lobules jaunes ;

3° D'autres fois, la collection est creusée au sein d'un noyau brun violet ;

4° Dans les abords d'autres foyers, c'est pareillement du tissu brun violet que l'on remarque; mais les lobules de ce tissu sont circonscrits par de petites traînées noirâtres. Quand, au moyen du lavage, ceux-ci ont été débarrassés des fluides restés libres dans leur intérieur, le tissu dont il s'agit prend un aspect noir brun, sensible surtout aux abords immédiats de l'excavation ;

5° Dans une nouvelle série, on ne voit aucune trace d'engorgement autour de l'abcès ; il n'y a d'appréciable que celle d'un tassement interstitiel plus ou moins fort. Toutefois alors, quand les abcès sont très-multipliés ou extrêmement étendus, le système circulatoire de l'organe éprouve des modifications si profondes, que ce dernier, devenu presque exsangue, présente une teinte analogue à celle du café au lait;

6° Enfin, la substance glanduleuse peut ne différer en rien de ce qu'elle est à l'état normal.

III. Lorsque, indépendamment de sa membrane pyogénique et de ses expansions, le foyer possède un kyste, la coloration des couches adjacentes doit être envisagée: *a*) quand le kyste est dépourvu de communication avec le dehors; *b*) quand le contenu de ce kyste a franchi les limites du foie; *c*) quand le kyste a subi une transformation inodulaire.

a) Dans le premier cas, cette coloration est encore l'une de celles que l'on rencontre autour des abcès de la classe précédente. Jaune (Cambay, *De la dysenterie*, p. 328), orangée (obs. XXIV), brun violet (obs. X), noir brun (obs. XXVI), ou normale, telles sont indistinctement ses nuances, auxquelles s'applique d'ailleurs sans exception ce que nous avons déjà exposé ci-dessus.

b) Chez quatre sujets, dont les kystes communiquaient depuis quelque temps avec la cavité pleurale droite, les couches glanduleuses situées à proximité des collections, n'avaient plus qu'une teinte noir brun, d'intensité variable (obs. XXVII, XXVIII, XXIX, XXX). Cette teinte s'apercevait pareillement autour d'un abcès qui avait débouché dans le duodénum (Catteloup, *Recueil des mémoires de médecine, chirurgie et pharmacie militaires*, 1re série, t. LVIII, p. 119). M. Cambay (*loc. cit.*, p. 366), a noté une coloration analogue aux abords d'un cinquième foyer, dont le pus avait eu accès au dehors par les bronches: la coloration était d'un brun violacé dans un cas identique, recueilli par le même auteur (*loc. cit.*, p. 353).

c) Derrière la couche noire qui tapissait un abcès en voie de cicatrisation, nous avons trouvé le parenchyme coloré au loin sous une teinte brun violacé avant lavage, et rouge brun après celui-ci: l'abcès s'était ouvert dans le flanc droit (obs. XVIII).

Chez un individu dont l'abcès, ouvert dans les bronches, commençait à s'entourer d'une coque noire, de larges traces d'une teinte noir brun annonçaient que cette teinte avait existé sur l'entier développement des parois (obs. XXXIII).

Dans un troisième cas, une coque noire, communiquant avec le colon, mais recouverte partout d'une membrane inodulaire, était entourée de tissu jaune, orangé ou normal, selon les points. La coloration orangée se rattachait évidemment à la formation d'abcès récents dans le voisinage: mais, la coloration jaune coïncidait avec une mollesse extrême du tissu glanduleux; et, si elle reconnaissait réellement pour cause un état inflammatoire, tout signe caractéristique de cet état avait disparu dans l'espace qu'elle occupait (obs. XXIV).

Enfin, le parenchyme possédait une coloration normale: 1° autour d'abcès, dont le kyste, ouvert sur un des points de la région hépatique extérieure, s'était déjà changé en coque noire, bien que ses parois fussent encore garnies d'expansions (obs. XVI, XVII); 2° autour de noyaux inodulaires blancs, qui avaient succédé à des abcès ouverts dans la même région que les précédents; 3° autour d'une coque noire en communication avec le colon et complétement cicatrisée (obs. XXV).

En résumé, les colorations anormales du tissu qui environne les foyers purulents peuvent se caractériser sous l'une des nuances échelonnées du jaune pâle au brun violet ou au noir brun. Deux d'entre elles ne se prononcent avec netteté qu'autant que le parenchyme a été dépouillé du sang resté libre dans les vaisseaux capillaires: ce sont les colorations brun violet et noir brun, lesquelles deviennent alors, la première, rouge brique ou rouge brun foncé, la seconde, brun marron. Les autres se remarquent à quelque degré que le viscère soit resté accessible à ses fluides. Aussi, en prenant comme type de la coloration physiologique du foie la teinte rouge brun que le lavage est susceptible de faire passer au gris perle, on n'a plus à énumérer comme colorations morbides que le jaune, la teinte orangée, le brun violet et le noir brun; ajoutons que, dans certaines circonstances, le parenchyme conserve sa teinte normale jusqu'à l'extrême périphérie des foyers ou de leurs cicatrices. Toutefois, cette particularité n'a jamais été observée dans le cas d'abcès dépourvus de membrane pyogénique. Par contre, la coloration jaune, si fréquente aux abords de ces derniers, semble n'exister qu'exceptionnellement autour de ceux qui sont entrés en communication avec l'extérieur.

Un mot maintenant sur les caractères anatomiques qui correspondent à chacune de ces colorations.

α) Autour des abcès dépourvus de kyste, le tissu jaune offre une mollesse et une friabilité analogues à celle de la substance cérébrale. Sa teinte varie du jaune le plus pâle au jaune d'or. Ses lobules possèdent un diamètre double de celui qui leur est propre à l'état physiologique ; en outre, ils ont un aspect irrégulièrement poreux. L'élément interstitiel du tissu dont nous parlons se dessine sous l'apparence d'une trame séro-celluleuse très-lâche ; telle est même son atténuation aux abords immédiats des foyers, qu'en ces points les lobules ne se relient souvent entre eux que par leur pédicule vasculaire.

Dans le cas d'abcès enkystés, ce tissu jaune n'a pas autant de mollesse. Ses lobules, également moins friables, excèdent à peine en volume ceux du parenchyme normal, et leur texture ne porte aucune trace de dissociation moléculaire. Quant à l'élément interstitiel, il a éprouvé le même degré d'atrophie que dans le cas précédent ; mais sa cohérence n'ayant pas décru d'une manière proportionnelle, il maintient encore assez solidement les lobules.

Le tissu jaune a une densité un peu supérieure à celle du parenchyme normal, car elle s'exprime sous le chiffre de 1,053. Les couches qu'il forme n'ont jamais au delà de 1 centimètre d'épaisseur : quelquefois elles se réduisent à de simples veines disséminées dans des noyaux de tissu orangé ou brun violet. Jamais, non plus, elles ne sont délimitées nettement au sein du parenchyme. Tandis que les divisions artérielles et les veines sus-hépatiques s'y retrouvent exemptes de toute lésion, les branches de la veine porte et les canaux biliaires qui la parcourent sont constamment oblitérés.

β) A part la teinte opaque qu'a acquise son élément interstitiel, à part la présence d'un dépôt plastique rougeâtre dans la trame de ses lobules, le tissu orangé ressemble sous tous les rapports au tissu jaune. Il est d'ailleurs soumis aux mêmes variétés de structure en chacune des circonstances énumérées à propos de ce dernier.

Le tissu orangé ne se rencontre guère qu'au centre de noyaux ou de foies qui ont subi depuis longtemps le ramollissement jaune à son degré le moins avancé. En beaucoup de cas, les transformations qu'il comporte se limitent à des lobules isolés. Sa densité est de 1,067.

γ) Autour des abcès dont la marche a été aiguë, le tissu brun violet offre une moindre cohérence que le parenchyme normal: il est cependant plus compacte, et il a gardé quelques traces de son élasticité primitive. Ses lobules ont un diamètre d'un tiers ou de moitié plus fort que dans les conditions habituelles; outre cela, leur centre est plus coloré que leur substance corticale, laquelle, ajoutant de part et d'autre son épaisseur à celle de l'élément interstitiel, arrive de la sorte à se dessiner sous l'aspect d'un réseau non interrompu. Ainsi qu'il est aisé de s'en convaincre en lavant le viscère au moyen d'injections aqueuses poussées par la veine porte, la coloration du tissu brun violet doit à la seule existence d'une certaine quantité de sang dans les capillaires l'intensité qu'elle présente autour des abcès à marche aiguë: en effet, on la voit alors descendre à l'une quelconque des nuances comprises entre la teinte rouge brique et la teinte lie de vin. On reconnaît aussi par ce lavage que l'injection du réseau noté ci-dessus se réduit au développement de stries décurrentes clairsemées, tandis que la portion centrale des lobules est infiltrée de sang sur tous les points.

Lorsque le travail pyogénique s'est opéré avec lenteur, le tissu brun violet se montre plus compacte encore qu'autour des abcès à marche aiguë. Il n'est doué que d'un ressort obscur; mais, loin d'être friable, il possède une cohérence analogue à celle du tissu rénal. Ses divers éléments se distinguent à peine les uns des autres; enfin, sa teinte n'est modifiée que faiblement par le lavage, lequel se borne à la faire passer au rouge brun.

Les couches formées par le tissu brun violet sont généralement très-épaisses : elles peuvent s'étendre jusqu'à 5 centimètres des abcès. Souvent séparées des portions saines de l'organe par une ligne de démarcation très-nette, elles s'y rattachent parfois d'une manière insensible. Dans le cas d'abcès à marche aiguë, leur densité est de 1,072 : nous l'avons vue s'élever jusqu'à 1,166 dans le cas d'abcès ouverts depuis longtemps au dehors.

δ) Soumis aux mêmes variétés de délimitation que le tissu brun violet, le tissu noir brun se voit tantôt seul autour des foyers, tantôt de concert avec ce dernier. Son élément interstitiel se dessine en cloisons épaisses d'un cinquième à un tiers de millimètre. Ces cloisons sont noirâtres ou noires : leur aspect est compacte, leur cohérence fibro-celluleuse ou fibreuse. Par leurs bords, elles se réunissent sans ligne de démarcation à la substance médullaire des lobules. Quant à ceux-ci, ils ont pareillement augmenté de diamètre, et acquis une texture très-dense : leur teinte est violette, leur cohérence analogue à celle du derme cutané. Par le lavage, le tissu noir brun éprouve des modifications différentes, selon que les abcès sont récents ou anciens : dans la première circonstance, il devient brun marron ; dans la deuxième, sa coloration s'atténue moins profondément, et conserve un reflet purpurin indélébile.

Le tissu noir brun est disposé autour des abcès sous forme de couches qui, larges de 3 à 15 millimètres, ne se rattachent jamais au parenchyme normal que par une transition graduelle. Il contracte toujours une élasticité notable, quand les abcès qu'il circonscrit communiquent depuis longtemps avec l'extérieur. Dans le cas d'abcès récents, sa pesanteur spécifique est de 1,083 ; mais, quand l'engorgement date d'une période ancienne, elle s'élève quelquefois à 1,175.

Après que le pus a trouvé un passage vers l'extérieur, le tissu noir brun revêt souvent une apparence confuse et sale, que des praticiens ont cru devoir attribuer aux effets d'une gangrène. Un examen attentif, et, surtout, la présence d'une membrane pyogénique eussent dû empêcher cette erreur.

ALTÉRATIONS DES VAISSEAUX.

Ceux des vaisseaux sur le trajet desquels s'est creusé un abcès, sont toujours frappés d'altérations graves. La nature de celles-ci varie avec l'espèce des conduits intéressés : recherchons-la d'abord dans les vaisseaux auxquels la capsule de Glisson fournit des gaînes.

I. *Altérations propres aux vaisseaux compris dans des gaînes fibro-celluleuses.*

A l'origine de la fonte d'où résultent les abcès, les vaisseaux de cette classe sont emportés jusqu'au milieu des lobules qui circonscrivent le siége de la suppuration. Durant une seconde période, ils résistent au travail destructeur, pendant que la disparition des lobules se poursuit : alors, leurs extrémités ou leurs branches s'aperçoivent plus ou moins avant au sein de la membrane, en dépassent quelquefois l'épaisseur, et même flottent dans l'abcès sous l'aspect de longs appendices (Cambay, *loc. cit.*, p. 345). Enfin, quand l'accumulation croissante du pus imprime un refoulement au tissu viscéral, ces vaisseaux, qu'ils aient eu à supporter une solution de continuité, ou bien qu'ils rampent simplement dans les abords du foyer, ne cessent point de survivre à la fonte ultérieure des lobules : ils participent au refoulement en cédant de biais, et en s'adossant les uns aux autres, de manière à constituer autour de la cavité une sorte de squelette, sur lequel leurs expansions terminales et celles du tissu interstitiel viendront plus tard s'organiser en kyste.

Dans les cas de ce genre, la gaîne des vaisseaux dont il s'agit contracte un épaississement qui, là où elle enveloppe des branches volumineuses, lui donne, de l'intérieur à l'extérieur, jusqu'à 3 millimètres d'étendue. D'autant plus caractérisée que le point où on l'examine est plus rapproché du foyer, cette augmentation d'épaisseur se prolonge aussi loin que la zone d'engorgement, et souvent au delà. Il s'y joint une texture confuse et serrée; en outre, si les couches parenchymateuses voisines de l'abcès ont été le siége d'un mouvement fluxionnaire actif, la gaîne offre la teinte rouge, le dépôt plastique et la friabilité du tissu cellulaire phlegmoneux (obs. XXIV). Mais, si les phénomènes pyogéniques ont daté d'une époque déjà reculée, et que l'engorgement ait procédé sous une marche passive, ou ait pleinement cédé à la résolution, la gaîne ne renferme aucune trace de phlogose: elle semble n'avoir éprouvé qu'un certain degré d'hypertrophie et de condensation ; souple, élastique et d'apparence tomenteuse sur les points où l'augmentation de son épaisseur commence seulement à se dessiner, elle présente à partir de là une ténacité graduellement croissante, et arrive ainsi à posséder dans les abords du foyer toutes les propriétés du fibro-cartilage. Le tissu des gaînes transformées suivant ce deuxième mode se fait remarquer par sa blancheur: telle est la richesse de son réseau sanguin que, quand on pousse dans l'artère hépatique une injection colorée, il prend en masse la teinte de celle-ci.

A quelque période qu'on étudie les gaînes aux abords des abcès, on les trouve toujours intimement confondues avec les tuniques des vaisseaux qu'elles enveloppent: cependant, quand l'origine du travail morbide ne remonte pas à une époque très-ancienne, quand, par exemple, le pourtour des abcès n'a pas encore reçu l'empreinte d'un refoulement, il n'est pas impossible d'isoler chacun de ces vaisseaux. Elles sont non moins étroitement unies à la membrane pyogénique, lorsque leur trajet les conduit à parcourir la superficie du foyer; et si, avec les branches vasculaires assemblées dans leur intérieur, elles se terminent brusquement au sein de la membrane, c'est à la fusion de leur extrémité avec cette dernière que l'occlusion des canaux dont nous parlons doit avant tout sa solidité.

Examinons actuellement les effets du travail pathologique sur ces canaux.

Veine porte.

1. A leurs extrémités nouvelles, celles des branches de la veine porte qui ont subi une solution de continuité, se montrent bouchées par une production plastique. Si l'abcès est récent, cette production n'est encore qu'un coagulum fibrineux ; toutefois, les cylindres qu'elle constitue ont déjà acquis la ténacité du cartilage. Sans descendre au-dessous de 10 millimètres, ni s'élever au-dessus de vingt, la longueur de ces cylindres est proportionnelle au calibre des branches où on les observe. Leur substance est complétement incolore : molles et visqueuses, leurs couches extérieures les font adhérer aux parois du vaisseau. Par celle de leurs extrémités qui est en rapport avec l'abcès, ils viennent se fondre dans la membrane pyogénique en même temps que les tuniques veineuses et la gaîne cellulo-vasculaire : à l'extrémité opposée, ils sont évidés en une sorte de ménisque concave.

A une période plus rapprochée de celle à laquelle un kyste s'établit autour du foyer, ces cylindres fibrineux présentent un certain degré d'opacité. Leur substance est moins élastique, presque cassante : solides jusque dans leurs couches superficielles, ils sont arrondis par celui de leurs bouts qui est opposé à l'abcès. Enfin ils adhèrent fortement aux parois de la veine.

Durant une troisième période, alors que le kyste s'organise, et que, pour concourir à sa formation, les couches du voisinage se dépouillent de leurs lobules, la veine diminue progressivement de calibre dans le trajet qu'elle parcourt au milieu de ces couches. D'un autre côté ses parois s'épaississent, et elle arrive de la sorte à n'être plus qu'un cordon fibreux plein. Ce cordon rappelle à tous égards celui en lequel se change la veine ombilicale. Avant d'atteindre le kyste, il est déjà intimement uni à la gaîne d'enveloppe, devenue, elle, un tube fibro-cartilagineux. Aux abords immédiats des parois de l'abcès, il prend à son tour la même texture que la gaîne, puis se confond avec cette dernière au point qu'on ne saurait désormais l'en distinguer. A cette troisième période, ce qui reste du caillot dans les portions non oblitérées des extrémités veineuses, offre l'aspect d'une substance presque sèche, médiocrement cohérente, et se sépare avec facilité des tuniques du vaisseau.

En quatrième lieu, à l'époque à laquelle l'abcès est entouré d'un kyste parfait, la portion oblitérée du conduit veineux a subi la transformation fibro-cartilagineuse aussi loin que la gaîne, et ne peut être distinguée de celle-ci sur aucun point. Les débris du caillot semblent profondément altérés : blancs et friables, ils ont perdu toute adhérence avec le vaisseau ; et, lorsqu'on cherche à les extraire, ils se rompent en petits tronçons irréguliers.

Malgré ces modifications diverses, les extrémités veineuses que nous étudions conservent leur disposition naturelle tant que le parenchyme qui les renferme n'est pas soumis à un refoulement. Mais, quand ce phénomène mécanique s'opère, elles éprouvent, comme les parties adjacentes, une déviation proportionnelle; de plus, elles s'aplatissent en obéissant à cette déviation. A l'égard du rétrécissement que leur calibre présente avant le point d'oblitération, il a lieu sans que leur superficie interne soit froncée par la moindre plicature. Il est d'ailleurs peu probable qu'il s'efface jamais complétement après la guérison ; car nous l'avons vu encore très-prononcé dans des branches qui se rendaient vers des coques cicatrisées depuis longtemps.

Cette description s'applique à la fois au bout initial et au bout terminal des veines dont la continuité a été détruite par l'abcès; seulement, dans le bout terminal, les modifications de texture n'existent que sous une étendue relativement restreinte. D'un autre côté, la portion perméable de ce bout n'a pas cessé d'être une voie circulatoire, attendu qu'on y rencontre toujours du sang fluide provenant, sans doute, des vasa vasorum fournis par l'artère : en outre, les lobules qu'elle alimente n'ont jamais la moindre apparence d'atrophie.

2. Celles des branches de la veine porte qui ont échappé à une

solution de continuité, mais dont cependant les gaînes ont été mises à découvert par l'abcès, ou bien entrent dans la composition d'un kyste, ces branches, disons-nous, passent par les mêmes métamorphoses que les précédentes. Néanmoins, l'oblitération ne se réalise d'une manière constante que pour les plus petites d'entre elles, et souvent il arrive que les divisions volumineuses se conservent perméables sur tous les points. En pareille circonstance, le canal plus ou moins retréci de ces dernières se montre aplati par l'action du refoulement.

Les changements ainsi subis par les veines afférentes de l'organe à la suite du travail destructeur ou du refoulement, sont loin de se produire sur une échelle uniforme; ordinairement l'étendue qu'ils embrassent est proportionnelle au volume et au nombre des abcès. Nous les avons vus se dessiner jusqu'aux ramifications primordiales du vaisseau chez un sujet dont le foie recélait 1100 grammes de pus en treize foyers, sans compter une coque cicatricielle.

Artères.

1. Celles des branches de l'artère hépatique sur le trajet desquelles la fonte morbide s'est développée, sont toujours nettement détruites et oblitérées au niveau du point où se termine la gaîne qui les renferme. En deuxième lieu, si le refoulement les a conduites à faire partie des enveloppes du foyer, elles cessent d'être perméables dans l'entière étendue de leur parcours à travers ces enveloppes; quelquefois même alors leur oblitération commence avant qu'elles aient abandonné le parenchyme. Dans l'un et l'autre cas, il est très-difficile d'en distinguer les vestiges au milieu du tissu transformé des gaînes.

En deçà de ces points, les branches artérielles, dont la continuité a été détruite par les abcès, n'offrent aucune modification appréciable quand elles sont d'un certain volume; mais les plus petites d'entre elles, et surtout leurs divisions ultimes, généralement imperceptibles lorsque le viscère est à l'état normal, ont acquis aux abords des foyers un calibre tel, que, sans le secours d'une injection préalable, il est possible de les reconnaître sur la section des gaînes épaissies. Indépendamment de cela, il est hors de doute que de nouvelles branches artérielles se sont organisées dans le tissu hypertrophié de ces gaînes; car, au lieu de s'épuiser comme dans l'état physiologique, en filets rares et courts sur les tuniques des autres vaisseaux ou dans les expansions fibreuses interlobulaires, les canaux dont nous parlons se multiplient ici en longues traînées rectilignes qui, après avoir fourni aux tissus qu'elles parcourent, viennent se perdre sur les parois constituantes des abcès.

2. Quant aux branches artérielles qui, n'ayant pas été intéressées par le travail pyogénique, rampent dans l'épaisseur des parois du foyer, leurs tuniques sont intimement confondues avec le tissu fibro-cartilagineux des gaînes; mais leur canal est libre sur tous les points, et celles de leurs branches secondaires qui avoisinent l'abcès ou cheminent comme elles au sein de ses parois, ces branches, disons-nous, ont subi la même dilatation que dans le cas précédent, et semblent se multiplier encore davantage.

Canaux biliaires.

1. Étudions d'abord le cas dans lequel la continuité de ces canaux est interrompue par le développement de l'abcès.

S'il n'existe pas de membrane pyogénique, et que le tissu interlobulaire, voisin de l'abcès, n'ait pas éprouvé d'atrophie, on aperçoit les deux bouts de chaque canal biliaire ouverts à la superficie de la cavité, ou bien entre les lobules, à une faible distance de cette superficie. Dans les conditions de ce genre, ceux des bouts d'origine, dont les lobules appartiennent aux zones d'engorgement, ne fournissent plus aucune trace de sécrétion biliaire; ils sont, en effet, constamment vides, et leur surface interne, loin d'être jaunie par le fluide à l'écoulement duquel ils étaient destinés, se présente blanche. Mais ceux qui émanent de lobules situés au delà des zones engorgées, ne cessent point de donner accès à une certaine quantité de bile, à en juger par leur coloration intérieure, et par la forte proportion que renferme de ce fluide le pus des foyers où ils ont issue.

Les choses ressortent mieux quand l'abcès, étant resté clos, se trouve tapissé d'expansions fibro-vasculaires. Alors, on reconnaît que les conduits intéressés par le travail destructeur ne dépassent point la base des expansions, à moins que le faisceau où ils sont compris durant leur parcours à travers les couches glanduleuses, ne se prolonge lui-même dans l'abcès; en ce nouveau cas ils atteignent jusqu'à la terminaison du faisceau.

La membrane pyogénique recouvre en plein la lumière de ceux des bouts d'origine qui naissent dans la zone d'engorgement, tandis qu'elle s'arrête autour des vides appartenant à ceux de ces bouts qui prennent racine au delà de la zone dont il s'agit. Les ouvertures qu'elle offre par suite de cette seconde disposition sont configurées en méats ombiliqués. Il est clair que l'organisation et la permanence de ces ouvertures résultent de ce que la bile a continué d'arriver sans interruption jusqu'à la cavité de l'abcès; car, si le pus est très-visqueux, le liquide fourni par les bouts qui émanent du tissu sain, ne peut s'écouler de ces derniers, s'y accumule, et les maintient dilatés outre mesure ainsi que leurs méats. Par inverse, ces bouts non fermés ont constamment un calibre normal lorsque, le pus ayant acquis de la fluidité, la bile est parvenue à le pénétrer, ce qu'indique la teinte verdâtre ou verte de la sécrétion morbide.

Quand le foyer s'est entouré d'un kyste, on ne distingue plus aucune trace des méats; les conduits auxquels ils servaient de débouchés, s'arrêtent en cul-de-sac dans les couches périphériques de l'enveloppe fibreuse. Toutefois, ceux de leurs lobules d'origine qui sont situés en dehors des zones d'engorgement, n'ont point perdu leur aspect physiologique, et continuent d'être alimentés de fluides sanguins soit par l'artère hépatique, soit par les veinules des vasa vasorum. Il est donc probable que l'aptitude sécrétoire de ces petits organes n'a pas reçu d'atteintes, et que la portion biliaire de leur produit trouve accès au dehors à l'aide des anastomoses qui unissent entre elles les radicules du conduit hépatique.

En ce qui concerne le bout terminal des canaux biliaires interceptés par l'abcès, nous dirons qu'ils restent béants et perméables aussi longtemps qu'ils n'existe pas de membrane pyogénique ; ils sembleraient dès lors pouvoir servir à l'écoulement du pus vers le duodénum, si ce liquide possédait une fluidité suffisante. Mais quand la pseudo-membrane s'est organisée, on la voit recouvrir en plein l'orifice de ces bouts terminaux, et empêcher de la sorte toute évacuation de liquide. La formation d'un kyste autour de l'abcès amène encore ici des modifications analogues à celles que nous avons notées à propos des bouts d'origine.

2. Dans le cas où le faisceau auquel appartient une branche du conduit hépatique, s'est trouvé respecté par la suppuration, le canal de cette branche diminue simplement de calibre au niveau du foyer tant qu'il ne s'opère pas de refoulement ; à une époque plus avancée, elle se change au même point en un cordon imperméable qui, bientôt, ne saurait être distingué du tissu hypertrophié des gaînes.

Vaisseaux lymphatiques.

Les vaisseaux lymphatiques disparaissent toujours complétement dans les points où le tissu des gaînes a éprouvé la transformation fibro-cartilagineuse : hors de là, ils n'offrent aucune trace de lésion.

II. *Altération des vaisseaux non pourvus d'une gaîne fibro-celluleuse.*

Veines sus-hépatiques.

A la période à laquelle l'abcès ne possède pas de membrane pyogénique, les veines sus-hépatiques dont il a détruit la continuité, ont leurs extrémités nouvelles bouchées par un caillot d'abord sanguin, puis exclusivement fibrineux. Dans le principe, ce caillot n'adhère aux parois veineuses que par l'intermédiaire d'un dépôt plastique mou et visqueux ; mais il emprunte alors une fixité parfaite à des prolongements que les petites veines lobulaires en reçoivent. Plus tard, il devient inséparable du tube membraneux qui le circonscrit. Toutes choses égales d'ailleurs, sa longueur est moindre que celle des caillots qui se sont formés dans les branches de la veine porte; souvent même elle se réduit à quelques millimètres.

Après qu'une membrane pyogénique et, par conséquent, des expansions fibro-vasculaires se sont isolées à la superficie d'un abcès, non-seulement les veines sus-hépatiques intéressées ne renferment plus de caillot, mais encore on les trouve béantes sous la pseudo-membrane. A leur niveau, toutefois, cette dernière ne consiste point en une simple production plastique; la turgescence des expansions qui la pénètrent conduit celles-ci à recouvrir de part et d'autre la lumière du vaisseau.

Quand un kyste s'organise autour de l'abcès, toute trace des veines sus-hépatiques disparaît dès le début dans les couches les plus intérieures de cette enveloppe, c'est-à-dire dans celles dont les lobules ont été détruits par la suppuration. Mais dans les couches extérieures, en d'autres termes dans celles qui se sont dépouillées de leurs éléments glanduleux par l'effet d'une simple atrophie, les veines dont nous parlons peuvent se retrouver tant que le tissu où on les recherche n'a pas subi la transformation fibro-cartilagineuse ; elles ont alors l'aspect de filets rubanés et imperforés. Enfin, une fois la transformation précédente opérée, on ne saurait distinguer un prolongement quelconque des veines sus-hépatiques au sein du kyste; on voit seulement ces veines se rétrécir outre mesure aussitôt qu'elles ont atteint les abords immédiats de celui-ci, s'accoler à ses couches extérieures, puis s'oblitérer avant de se confondre avec son tissu. Au rétrécissement qu'elles ont éprouvé de la sorte correspond toujours un épaississement notable de leurs parois.

Il suit de là que le réseau vasculaire des kystes et, pareillement, celui des coques cicatricielles, n'entretiennent aucune relation directe avec le système veineux efférent du foie.

Altérations des enveloppes du viscère.

Lorsque la fonte du tissu glanduleux s'est propagée jusqu'à la capsule de Glisson, les points par lesquels cette enveloppe a été mise en rapport avec le pus, offrent les mêmes détails d'organisation que la surface des abcès qui, entourés exclusivement de parenchyme, sont déjà munis d'une membrane pyogénique. Ainsi, tantôt ils sont hérissés de prolongements capillaires, lesquels pénètrent plus ou moins avant cette membrane, fréquemment aussi la dépassent de manière à lui donner un aspect villeux : nous avons un curieux exemple de cette seconde disposition dans un cas où, de toute la masse du viscère, la capsule avait seule survécu à la fonte morbide (voy. Gauverit, *loc. cit.*). En d'autres circonstances, des expansions plus considérables, ramifications villeuses, filaments, lambeaux, sont implantées sur les points dont il est question, et flottent librement dans la cavité, ou bien se conservent tendus entre les parois purulentes. A l'égard de leur forme et de leur structure, ces divers prolongements sont identiques à ceux qui émergent du tissu glanduleux.

Indépendamment de ces particularités, la capsule de Glisson présente certaines modifications intrinsèques. Privée de sa transparence, elle a contracté une teinte grisâtre ou d'un blanc laiteux, sa cohérence est devenue fibro-cartilagineuse ; son épaisseur s'est accrue sous une proportion qui, dans quelques cas, s'élève jusqu'à un millimètre. Assez souvent, toutefois, cette épaisseur semble beaucoup plus forte, mais alors on ne saurait l'attribuer à l'effet d'un simple engorgement : elle est due à ce que l'abcès ayant d'abord été entouré partout de substance glanduleuse, celle-ci a fourni les matériaux d'un kyste, lequel, sous l'influence du refoulement lié à l'accumulation du pus, a fini par s'ajouter à la membrane dont il s'agit.

Les modifications précédentes constituent le premier degré de celles que la capsule de Glisson est susceptible d'éprouver. A leur niveau, la tunique péritonéale en offre constamment d'aussi évidentes. Tantôt, c'est une opacité plus ou moins marquée; chez d'autres individus, la séreuse a perdu son poli, augmenté d'épaisseur, acquis une coloration blanchâtre : elle peut aussi se recouvrir de pseudo-membranes qui, communément, servent à établir des adhérences entre le viscère et l'une des parois organiques voisines.

A une période plus avancée, les enveloppes du foie subissent de nouvelles lésions. Si le refoulement périphérique les a conduites à s'adosser contre une paroi résistante, telle que la base hépatisée du poumon, la face antérieure du rein ou la région costale, elles s'unissent intimement aux pseudo-membranes qui se sont formées entre elles et la paroi. Plus tard, là où elles recouvrent l'abcès, elles se confondent avec ces pseudo-membranes, puis disparaissent en entier, y compris les expansions qui se dressaient à leur superficie intérieure: c'est dans les cas de cette espèce que l'on voit le tissu des adhérences et la membrane pyogénique se réduire en un feuillet séro-celluleux, analogue à celui qui tapissait les expansions disparues. Si, au contraire, la paroi est susceptible de céder au refoulement, comme le seraient, par exemple, le diaphragme, quand le poumon s'est maintenu souple au-dessus de ce muscle, comme le seraient encore l'estomac, le colon, etc., les tuniques du foie ne se confondent avec les adhérences que dans les points où le refoulement pèse le plus sur elles; c'est aussi dans ces points seulement que la suppuration les détruit. Néanmoins, leur disparition ne s'opère pas d'une manière simultanée sur chacun de ceux-ci : elle a lieu du centre à la circonférence, au moyen d'un amincissement graduel dont les parties sont frappées. Il n'est pas rare de la trouver limitée à un espace minime relativement à celui sous lequel l'abcès a débouché contre la capsule.

Outre les lésions qu'elle subit aux abords immédiats des abcès, l'enveloppe péritonéale porte quelquefois sur d'autres points des traces d'inflammation chronique: ces traces semblent se rattacher à l'engorgement partiel ou général, sous l'influence duquel la formation du pus a eu lieu.

DES ADHÉRENCES QUI S'ÉTABLISSENT AU NIVEAU DES ABCÈS ENTRE LE FOIE ET LES PARTIES ADJACENTES.

Il ne suffit pas que le travail pyogénique se soit étendu jusqu'à la périphérie du foie, pour que des adhérences solides s'établissent au niveau de l'abcès entre le viscère et les parties adjacentes. Si, par une expansion plus ou moins considérable, la masse glanduleuse n'a pas été amenée à demeurer fixement appliquée contre ces dernières, aucune formation du genre de celle qui nous occupe n'a lieu, ou bien il ne se produit que des brides longues et déliées, lesquelles ne sauraient remplir le même office.

Mais, que l'expansion du viscère maintienne le diaphragme refoulé outre mesure, et oblige par là les côtes à rester dans leur plus grand état d'élévation; qu'elle vienne à adosser le colon transverse ou l'estomac contre la paroi abdominale postérieure, et simultanément à les entraîner aussi loin que la longueur de leurs épiploons le permet: en ce cas, le foie et les organes qui le touchent entreront dans l'immobilité, et il s'établira d'intimes adhérences au niveau de la collection.

Les pseudo-membranes qui se forment alors, débordent toujours la circonscription superficielle de l'abcès. Leur largeur est rigoureusement proportionnelle à la mobilité des surfaces qu'elles réunissent au foie : il en est de même pour leur épaisseur. Ainsi, tandis qu'elles ne constituent qu'une zone étroite et mince sur les points où des rapports de contiguité permanente existent naturellement entre le viscère et des parties telles que la voûte du diaphragme, le rein, le duodénum, elles sont déjà plus développées quand elles servent à fixer le colon transverse : enfin, elles se présentent extraordinairement larges et massives, quand elles sont destinées à assujétir l'estomac.

Dans le principe, ces adhérences ne consistent qu'en un dépôt amorphe; mais, elles acquièrent de très-bonne heure une grande solidité, à en juger par la cohérence fibreuse dont elles sont douées dès la période à laquelle le foyer est en voie de franchir les enveloppes du viscère. Si, malgré l'ouverture de l'abcès, la cicatrisation met beaucoup de temps à s'accomplir, elles deviennent insensiblement fibro-cartilagineuses ou cartilagineuses, et subissent une diminution notable d'épaisseur. Quant à leurs limites périphériques, tout porte à penser qu'elles ne se réduisent pas avant l'époque à laquelle la cicatrisation du foyer s'est accomplie.

Plus tard, le tissu des adhérences éprouve-t-il de nouveaux changements ? Les faits rendent cela probable, en particulier deux observations relatives chacune à des cicatrices dont des abcès en communication avec le colon s'étaient revêtus à une période déjà ancienne (obs. XXIV et XXV). Dans ces deux cas, les pseudo-membranes avaient reçu des modifications si profondes que, jusqu'à 1 centimètre de distance à partir de l'orifice de communication, la surface extérieure de l'intestin semblait intimement confondue avec celle du foie : seule, une mince couche de tissu fibro-celluleux entourait encore les points de fusion des deux surfaces. Ici, une atténuation plus complète de cette couche eût été douteuse, quelque ancienneté qu'eût pu avoir la cicatrice ; mais l'analogie autorise à l'admettre pour les cas dans lesquels des adhérences ont cessé de contribuer au maintien de la guérison. Quoi qu'il en soit, il ne faudrait pas regarder comme exclusivement due à une transformation ultime la structure fibro-celluleuse ou celluleuse que les pseudo-membranes possèdent assez souvent ; car, on peut la rencontrer avant que l'abcès ait atteint les enveloppes du viscère. La condition spéciale aux cas où elle se montre ainsi prématurément, paraît être une dilatation à la fois lente et démesurée de la masse glanduleuse. En de telles circonstances, les enveloppes du foie sont si étroitement appliquées contre les parois adjacentes, qu'on les croirait confondues avec celles-ci ; mais quand on cherche à les en écarter, on voit qu'une très-mince couche de tissu cellulaire les unit simplement à la surface de ces parois. Cette couche ne laisse subsister aucun vide entre les surfaces auxquelles elle est interposée : il est aisé de la dissocier en larges feuillets imbriqués et d'une transparence séreuse. Elle n'éprouve aucun changement tant que le pus n'a pas dépassé la capsule de Glisson ; au delà de ce terme, ses zones centrales prennent l'aspect des adhérences plastiques, et se comportent comme ces dernières.

ALTÉRATIONS DES ORGANES EN RAPPORT AVEC LE FOIE.

Dans le cours de ce qui précède nous avons souvent parlé des lésions que les organes adjacents au foie subissent quand le travail de suppuration a modifié ou franchi la périphérie du viscère ; il nous reste maintenant à les décrire.

1. *Diaphragme.*

Mince, souple et mobile, le lobe gauche du foie n'imprime ses changements de forme ou de volume dans la moitié correspondante du diaphragme que quand il a été considérablement dilaté. Il n'en est pas de même pour le lobe droit : en effet, par l'étendue naturelle de ses diamètres, par l'union qui existe entre sa masse et l'aponévrose phrénique, enfin par la résistance qu'opposent, d'une part, la paroi de l'hypochondre, de l'autre, le ligament suspenseur, ce deuxième lobe possède assez de fixité pour associer la voûte musculaire au moindre développement anormal qu'il éprouve. Toutefois, en raison de la rigidité des côtes, cette voûte ne s'agrandit d'avant en arrière ou transversalement qu'autant que le lobe a acquis de très-fortes proportions. Aussi n'offre-t-elle d'abord d'autre changement appréciable qu'une plus grande élévation de sa convexité culminante.

Refoulée de la sorte, la moitié droite du diaphragme est susceptible de remonter jusqu'au niveau antérieur de la quatrième côte (obs. V, VI, XXVII) : il ne paraît pas que la dilatation due à la seule existence d'abcès l'ait jamais conduite au delà de ce point. La plus grande hauteur à laquelle la moitié gauche du muscle ait été rencontrée dans des cas analogues, ne dépassait pas celle de la sixième côte: encore le lobe hépatique sous-jacent avait-il alors un volume sextuple de celui qu'il présente à l'état physiologique (obs. V; Cambay, *loc. cit.*, p. 263).

Dans ces circonstances, les plans charnus du diaphragme subissent un allongement et une compression qui, en rapport avec la dilatation du viscère, les rendent plus ou moins minces. En outre, si cette dilatation ou des adhérences les ont condamnés à l'immobilité, ils finissent par prendre une teinte pâle, et deviennent moins cohérents: ils contractent même une friabilité très-grande, lorsque, aux atteintes dont nous parlons, se sont ajoutées celles d'un mouvement phlegmoneux.

Quand les progrès de la suppuration ont amené l'abcès à déboucher contre le diaphragme, ce muscle reçoit tôt ou tard de nouvelles lésions.

1° Si rien ne l'empêche de se laisser distendre par l'accumulation croissante du pus, la cloison qu'il forme au-devant de l'abcès s'amincit dans ceux de ses points par lesquels elle peut prêter le plus, c'est-à-dire:

A son centre, si elle n'est environnée que de parties molles;

Au niveau de l'espace intercostal le moins éloigné de ce centre, si celui-ci correspond à une côte ou à un cartilage costal;

Enfin, là où elle est en rapport avec le poumon, si sa portion inférieure a été adossée contre la paroi costale.

2° Mais, quand un obstacle empêche le muscle de se laisser distendre, ce dernier s'amincit d'une manière égale sur tous les points par lesquels il est en contact avec le pus. C'est ce qui a lieu lorsque, immédiatement au-dessus de l'abcès du foie, un autre abcès, issu du poumon ou de la plèvre, a débouché contre la face supérieure du diaphragme. La possibilité de ce fait est établie par une observation qui nous montre réduite à l'épaisseur d'une pellicule la couche interposée aux deux collections liquides (Catteloup, *loc. cit.*, p. 135). Toutefois, le développement préalable d'un abcès au-dessus du diaphragme semble être fort rare; et, dans l'immense majorité des cas, l'aspect rudimentaire et le diamètre exigu du trajet creusé au sein du poumon prouvent que la base hépatisée de celui-ci a seule mis obstacle à la distension du muscle.

A ces nouveaux genres d'altérations se joignent toujours des traces phlegmoneuses. Si des plans charnus ont été intéressés, ils ne forment plus au niveau de la cavité qu'une couche compacte, cassante et d'un rouge sale. Si la lésion a porté sur le centre aponévrotique, ce feuillet est devenu aux mêmes points le siége d'un dépôt blanchâtre et d'un certain épaississement : aux mêmes points encore il a subi un ramollissement notable. Cette coexistence de traces inflammatoires explique la facilité avec laquelle le diaphragme cède sous la faible pression du contenu de l'abcès : elle permet aussi d'attribuer l'amincissement du muscle à une simple fonte purulente. Mais, dans ce deuxième cas, les plans amincis n'ont aucune apparence granuleuse ; séro - celluleuse et transparente, leur couche inférieure ne diffère en rien de celle qui tapisse les expansions de l'abcès, et on la voit se continuer comme elle avec la membrane pyogénique.

Les perforations que le diaphragme présente lorsqu'il lui a été possible de céder devant la pression du pus, ne sont ordinairement que d'étroits pertuis, de courtes fissures, ou bien des ouvertures étoilées, dont les lambeaux ont au plus un demi-centimètre de longueur. Elles se circonscrivent surtout sous des dimensions minimes, quand l'abcès a débouché dans le sac pleural. A l'égard des perforations qui s'opèrent suivant un autre mode, il s'en faut qu'elles soient aussi réduites : d'habitude, leurs dimensions embrassent un développement de 2 à 4 centimètres ; et, dans le cas d'abcès volumineux, il n'est pas rare d'en trouver dont l'étendue s'élève à 10 centimètres, à 12 (obs. XXXII), et même à 15 (obs. XXX) en tout sens. Les premières sont généralement dépourvues de régularité : les secondes affectent, au contraire, une forme en rapport avec celle de l'excavation, c'est-à-dire une forme arrondie ; et telle est souvent la netteté de leur pourtour, qu'on les croirait produites par un emporte-pièce.

2. *Poumon.*

Le refoulement d'une moitié du diaphragme entraîne inévitablement celui du poumon correspondant. Le tassement qui en résulte ne dépasse jamais la base de ce dernier organe ; jamais, non plus, il ne s'élève jusqu'à communiquer au tissu refoulé une pesanteur spécifique supérieure à celle de l'eau.

Les couches ainsi atteintes sont beaucoup moins accessibles au sang que celles du reste de l'organe. Outre cela, les tuyaux bronchiques s'y montrent déviés et aplatis de bas en haut proportionnellement à la dilatation subie par le viscère. Une particularité remarquable, c'est que ces couches peuvent n'offrir aucune trace d'irritation, sous quelque degré que les suites du refoulement s'y dessinent. En revanche, elles ont éprouvé des modifications dans leur texture ; car on ne réussit plus à les distendre d'une manière complète, quelque moyen qu'on emploie pour cela.

Quand elle a envahi la surface convexe du foie, la phlegmasie liée à la formation ou à l'existence d'abcès gagne fréquemment la base du poumon voisin. Mais, dans les cas de cette espèce, elle ne détermine guère que de faibles altérations matérielles : quoique gorgé de sang, quoique doué d'une coloration rouge foncé qui résiste au lavage, le tissu pulmonaire intéressé se présente encore souple et cohérent ; son aptitude à se laisser distendre ou à s'affaisser a peu varié ; enfin, sa pesanteur spécifique n'excède que médiocrement celle de l'eau. Comme on le voit, ces traces de phlegmasie sont tout à fait rudimentaires ; on n'en découvre de hautement caractérisées que dans les circonstances où des impressions extérieures ont ajouté leurs effets à ceux du mouvement fluxionnaire émané du foie.

L'arrivée du pus contre la base du poumon détermine d'habitude l'hépatisation rouge de celle-ci. Bientôt, là où elles sont en rapport avec le liquide, les couches engorgées se trouvent envahies par la fonte pyogénique. Dans le principe, elles cèdent complétement à cette fonte ; mais, plus tard, il peut se faire que le travail destructeur, s'attaquant uniquement aux tissus interstitiels, se borne à disséquer les canaux sanguins et les bronches: on aperçoit alors ces divisions vasculaires pendantes autour de leur tronc, à la manière du chevelu d'une racine ou sous forme de franges villeuses. Quoi qu'il en soit des lésions qu'occasionne la fonte morbide, ses progrès l'amènent tôt ou tard à intéresser une ou plusieurs ramifications bronchiques, susceptibles de livrer passage au pus. Pour fournir de la sorte une issue à la masse fluide, ces ramifications n'ont pas besoin de posséder un volume considérable; on en rencontre qui, ayant à peine 1 millimètre de diamètre à l'intérieur, n'en constituent pas moins les seules voies par lesquelles le foyer épanchait son produit durant la vie du malade. Larges ou étroites, elles sont ordinairement emportées jusqu'au niveau et même jusque dans l'épaisseur des parois de l'excavation. Il en résulte que, si elles débouchent au milieu d'expansions fibro-vasculaires, l'accès doit en être souvent fermé au pus quand, sous les secousses d'expectoration, le liquide repousse vers elles les expansions dont il s'agit, ou bien encore, quand le malade cessant de tenir sa poitrine redressée dans le sens vertical, ces dernières se rabattent sur l'orifice ouvert à la masse fluide: l'expérience confirme la justesse de cette présomption.

Lorsque les pertes de substance ainsi produites sont pourvues d'appendices, on remarque constamment à leur surface une membrane pyogénique simple ou granuleuse, laquelle en tapisse tous les détails. Dans les conditions opposées, il n'existe pas de membrane pyogénique proprement dite: la surface du foyer offre d'innombrables vides qui la font ressembler à celle d'une couche de neige, et sur le pourtour desquels on aperçoit des granulations; lui-même, avant d'atteindre cette surface, le tissu des couches d'engorgement se décolore, se raréfie, et perd de sa pesanteur spécifique au point de devenir moins lourd que l'eau.

D'autres fois, le lobe inférieur du poumon est passé à l'état d'infiltration purulente. Les parois de la cavité sont alors denses et grisâtres; l'extrémité des vaisseaux s'y dresse en légères saillies, et la membrane pyogénique, réduite à sa forme rudimentaire, se distingue difficilement sur les tissus où elle s'est développée.

Quelle que soit la nature du noyau qui les environne, les pertes de substance que nous étudions, affectent une configuration variable. Tantôt elles sont disposées en simples trajets fistuleux, tantôt elles ont l'aspect de cavernes assez grandes pour loger depuis le volume d'un abricot jusqu'à celui d'une orange; enfin, largement concaves, certaines d'entre elles embrassent toute la section horizontale de l'organe (obs. XXX, XXXII). Communément elles possèdent des parois inégales, anfractueuses, dans l'épaisseur desquelles les conduits bronchiques secondaires sont toujours oblitérés par l'effet d'un aplatissement qu'ils ont subi. Il en est de même pour les vaisseaux sanguins dont la continuité a été détruite; seulement, avant de devenir imperméables, ces vaisseaux sont comblés par des caillots longs de quinze à trente millimètres, noirs dans les veines, et simplement fibrineux dans les artères.

3. *Plèvre.*

Au refoulement du poumon s'ajoute une hypersécrétion de la plèvre correspondante. En pareille circonstance, la quantité du fluide épanché est rarement considérable; mais, assez souvent, il se développe des pseudo-membranes qui, limitées aux points par lesquels le poumon est resté en rapport avec le diaphragme, peuvent déterminer des adhérences entre ces organes. Tantôt ces pseudo-membranes sont allongées en de minces brides; tantôt elles forment une couche large et épaisse. Dans les conditions ordinaires leur production, comme aussi celle de l'épanchement, ne s'accompagne guère que d'une légère infiltration plastique du tissu cellulaire sous-jacent à la séreuse; en revanche, quand une irritation active s'est propagée du foie jusqu'à celle-ci, l'infiltration dont nous parlons est plus prononcée, et des traces d'injection sanguine ne manquent jamais de s'y joindre.

L'ouverture d'un abcès dans le sac pleural entraîne des conséquences différentes selon les cas. Si, au moment de cette ouverture, une certaine quantité de liquide se trouve déjà interposée aux parois de la poitrine et au poumon, le pus se mélange à la matière de l'épanchement, et l'inflammation qui en résulte vers la plèvre se borne à procéder sous une marche chronique. Dans les cas de ce genre, l'épanchement augmente avec lenteur, mais il finit par acquérir de fortes proportions. Peu à peu refoulé sur lui-même, le poumon vient s'aplatir contre le médiastin ; de leur côté, les feuillets de la séreuse se recouvrent partout de pseudo-membranes : une sécrétion purulente s'établit à la surface de ces couches nouvelles (obs. XXIX).

Chez d'autres individus, l'ouverture de l'abcès ayant eu lieu avant qu'il existe ni épanchement ni adhérences, le pus fourni par le foie gagne les parties déclives du sac pleural, où il ne tarde pas à être entouré d'un kyste. Bientôt la base du poumon est frappée d'engorgement sur tous les points par lesquels elle a été refoulée ; à leur tour, ces points cèdent à la fonte pathologique, et un passage, de plus en plus rapproché des bronches, se prépare ainsi aux matières destinées à être éliminées (obs. XXVIII).

4. *Péricarde.*

Ce que nous venons de dire au sujet de la plèvre s'applique en entier aux cas où l'abcès tend à se faire jour dans le péricarde. Quant à ceux où le pus s'est épanché à l'intérieur de ce nouveau sac séreux, ils sont trop rapidement mortels pour comporter des lésions spéciales.

5. *Paroi costale.*

Malgré sa résistance, la paroi costale est accessible aux effets de la dilatation du foie ; seulement, elle ne cède devant celle-ci qu'autant que le viscère a repoussé jusqu'à l'extrême limite de leur ressort le ligament suspenseur et le diaphragme. On voit alors les fausses côtes se maintenir immobiles à un degré d'élévation et, par suite, dans un écartement supérieurs à ceux auxquels les amène leur jeu physiologique ; on les voit, outre cela, déjetées en dehors, présenter une voussure plus régulièrement arquée. Mais ces modifications ne sont jamais aussi prononcées que quand elles se rattachent à l'existence d'épanchements pleurétiques ; et même la seconde suppose l'accumulation d'une quantité considérable de pus immédiatement au-dessous de la paroi, ou du moins à une très-grande proximité de cette dernière.

Après avoir débouché contre le péritoine, et en avoir franchi l'épaisseur, le produit de l'abcès fuse quelquefois au-dessous de cette membrane, puis se borne à disséquer les chairs ainsi que les os de la région. Dans un cas de ce genre, on apercevait au milieu d'un vaste décollement la douzième côte nécrosée en entier. Des désordres analogues sont encore susceptibles de s'opérer après que le pus a traversé les muscles intercostaux, témoin le sujet de l'obs. XVI, chez lequel ce liquide s'était ouvert un passage entre la huitième côte et la neuvième, pour remonter ensuite sous le grand dentelé jusqu'à l'aisselle. Nous avons parlé plus haut de la nécrose d'une côte : cette lésion manque rarement de frapper les arcs osseux de la paroi, là où le pus les a mis à découvert ; elle peut de la sorte n'attaquer que leur rebord, comme aussi s'étendre à toute leur largeur, ce qui entraîne leur division complète. Dans cette deuxième circonstance, les extrémités accidentelles des os intéressés s'affaissent insensiblement vers l'excavation, s'adaptent à sa surface, et finissent par faire corps avec le tissu cicatriciel (obs. XVIII).

Quand un vaste abcès du lobe droit s'est vidé au dehors sans que la continuité des côtes ait souffert, ces os subissent-ils des modifications de forme et une dépression semblables à celles qui accompagnent la guérison de certains épanchements pleurétiques ? L'identité des conditions locales autorise à le croire ; mais la facilité avec laquelle les parties intérieures déplacées reprennent leur siége naturel, doit restreindre les phénomènes dont il est question aux cas où le foie a éprouvé une perte démesurée de substance.

6. *Paroi abdominale.*

Chez beaucoup d'individus la dilatation, imprimée au foie par le développement d'abcès, conduit cet organe à descendre plus bas que le thorax, et à repousser devant lui la paroi abdominale. Alors, suivant les degrés, son bord inférieur occasionne seul un relief, lequel se dessine sous la disposition d'une arête obliquement étendue des fausses côtes droites à l'épigastre, ou bien la paroi est soulevée par toute la portion dont la face antérieure de l'organe dépasse la base du thorax : en ce cas, la saillie simule une sorte d'escalier qui, à droite, part des fausses côtes, de la crête iliaque ou de plus bas encore, pour remonter vers les fausses côtes gauches. Linéaires ou planes, les saillies ainsi créées reproduisent les différentes altérations de forme que le viscère peut présenter à leur niveau, excès de convexité, bosselures, etc.

Les autres lésions de la paroi abdominale sont : 1° Les tumeurs liées à l'acheminement du pus dans son épaisseur; 2° les perforations au moyen desquelles le liquide gagne l'extérieur de l'économie.

Parmi les tumeurs, les unes sont le résultat d'un gonflement œdémateux ou phlegmoneux; au-dessous d'elles, la couche musculo-aponévrotique se trouve détruite progressivement ; elles-mêmes s'ouvrent à leur tour comme si la suppuration avait son foyer au sein des parties molles extérieures. Un deuxième ordre de tumeurs se rattache à ce que le pus, après avoir franchi la couche musculo-aponévrotique, repousse devant lui une sorte de sac membraneux : d'où la formation d'un petit noyau réductible, lequel s'épanouit peu à peu sous la peau, de manière à paraître pédiculé. Le sac dont nous parlons est organisé aux dépens du fascia superficialis ; il ne contracte d'adhérence avec l'enveloppe cutanée qu'autant qu'une distension croissante leur a donné à l'un et à l'autre la ténuité d'un feuillet séreux. Les tumeurs d'un troisième ordre naissent sous l'influence d'un refoulement que le pus fait subir à la paroi ; de là, un tassement graduel des couches de cette paroi, puis leur fusion en une plaque bombée et d'aspect fibro-celluleux, laquelle s'amincit bientôt de la circonférence au centre, où elle finit, soit par être frappée de gangrène (obs. XV), soit par se perforer. Dans l'origine, les tumeurs de ce troisième genre offrent presque toujours à leur périphérie la trace d'une légère infiltration séreuse; il en est de même pour celles qui appartiennent à la deuxième catégorie.

Les perforations dont la couche musculo-aponévrotique devient le siége sous les tumeurs du premier ordre, sont orbiculaires et possèdent des bords taillés à pic. Elles peuvent n'avoir que quelques millimètres de diamètre, comme aussi en comprendre dix ou vingt. Souvent la peau qui les recouvre reste intacte pendant longtemps; et quand cette membrane livre passage au pus, ce n'est que par une étroite fissure. Les perforations qui intéressent les tumeurs du deuxième ordre ont constamment très-peu de largeur. A l'égard de celles qu'éprouvent les tumeurs du troisième ordre, leur diamètre est également minime lorsqu'elles succèdent à un simple amincissement de la paroi; mais, dans les cas où leur production a été le résultat d'une gangrène, elles ont plusieurs centimètres d'étendue en tout sens.

7. *Veine cave.*

Jusqu'à ce jour, rien ne démontre que la proximité d'un abcès du foie ait jamais occasionné une lésion quelconque de la veine cave. Néanmoins, un fait rend vraisemblable la possibilité que ce vaisseau soit atteint par le travail destructeur; c'est celui de l'obs. VIII, dans lequel nous voyons que les progrès du mal ont réduit à un millimètre l'épaisseur des tissus interposés à la veine dont nous nous occupons et au pus d'un abcès voisin.

8. *Rein droit.*

La dilatation du lobe droit du foie agit selon un mode variable sur le rein adjacent à ce lobe.

Si les deux organes sont largement en rapport, le rein se trouve refoulé et aplati contre la paroi abdominale postérieure (obs. IV). Une décoloration et un tassement proportionnels à ces effets mécaniques se remarquent au sein des tissus refoulés.

Si le lobe n'est en rapport qu'avec la région culminante du rein, sa dilatation commence par déterminer l'abaissement de ce dernier organe. Le déplacement produit de cette manière embrasse jusqu'à trois centimètres dans quelques cas, mais il ne saurait être poussé plus loin. Car, pour lui donner une étendue aussi grande, la face inférieure du lobe a dû prendre une direction oblique d'avant en arrière et de haut en bas; dès lors, le rebord postérieur de l'empreinte formée sur cette face par le rein s'est glissé derrière le sommet de celui-ci, et les progrès ultérieurs de la dilatation n'agissent sur ce sommet qu'en le déjetant vers l'intérieur de la cavité abdominale (obs. V).

Quand la suppuration a envahi les couches les plus reculées du lobe, sa marche peut être telle que la paroi antérieure du rein adjacent soit mise à découvert au fond de l'abcès. Dans de semblables conditions, cette paroi est attaquée à son tour par un travail ulcéreux, se recouvre d'une cicatrice comme le reste du foyer si, avant qu'elle ait été détruite de part en part, le pus s'est ouvert un passage sur un autre point (obs. XXIV); ou bien, enfin, elle disparaît elle-même dans toute son épaisseur, et permet ainsi au fluide pathologique de s'écouler par le bassinet (Naumann).

9. *Tube intestinal.*

Étroitement rapprochés du foie, la moitié droite du colon transverse, l'estomac et le duodénum se ressentent toujours de la moindre dilatation que le parenchyme est susceptible d'éprouver à leur niveau sous l'influence du développement d'abcès dans son épaisseur. Ces organes sont alors refoulés sur leur propre calibre; puis, si la suppuration devient superficielle, ils se fixent au moyen de solides adhérences contre les points à travers lesquels les abcès cherchent à se frayer une issue : leurs parois se changent au devant de ces points en une couche inextensible et friable ; à son tour, le travail pyogénique triomphe peu à peu de celle-ci. Dans l'origine, la perforation consécutive à cette fonte ulcéreuse se montre irrégulière et circonscrite ; ses bords, taillés à pic, sont plus ou moins boursoufflés : mais bientôt elle augmente d'étendue, sa forme s'arrondit, ses bords s'affaissent, et la muqueuse ambiante se renverse graduellement sur ces derniers.

Peu considérables quand elles intéressent le duodénum, les perforations de cette classe ont fréquemment 15 à 20 millimètres de largeur lorsqu'elles existent au colon transverse, et 25 à 30 dans les cas où elles se sont effectuées à travers la paroi antérieure de l'estomac. Quels changements éprouvent-elles après que le foyer s'est recouvert d'une cicatrice? En ce qui touche celles de l'estomac et du duodénum, les faits ne fournissent aucune lumière ; mais l'analogie de structure et de rapports permet d'appliquer à toutes ce que nous avons observé à la suite d'abcès qui, s'étant ouverts dans le colon transverse, avaient fini par se convertir en coques inodulaires (obs. XXIV, XXV). Or, dans ces deux cas, les perforations semblaient avoir subi un léger rétrécissement ; la paroi de l'intestin se trouvait changée autour de chacune d'elles en une zone résistante, et les adhérences qui la réunissaient au foie avaient acquis une solidité fibreuse. Aux mêmes points, la muqueuse prenait insensiblement une teinte noirâtre, pour se continuer ensuite sans ligne de démarcation, comme aussi sans plicatures, avec le feuillet cicatriciel dont l'intérieur de la coque était doublé. Cette membrane n'avait d'ailleurs rien perdu de son aptitude sécrétoire, car une nappe visqueuse et incolore la protégeait contre l'action des matières fécales accumulées à sa superficie.

Indépendamment des lésions précédentes, le tube digestif peut encore en offrir d'autres non moins graves; mais, ces nouvelles traces morbides étant simplement concomitantes de la marche des abcès, nous n'aborderons que plus tard leur étude.

10. *Annexes du foie.*

Une collection purulente, située à proximité de la vésicule biliaire, est susceptible de se frayer une issue jusque dans la cavité de ce réservoir; M. le docteur Blondeau en a rencontré un exemple sur le cadavre (Blondeau, *Thèse inaug.*, p. 22). Outre cela, des auteurs affirment que du pus sécrété au sein du viscère a quelquefois atteint, puis traversé les parois du conduit hépatique, du conduit cystique ou du canal cholédoque, et s'est épanché au dehors par ces voies d'évacuation. Toutefois, à défaut de détails établissant que les communications notées en pareille circonstance ne résultaient point de simples ruptures survenues durant l'autopsie, nous regarderons la question comme trop litigieuse pour être admise autrement que d'une manière théorique.

Les canaux excréteurs du foie et de la vésicule sont fréquemment comprimés par la saillie de certains abcès. Dans un fait de ce genre, le canal cholédoque avait subi une oblitération absolue; puis, la bile ayant continué de refluer vers la vésicule, celle-ci s'était distendue au point de soulever la paroi de l'abdomen en tumeur largement fluctuante (Haspel, *loc. cit.*, p. 206). Dans un deuxième cas, l'oblitération avait exclusivement frappé le conduit cystique; et la vésicule, fortement rétractée, ne renfermait plus qu'une matière jaune concrète, ressemblant à de la graisse granulée (Cambay, *loc. cit.*, p. 263).

Dans un troisième cas, où le parenchyme avait été détruit en totalité par la suppuration, la vésicule était tellement revenue sur elle-même, qu'on eut beaucoup de peine à la distinguer au milieu des tissus d'alentour (Gauverit, *Thèse inaug.*, p. 9).

Chez un quatrième sujet, dont le foie avait été frappé de suppuration sur tous les points, nous avons trouvé les parois de la vésicule dans un état d'hypertrophie extraordinaire;

peut-être cette hypertrophie, restée ignorée durant la vie du malade, n'avait-elle rien de pathologique (obs. XXIV).

A propos d'un cinquième individu, M. Éon rapporte des détails nécroscopiques trop remarquables pour que nous n'en reproduisions pas ici le résumé. « Le foie déborde d'environ 5 centi-« mètres la limite inférieure du thorax. Une couche pseudo-mem-« braneuse en unit la face convexe à la paroi abdominale et au « diaphragme, pour s'étendre ensuite sur la grande courbure de « l'estomac et sur l'arc des colons. A la face inférieure de l'organe « existe une tumeur volumineuse, formée par un abcès d'où s'é-« coule un liquide séro-purulent. Tapissé par une pseudo-mem-« brane tomenteuse, cet abcès est creusé aux dépens du lobe « droit. En haut, il arrive à 1 centimètre de la face convexe du « viscère ; en bas, il a détruit le tissu glanduleux depuis le sillon « transverse jusqu'auprès du bord tranchant, de telle sorte qu'il « n'est circonscrit de ce côté que par des pseudo-membranes et « par la vésicule biliaire, laquelle se trouve réduite en une « lame fibreuse. Les parois du canal hépatique sont dilatées et, « indépendamment de cela, épaissies au point de posséder le « volume et la consistance de celles de l'aorte. Le canal cholé-« doque offre jusqu'au duodénum le volume d'une plume d'oie. « Le conduit cystique s'est changé en un petit cordon fibreux « imperméable. Un stylet poussé par le canal cholédoque pénètre « dans l'abcès par une des branches, dilatées aussi, du canal « hépatique » (voy. Eon, *Thèse inaug.*, p. 14, Paris 1847).

Quelques personnes ont voulu expliquer le développement de l'ictère, qui assez souvent accompagne la suppuration du foie, par une compression que la saillie d'un abcès exercerait sur les canaux excréteurs de la bile : la pratique des autopsies ne justifie pas une telle généralisation.

PUS.

1. Dans un grand nombre d'abcès du foie, le pus ne diffère en rien de celui des parties molles extérieures. Comme ce dernier, il se présente sous l'aspect d'un liquide blanc jaunâtre ou

blanc verdâtre, onctueux au toucher, d'odeur franche, de consistance crêmeuse. Tantôt parfaitement homogène, il ne renferme que ses globules caractéristiques ; tantôt, outre les éléments dont nous parlons, il tient en suspension des débris membraneux ou villeux, doués d'une teinte analogue à celle des expansions qui garnissent les parois de l'abcès. Les réactifs ne lui assignent aucune composition spéciale. Ses globules sont de trois espèces distinctes. Les uns, opaques, ont en diamètre de 0,006 à 0,010 de millimètre, et semblent constitués par une agglomération des suivants. Fréquemment plus nombreux, ceux d'une deuxième espèce n'ont en diamètre que de 0,003 à 0,004 de millimètre ; incolores et un peu allongés, ils recèlent un noyau central, et paraissent identiques aux cellules qui forment l'élément lobulaire de l'organe : il n'est pas rare de les rencontrer adhérant encore en séries longitudinales à des débris de vaisseaux sanguins. La troisième espèce de globules comprend des noyaux cellulaires fort petits et presque toujours d'inégal volume.

Les caractères que nous avons assignés précédemment au pus dont il est question indiquent une élaboration complète ; mais, avant d'avoir reçu celle-ci, le liquide se montre sous un autre aspect. D'abord, il a une consistance qui, bien qu'inférieure à celle des abcès métastatiques, dépasse néanmoins celle du blanc d'œuf ; ensuite, telle est sa viscosité, qu'il ne s'écoule jamais qu'en masse. Ce pus rudimentaire possède une coloration blanche ou jaune pâle. Au moyen d'un filet d'eau, on arrive à le dissocier en deux portions, dont l'une est analogue à des veines de mucus limpide, et la seconde à de grosses gouttes d'un pus jaunâtre définitivement élaboré.

Le pus blanc crêmeux est le seul qui se forme au sein des couches qu'un engorgement inflammatoire a changées en tissu orangé ou en tissu jaune ; mais, il ne leur est pas spécial, et, chez beaucoup d'individus, on en trouve dans des noyaux doués d'une teinte brun violet ou noir brun. Sa production est indépendante de la marche qu'a suivie le travail phlegmoneux. Les abcès qui le renferment sont susceptibles de le sécréter aussi longtemps que leur membrane pyogénique existe; toutefois, dès que cette membrane commence à se modifier, il perd ses caractères distinctifs, lors même que les abcès se conservent clos; et si les parois d'où il découle sont devenues accessibles à la cicatrisation, une sérosité roussâtre ne tarde pas à le remplacer. Il peut être fourni par les noyaux apoplectiques comme par les noyaux d'engorgement primitif; par la fonte isolée de l'un des éléments de l'organe comme par celle de tous ces éléments réunis. Souvent, il se mélange de bile dans des proportions qui, tantôt ne sont rendues sensibles que par les réactifs, et tantôt sont assez fortes pour lui communiquer une teinte jaune, verdâtre ou verte selon les cas. Le pus ainsi coloré possède une fluidité presque aqueuse.

2. Une deuxième classe d'abcès renferme un pus auquel une teinte rouge brun donne l'apparence de la lie de vin, ou, pour mieux dire, celle d'une bouillie claire de chocolat. Cette teinte se rapporte à ce que des débris de tissu lobulaire engorgé et un certain nombre de globules sanguins sont restés mélangés à la masse fluide, qui, à part cela, ne diffère en rien du pus blanc crêmeux.

Les sources habituelles du pus rouge brun semblent être les épanchements sanguins opérés sous forme d'apoplexie capillaire. Cependant, on ne saurait contester que quelques-uns des noyaux où on l'observe reconnaissent une origine purement inflammatoire; en ce nouveau cas, il se rencontre exclusivement au sein des noyaux dont le tissu est brun violet. Non moins commun dans les abcès à marche lente que dans ceux qui se développent au milieu des symptômes d'acuité, il cesse de se produire à dater du moment où l'excavation qui le recèle s'entoure d'un kyste. Il est alors remplacé peu à peu, soit par du pus blanc crêmeux, soit par un écoulement de sérosité roussâtre. Dans les abcès récents, il ne possède, quoique très-épais, qu'une viscosité médiocre: la présence de la bile n'en modifie d'une manière notable ni la teinte ni la fluidité.

3. Le liquide appartenant à une troisième classe d'abcès est mêlé de grumeaux friables; il a, en outre, l'aspect d'un pus

blanc crémeux, dans lequel on aurait délayé de la semoule. Cette apparence dépend de ce qu'il tient en suspension une foule de corpuscules miliaires, qui sont indubitablement les débris des grumeaux que nous venons de signaler. De leur côté, ceux-ci se composent d'expansions fibro-vasculaires pelotonnées sur elles-mêmes et plus ou moins désorganisées (obs. IV, V). Généralement mal lié, fort épais et de teinte blanc sale, ce pus dégage une odeur fétide toute particulière. Il n'a d'ailleurs été rencontré que dans des abcès anciens, dont les parois, sans être privées de leur membrane pyogénique, avaient néanmoins perdu une partie de leurs expansions.

4. Le pus de ceux des abcès enkystés dont la membrane pyogénique est en voie de transformation, possède une teinte grisâtre ou cendrée (obs. XII et XIII). Souvent on aperçoit dans sa masse des pelotons pâteux, qu'un filet d'eau dissocie en minces lambeaux et en villosités. Sa consistance est sirupeuse; son odeur rappelle celle de la lessive. Il laisse déposer une matière qui, analogue à une bouillie épaisse et de même teinte que lui, se voit également autour des pelotons. Cette matière est constituée par des débris mous et tomenteux, ayant l'aspect du tissu cellulaire altéré par une longue macération. On y remarque aussi une foule de corpuscules opaques et irrégulièrement arrondis, les uns plus volumineux que des globules sanguins, les autres d'une excessive petitesse. Des débris et des corpuscules identiques se retrouvent en suspension dans le liquide: quant à la partie aqueuse de ce dernier, elle ne diffère de celle du pus normal que par une stabilité moindre : il suffit, en effet, de l'exposer quelques heures au contact de l'air pour que des émanations hydro-sulfureuses s'en dégagent avec abondance.

Ces quatre variétés sont les seules auxquelles on doive rapporter les diverses sortes de pus admises par les auteurs. Les deux premières, résultant d'une sécrétion proprement dite, doivent correspondre chacune au mode d'après lequel le travail pathologique a désagrégé les noyaux d'engorgement. Quant à la troisième et à la quatrième, elles se rattachent à des altérations qui, survenues en dehors de l'acte sécrétoire, ont frappé, soit la masse purulente déjà produite, soit les pseudo-membranes et expansions dont les parois du foyer étaient garnies. Ainsi, la fonte du tissu hépatique ne donne naissance en réalité qu'à deux espèces de pus, savoir : au pus blanc crêmeux et au pus rouge brun ; encore existe-t-il entre ces deux espèces une très-grande affinité; et quelquefois, peut-être, la première ne constitue-t-elle qu'une métamorphose à laquelle la seconde est arrivée sous l'influence d'une élaboration convenable.

Le pus d'un abcès situé à proximité du colon transverse avait acquis l'odeur stercorale de celui qui se forme aux abords de l'anus (Blondeau, *Thèse inaug.*, p. 21).

BILE.

Même dans les circonstances où la fonte pyogénique a le plus multiplié ses ravages, la bile conserve fréquemment une apparence normale. En d'autres cas, elle subit des altérations variées : ainsi, on la trouve tantôt décolorée, fluide, demi-muqueuse; tantôt très-foncée en couleur, très-consistante; tantôt, enfin, noirâtre et mêlée de particules furfuracées. Mais, ces changements, quelle que soit leur nature, ne sont pas spéciaux à la formation des abcès du foie; on les rencontre à la suite de maladies d'un ordre tout à fait différent : dès lors, il est inutile d'insister davantage sur elles.

POINT DE DÉPART DES ABCÈS DU FOIE. — CONDITIONS PHYSIQUES D'OÙ ILS DÉRIVENT.

Quel est le point de départ des abcès du foie? Ce point de départ est-il exclusivement l'un quelconque des éléments du viscère, ou bien le travail pyogénique intéresse-t-il tous ces éléments dès son début? L'origine des abcès est-elle une inflammation primitive, ou bien cette inflammation n'est-elle que la conséquence d'une lésion de texture survenue dans le parenchyme ? L'étude nécroscopique permet de résoudre ces différentes questions.

I.

Le tissu cellulaire réparti dans l'intervalle des lobules en couches si minces qu'à l'état physiologique on ne saurait le distinguer à l'œil nu, ce tissu est néanmoins susceptible de s'enflammer isolément. Il acquiert alors une épaisseur appréciable, s'injecte de fluides rouges, contracte une cohérence plus forte, subit en un mot toutes les transformations liées à l'influence d'un mouvement phlegmoneux. Peut-il également devenir le siége d'un travail pyogénique à l'exclusion des autres éléments du viscère ? Divers faits conduisent à le croire, en particulier celui qui est relatif au sujet de l'obs. XXIV. Chez ce sujet, le foie, frappé d'engorgement chronique, recélait de nombreux abcès : or, entre ces cavités morbides, des lobules intacts quant à leur configuration, mais hypertrophiés, avaient été disséqués par de très-minces nappes d'un pus blanc et crêmeux. Ces nappes étaient complétement séparées des collections voisines ; tandis qu'on retrouvait chacun des éléments constitutifs du parenchyme jusqu'aux intervalles qu'elles occupaient, ceux-ci ne renfermaient plus que de rares faisceaux vasculaires, et le pus y était immédiatement en contact avec la substance des lobules.

Non-seulement la fonte morbide peut limiter ses atteintes au tissu cellulaire interstitiel ; mais encore, dans certaines circonstances où des noyaux entiers du parenchyme sont voués à la destruction, elle commence par rayonner au milieu de ce tissu avant d'atteindre les autres éléments. Chez le sujet mentionné ci-dessus, quatre petits abcès dépourvus de membrane pyogénique offraient un exemple de ce genre. De ces abcès, l'un avait à peine le volume d'un pois ; le plus considérable eût admis une grosse aveline. De leur superficie partaient des fissures qui pénétraient entre les lobules d'alentour, et recélaient un pus identique à celui des cavités où elles prenaient origine :

à l'égard des lobules ainsi séparés par ces fissures, ils n'avaient éprouvé aucune perte de substance. Nous avions donc ici l'image des progrès successifs, au moyen desquels le travail pyogénique, d'abord concentré dans le tissu cellulo-vasculaire interstitiel, était arrivé à se creuser un foyer proprement dit : depuis les simples nappes purulentes formées sans destruction de lobules, jusqu'à une collection établie aux dépens d'un grand nombre de ces derniers, toutes les transitions se présentaient à nous sous les mêmes conditions de structure locale, au milieu des mêmes dispositions pathologiques.

Quand elle se produit isolément, la suppuration du tissu cellulo-vasculaire interstitiel reconnaît toujours pour cause un travail inflammatoire primitif. Il est sans exemple qu'on l'ait observée seule dans les noyaux envahis par un épanchement sanguin.

II.

Quelquefois les divisions de la veine porte sont exclusivement le siége du travail pyogénique. Cela a été spécialement constaté par M. Cruveilhier chez un sujet, dans le foie duquel existaient une multitude de canaux purulents circonscrits aux divisions vasculaires dont il s'agit ; ces canaux étaient formés par le tissu cellulaire qui entoure chacune des branches de la veine au sein de l'organe (*Dict. de méd. et de chir. prat.*, t. VIII, p. 327).

III.

De leur côté, les lobules peuvent aussi être frappés isolément de suppuration. C'est ce que nous montrent les abcès dont la cavité recèle encore tout le tissu cellulaire interstitiel, tous les vaisseaux attribués au parenchyme qu'elle a remplacé. Ce fait devient principalement saillant quand on examine sous l'eau l'intérieur de la cavité purulente. On voit alors les expansions se décomposer en menues franges, qui se réunissent par leurs bases, de manière à former des cloisons longues de 2 à 3 millimètres ; puis, à mesure qu'on recherche plus près des parois les cloisons ainsi constituées, on les trouve plus complètes; et, dans le voisinage immédiat de ces parois, elles circonscrivent de petites cellules qui, remplies de pus, contiennent souvent des lobules en cours de désorganisation. Un autre fait indique également que les cellules dont il s'agit sont les simples divisions du tissu interstitiel: c'est que, en dehors de l'abcès, les expansions envoient entre les lobules sous-jacents des cloisons qui, d'abord semblables de tout point aux précédentes, se continuent ensuite sans ligne de démarcation avec ce tissu.

Les dispositions ci-dessus indiquant des atteintes de moins en moins prononcées du centre à la périphérie, amènent à ces nouvelles conclusions : 1° que les foyers où on les observe ont éprouvé un agrandissement progressif; 2° que cet agrandissement a eu lieu au moyen d'une fonte préalable, mais progressive aussi de l'élément lobulaire. Cependant, il ne faudrait pas induire de là que, dans les cas de ce genre, la suppuration se restreint primitivement à une faible étendue ; elle est, au contraire, susceptible de frapper d'emblée un groupe nombreux de lobules; car beaucoup d'abcès volumineux de la classe dont il est question possèdent tous les caractères inhérents à une origine récente, ne renferment plus aucune trace de l'élément lobulaire, et, enfin, présentent leurs expansions compromises partout au même degré.

Aux formations de cette classe se rapportent les abcès miliaires ou pisiformes qui, malgré l'exiguité de leurs dimensions, sont entourés de bonne heure par un kyste épais. Bien distincts de la membrane pyogénique, ces kystes offrent la trace de feuillets stratifiés, dont l'extrémité se prolonge parfois sous l'aspect de courts rayons entre les lobules circonvoisins. Chez un sujet (obs. XI), ces rayons étaient renflés au point d'avoir le volume d'un très-gros grain de mil; de leur centre partait un linéament séro-celluleux, qui venait se réunir à la membrane pyogénique. Jointe aux autres dispositions, cette dernière particularité dénotait clairement qu'après la fonte des lobules auxquels ils servaient d'enveloppe, plusieurs prolongements du tissu interstitiel s'étaient adossés entre eux pour constituer les parois du kyste.

Ainsi, certains abcès du foie sont susceptibles de prendre naissance et de s'agrandir par la fonte exclusive des lobules. De ces abcès, les uns reconnaissent une origine exclusivement inflammatoire : en effet, des lobules tombés en suppuration à ceux qui, plus périphériques, sont simplement engorgés, il existe des transitions telles qu'une pareille origine est incontestable. D'autres se rattachent à la production d'épanchements sanguins limités au tissu lobulaire ; cela ressort principalement des cas dans lesquels un groupe de lobules ayant été détruit par le raptus hémorrhagique, quelques-unes des cellules restées vides commencent à être frappées de suppuration, tandis que leurs parois se conservent sous l'aspect de cloisons blanchâtres.

IV.

Dans une quatrième classe de cas, la fonte morbide intéresse d'emblée tous les éléments du parenchyme. Elle se manifeste alors au sein de noyaux dont la coloration, toujours distincte de celle d'alentour, présente l'une quelconque des nuances comprises du brun violacé ou de l'indigo au rouge brun. Cette coloration résiste au lavage ; elle est tellement uniforme, et les limites s'en dessinent sous une ligne de démarcation si nette, qu'on prendrait les noyaux où on l'observe pour des masses d'une substance hétérogène enchâssée dans l'épaisseur du viscère. Généralement arrondis, ces noyaux peuvent néanmoins affecter à la superficie de l'organe l'aspect de plaques orbiculaires ou anguleuses. Leurs dimensions varient de quelques millimètres à plusieurs centimètres. Extrêmement compactes, ils ont une densité supérieure à celle des parties environnantes. Les uns, presque aussi cohérents que le tissu cortical du rein, possèdent encore une certaine élasticité ; leur coupe est luisante, leur structure n'a pas cessé d'être définissable ; sur chacun de leurs points on remarque une forte infiltration de sang. Ces différentes conditions se montrent d'autant plus prononcées que la coloration est plus intense. D'autres noyaux sont ramollis et friables ; le reflet de leur coupe est nul ; les caractères de l'organisation glanduleuse ont disparu dans leur étendue, où on constate partout l'existence d'un dépôt fibrineux. A l'inverse de ce qu'on remarque pour les premiers noyaux, ces nouvelles traces morbides sont d'autant plus saillantes que la coloration est plus faible.

Au milieu de ces variétés de structure, il est impossible de méconnaître les altérations inhérentes à un engorgement phlegmoneux. Or, du minimum au maximum, ces altérations s'échelonnent entre elles d'après les transitions qui réunissent les teintes les plus intenses aux plus claires. On doit donc regarder les noyaux les moins colorés comme étant ceux au sein desquels les conséquences de l'inflammation touchent à leur apogée ; la preuve en est d'ailleurs qu'eux seuls sont atteints par le travail pyogénique.

A l'égard de ce dernier, il est loin d'envahir les noyaux selon un mode uniforme.

α. Ainsi, chez certains sujets, on trouve les noyaux à la fois ramollis et décolorés sous une progression qui va croissant de leur périphérie à leur centre, où ils n'ont plus qu'une teinte blanchâtre. Ici, la diminution de cohérence et la décoloration se rapportent à ce qu'il s'est infiltré dans l'épaisseur du noyau une quantité de pus proportionnelle au degré sous lequel ces nouvelles modifications se prononcent; fréquemment même, là où elles sont à leur maximum, on rencontre déjà isolé le produit de la sécrétion pathologique. L'obs. I nous offre un fait de ce genre à côté de deux vastes abcès.

β. En d'autres circonstances, les noyaux se décolorent d'emblée sur toute leur étendue. Tantôt, alors, leur consistance reste supérieure à celle du tissu glanduleux normal jusqu'à ce qu'ils soient décolorés en entier ; tantôt elle devient partout caséeuse dès l'époque à laquelle leur teinte commence à pâlir. A l'égard de leur fonte ultime, elle a lieu encore du centre à la périphérie; le résumé ci-après d'un cas relevé par M. Haspel en est un exemple remarquable. «Dans quelques points circonscrits, le parenchyme

« semblait converti en un pus concret et blanchâtre, dont la por« tion centrale commençait à se liquéfier. A l'entour existaient les « traces d'un engorgement phlegmoneux; en incisant et en pres« sant ces tumeurs purulentes, on voyait sourdre de chacune de « leurs tranches des gouttelettes de pus blanc et homogène. « Outre cela, une section antéro-postérieure du lobe droit mit « à découvert neuf abcès arrondis, séparés entre eux par des « couches glanduleuses rouges, friables et infiltrées de pus « dans l'étendue de plusieurs millimètres autour des cavités. « Ces foyers variaient en dimensions depuis le volume d'une « noisette jusqu'à celui d'une pomme d'api » (voy. Haspel, *Maladies de l'Algérie*, t. I, p. 127).

γ. Dans une troisième catégorie, le tissu des noyaux, sans subir de décoloration, paraît se résoudre en une bouillie sanguinolente qui ne tarde pas à se mélanger de pus. Les noyaux de cette classe peuvent n'être intéressés que dans leurs couches centrales; mais, en aucun cas, les parois des cavités dont ils se creusent de la sorte, ne portent les marques du travail pyogénique (voy. Catteloup, *loc. cit.*, p. 85).

V.

Dans les noyaux qui possèdent une teinte bleu foncé, l'infiltration sanguine revêt des proportions trop considérables pour ne pas résulter uniquement d'un molimen hémorrhagique: d'ailleurs, quelle que soit leur exiguïté, ces noyaux ont toujours une circonscription très-nette. Les noyaux doués d'une autre teinte sont au contraire le produit évident d'un travail inflammatoire; dans l'origine, c'est-à-dire alors que leur consistance et leur structure s'éloignent à peine de celles du parenchyme normal, leur délimitation se montre légèrement confuse; c'est seulement à partir d'un degré plus élevé d'altération que leurs bords se dessinent à leur tour sous une ligne de démarcation tranchée.

Quoi qu'il en soit, une branche de la veine porte aboutit constamment au centre de ces différents noyaux; et, quand on parvient à les disséquer exactement, on reconnaît qu'ils occupent la totalité des points alimentés par le petit vaisseau duquel il s'agit. Une disposition analogue s'observe pour les prolongements qui en hérissent quelquefois le pourtour. Dans leur épaisseur, chaque division veineuse est indistinctement comblée par un caillot sanguin : seules, les ramifications artérielles s'y maintiennent perméables jusqu'au moment où la suppuration prend naissance.

Inflammatoires ou hémorrhagiques, les lésions dont les noyaux portent l'empreinte, se produisent-elles d'emblée au milieu du parenchyme sain, ou bien celui-ci ne les présente-t-il qu'après avoir subi un certain degré d'altération là où elles se développent?

En ce qui concerne les noyaux hémorrhagiques, on n'a jamais trouvé, en aucun des cas où ils étaient récents, la trace d'une altération préliminaire, soit à leur niveau, soit dans le reste de l'organe. On est donc autorisé à croire qu'ils constituent toujours une lésion primitive selon le sens absolu du mot.

Il en est de même pour un grand nombre de noyaux inflammatoires. Par inverse, d'autres noyaux de cette classe semblent s'être circonscrits au sein d'un engorgement plus étendu, et qui, au lieu d'augmenter dans leurs abords comme dans leur substance, s'est acheminé dans les premiers points vers une résolution. Un fait remarquable, c'est que les engorgements de ce genre frappent la totalité ou, au moins, une très-grande partie de l'organe. Loin de s'accompagner d'une extravasion des éléments cruoriques du sang, ils sont simplement caractérisés : 1° Par l'existence d'un dépôt fibrineux qui a pénétré la trame viscérale sous une proportion variable; 2° par la concomitance d'une hypérémie dont le lavage enlève aisément jusqu'aux moindres vestiges. Le dépôt fibrineux envahit sans exception tous ceux des points du tissu cellulaire interstitiel qui sont compris dans le rayon d'engorgement. A l'égard des lobules, il peut aussi les pénétrer en masse; mais, d'habitude, il se limite à un ou plusieurs groupes de ces petits organes, ou ne les atteint qu'isolément d'espace en espace. La résolution du mouvement fluxionnaire a pour ce dépôt des suites différentes selon les cas : tantôt elle le laisse acquérir une texture définie, et alors il communique aux tissus qui en sont le siége une apparence d'hypertrophie, une structure compacte ainsi qu'une augmentation de cohérence; tantôt, au contraire, la résolution l'a amené à être résorbé peu à peu; dans ce deuxième cas, les tissus abandonnés par les matières fibrineuses se montrent ramollis, friables, atrophiés, et l'un d'eux, l'élément lobulaire, a pris une coloration jaune ou fauve. Il n'est pas rare que le premier mode de terminaison se soit opéré pour le tissu cellulaire interstitiel, tandis que les lobules engorgés ont subi le deuxième, et réciproquement.

SYMPTÔMES ET MARCHE DE L'INFLAMMATION

QUI DONNE NAISSANCE

AUX ABCÈS DU FOIE (HÉPATITE).

Comme celle des autres organes, la suppuration du foie se rattache toujours à un état préliminaire de phlegmasie. Or, cette dernière peut être aiguë, subaiguë ou chronique; mais, sous quelque marche que s'en dessinent les symptômes, ceux-ci se groupent selon trois périodes distinctes, dont l'une a été appelée période d'hypérémie; la seconde, période inflammatoire proprement dite, et la troisième, période de suppuration ou d'abcès. En conservant ces divisions, qui retracent avec exactitude la succession naturelle des lésions physiques, nous allons exposer les particularités qui les caractérisent dans chaque forme de la maladie.

I. Hépatite aiguë.

α. *Première variété.*

Dans cette première nuance, les signes d'irritation se déclarent tantôt d'emblée, tantôt après une fièvre intermittente passagère. Leur groupement a lieu comme il suit.

Période d'hypérémie. Après quelques jours d'indisposition, les malades se plaignent d'éprouver un vague sentiment d'ardeur au sein de l'abdomen ; en outre, ils accusent une tension douloureuse de l'hypochondre droit et de l'épigastre. La bouche est sèche, amère, la langue jaunâtre. Il existe de l'anorexie, une soif assez vive, des vomissements bilieux et une diarrhée de même nature ; un ictère s'est développé avec rapidité. Bientôt la respiration se montre accélérée, courte, pénible : le foie contracte un volume plus fort, et on remarque une fièvre rémittente à paroxysmes diurnes. Ce nouvel ordre de choses persiste environ un demi-septenaire; puis la maladie s'engage vers une issue. Ainsi, chez certains sujets, les signes de réaction locale ou générale s'évanouissent peu à peu, et il ne reste que la turgescence subie par le foie : à son tour, cette turgescence s'efface; mais telle est la difficulté de sa résolution, que l'habitude extérieure dénote pendant plusieurs mois la maigreur et la faiblesse. Dans d'autres circonstances, la langue, frappée d'aridité, acquiert un aspect brunâtre; les paroxysmes de la fièvre se rapprochent, celle-ci affecte un type continu ; enfin, aux vomissements succède un hoquet irrégulier, le malade est pris soit de délire, soit de coma, et la mort arrive dix ou douze jours après l'invasion du début. A l'autopsie, on trouve le foie dilaté, ramolli, friable; indépendamment de cela, cet organe est gorgé de sang, de même que l'arbre veineux qui sert à l'alimenter; néanmoins, on peut encore le décolorer complétement au moyen de simples injections aqueuses. Chez une troisième catégorie de malades, l'embarras des premières voies et la fièvre se dissipent pour faire place à un flux de dysenterie, durant lequel la phlegmasie parcourt silencieusement ses périodes ultérieures.

La nuance d'hépatite dont nous venons de parler est rare en dehors des régions où la température se maintient très-élevée jour et nuit. A peu près spéciale à la saison chaude, elle se rencontre aussi quelquefois au commencement de l'automne. Pendant l'été, elle revêt d'habitude une haute violence et s'attaque à toutes les constitutions indistinctement; plus tard, elle ne frappe que les natures lymphatiques ou affaiblies; et sa marche, purement passive, ne comporte qu'une très-médiocre acuité.

β. *Deuxième variété. — Hépatite franche.*

Période d'hypérémie. Dans la nuance précédente, la période d'hypérémie semblait absorber à elle seule l'entière intensité du mal; dans une seconde variété, cette période se montre éphémère et peu saillante; c'est à peine si, durant son cours, surgit un léger embarras intestinal. Par contre, un fort sentiment de gêne envahit de bonne heure la région hépatique: bientôt après, le pouls acquiert de l'accélération et de l'ampleur; une chaleur incommode se manifeste, les accidents locaux se prononcent avec énergie.

Période inflammatoire. Du deuxième au troisième jour, le sentiment de gêne, perçu dans l'hypochondre droit, s'est transformé en une véritable douleur. Gravative, tensive ou poignante; disséminée sur une vaste étendue, ou bien circonscrite à un espace étroit, cette douleur s'accompagne souvent d'une autre qui occupe, suivant les sujets, mais constamment du même côté qu'elle, les chairs supérieures du trapèze, l'épaule, le bras, la région claviculaire. Les ébranlements imprimés à l'hypochondre exaspèrent et font rayonner ces différentes douleurs; on les voit aussi donner passagèrement naissance à la deuxième chez certains sujets qui, auparavant, ne l'éprouvaient point. Le foie se dessine au dehors sous des dimensions exagérées; aux vomissements et à la diarrhée du début succède une constipation notable; l'urine se présente rare et trouble, un ictère se développe. Enfin, la langue devient brunâtre et se sèche; le malade ne peut quitter le décubitus dorsal; non moins large et dur qu'à l'origine, le pouls augmente de fréquence. Du sixième au huitième jour, une terminaison se prépare. Tantôt, alors, les signes d'acuité se modèrent, et l'affection passe à l'état chronique, pour céder ensuite graduellement. Tantôt, au contraire, le foie se dilate jusqu'à soulever la portion antérieure de l'hypochondre droit; les douleurs perçues au niveau de celui-ci s'accroissent de manière à gêner et, souvent, à paralyser le jeu des côtes voisines; sans diminuer de dureté ni se ralentir, le pouls arrive à ne plus opposer au doigt que des battements petits, rapides, saccadés. A ces symptômes viennent se joindre du hoquet, une propension continuelle à la toux, de l'oppression, de l'angoisse; en même temps, l'ictère prend une teinte louche, et le malade succombe du quinzième au vingtième jour. Ici, encore, l'examen du cadavre ne décèle que des traces de phlegmasie; seulement ces traces sont profondément imprimées au sein du tissu glanduleux, et le lavage n'a aucune action sur elles.

Période de suppuration. Dans une troisième série de cas, la fièvre tombe par intervalles pour se réveiller sous forme d'accès quotidiens ou double-quotidiens. Annoncés par une concentration excessive du pouls et par des frissons, ces accès se réduisent d'abord à un état d'inquiétude générale; mais, bientôt, un mouvement de chaleur se déclare, la sécheresse de la bouche et de la peau reparaît; le pouls contracte de l'accélération, de la résistance, de l'ampleur, parfois aussi une irrégularité appréciable. Ces signes de réaction persistent plusieurs heures; ils sont ensuite remplacés par un accablement soporeux. Leur manifestation peut avoir lieu à toutes les époques du jour; néanmoins, c'est ordinairement le soir qu'on les observe. Durant ce nouvel état de choses, les douleurs subissent une exaspération notable; à celles du flanc s'ajoutent des élancements pongitifs ou de sourdes pulsations : le malade est baigné de sueurs dès qu'il s'endort.

Quelques jours se passent ainsi; puis, chez certains sujets, les douleurs cessent progressivement, les dents se recouvrent de fuliginosités, il survient de la stupeur ou du délire, et la vie ne tarde pas à s'éteindre; en ce cas, l'autopsie démontre que le foie était frappé de suppuration. Chez une deuxième catégorie d'individus, on voit éclater des signes annonçant qu'un liquide hétérogène s'est épanché dans le sac péritonéal, dans la plèvre ou le péricarde. Chez d'autres, des matières purulentes sont rejetées par le vomissement ou par les selles. Non moins fréquemment, des symptômes d'inflammation centrale se dessinent à la base du poumon droit; le malade rejette une vomique, et, à dater de ce moment, l'expectoration se trouve mêlée de pus. Chez un dernier groupe de sujets, une tumeur se développe sur un point de l'hypochondre droit, de l'épigastre ou du dos, s'acumine, et finit par livrer passage au produit d'un abcès. Si, dans chacun de ces cas, la mort surprend le malade, on découvre encore au sein du foie une ou plusieurs collections purulentes; on reconnaît aussi que ces collections étaient la source du pus fourni au dehors, et, de même, celle des épanchements notés vers les cavités voisines du viscère.

La variété d'hépatite dont la description précède, est spéciale au commencement de l'été; elle frappe exclusivement les constitutions robustes, surtout celles qui sont alliées à un tempérament sanguin. Au reste, elle est peu commune en Algérie, et on ne l'y rencontre guère que dans les régions où les chaleurs sont très-fortes. Une autre particularité, c'est que son appareil symptomatique se présente rarement complet: ainsi, l'ictère manque chez une foule de malades; la douleur sympathique ne fait pas moins souvent défaut. De leur côté, les accidents locaux peuvent être à peine accusés, ou bien le mal ne se prononce pas avec une égale violence à toutes ses périodes. Mais, en ces différentes conditions, si réduits que soient le nombre et l'intensité des phénomènes morbides, la nuance sous laquelle ceux-ci se montrent associés, décèle constamment à elle seule le caractère véritable de la phlegmasie.

II. Hépatite subaiguë.

L'hépatite subaiguë procède sous des dehors assez généralement uniformes.

Période d'hypérémie. Au début, céphalalgie frontale et vertiges, lassitude dans les jambes; envies de vomir, tantôt sans effet, tantôt suivies de vomissements bilieux; bouche amère, pâteuse, langue blanche ou jaunâtre, anorexie, constipation. Au bout de quelques jours, l'hypochondre droit devient le siége de douleurs obtuses, ou bien un sentiment de barre transversale envahit la région épigastrique. Des bâillements incommodes tourmentent le malade; la peau contracte une coloration ictérique, les urines sont safranées, rougeâtres. A cette époque, le foie a augmenté de volume, et beaucoup de sujets sont pris d'un flux abdominal. D'autres accusent des démangeaisons universelles, ou voient apparaître une urticaire fugace: d'autres, principalement ceux chez lesquels la constipation s'est maintenue, éprouvent d'abondantes sueurs. D'ordinaire, le pouls se conserve naturel pendant le cours de ces divers symptômes; et quand il lui arrive de s'émouvoir, ce n'est jamais que passagèrement; en ce cas, la maladie revêt les dehors d'une faible fièvre rémittente.

A la fin du premier septenaire l'hypérémie atteint son apogée. Chez certains individus alors, les symptômes sous lesquels elle se dessine, restent un moment stationnaires, se compliquent parfois d'empâtement vers les parotides ou d'hémorrhagies nasales, puis se dissipent avec lenteur, de telle sorte que l'affection dure deux ou trois mois. Chez un second ordre de malades, les accidents issus vers l'intestin cessent avec rapidité; à leur tour, le développement anormal de l'organe ainsi que les douleurs s'évanouissent, et on n'observe plus qu'un ictère, lequel, n'occasionnant aucun trouble fonctionnel, exige néanmoins un temps très-long pour s'effacer. Dans des cas moins heureux, l'hypérémie fait place à une phlegmasie réelle, dont le terme habituel est la suppuration.

Période d'inflammation. A l'égard des signes sous lesquels se prépare cette deuxième période, ils n'ont rien de bien particulier en eux-mêmes. Une persistance opiniâtre ou une augmentation du développement anormal subi par le foie, des souffrances plus vives au niveau de l'hypochondre, un sentiment plus prononcé de gêne vers la base du thorax; enfin, chez quelques sujets, des manifestations douloureuses vers l'épaule droite, voilà les seuls indices auxquels on reconnaisse que la phlegmasie s'est imprimée plus profondément au sein du parenchyme glanduleux.

Période de suppuration. De leur côté, les signes de suppuration peuvent ne consister qu'en d'obscurs mouvements réactionnels; toutefois, dans un grand nombre de cas, ils éclatent sous une forme distincte, et rappellent complétement ceux qui sont propres à la seconde variété de l'hépatite aiguë.

Rare chez les sujets qui séjournent depuis longtemps en Algérie; commune au contraire chez les individus nouvellement débarqués, l'hépatite subaiguë est à peu près spéciale aux régions où la différence nycthémérale de température embrasse une étendue considérable. Ainsi, tandis qu'on en rencontre à peine quelques exemples à Blidah, où l'échelle thermométrique ne décèle que de minimes variations du jour à la nuit, elle est très-fréquente à Oran, où l'action des vents froids du nord se fait vivement sentir chaque soir. En été, elle frappe uniquement les constitutions robustes ou neuves, et le fond d'où elle dérive ne comporte rien que d'actif; alors, aussi, les accidents des premières voies prédominent. Dans les autres saisons, elle n'attaque guère que les individus à fibre lâche, et ceux dont la résistance vitale a été diminuée par les fatigues, les excès ou les maladies ; son caractère est purement passif; outre cela, les déterminations qu'elle occasionne vers les premières voies sont faibles, mais elle en suscite toujours de très-marquées vers le gros intest

III. Hépatite chronique.

α. *Première variété.*

Ici, les sujets accusent un malaise habituel : leur teint perd son lustre et acquiert une coloration jaunâtre ; leur face contracte de la bouffissure; ils éprouvent de la dyspnée, surtout quand ils essaient de se coucher sur le côté gauche. Bientôt, un état de dépérissement se manifeste, le sommeil disparaît, les digestions se font mal ; des douleurs vagues, des sensations bizarres sont perçues à l'épigastre, dans l'hypochondre droit, dans la région correspondante des lombes. Lorsqu'elle commence de cette manière, l'hépatite chronique s'accompagne en général d'un flux de dysenterie lente ; chez quelques individus aussi, on remarque en même temps qu'elle, la production d'épanchements séreux dans la cavité péritonéale ou sous la peau.

D'autres malades conservent d'abord leur extérieur de santé; seulement, chez eux, le foie a augmenté de volume. Au bout d'un certain temps les fonctions digestives se dérangent, et l'ensemble dépérit sans réaction, sans douleur.

Si longue qu'ait été leur durée, ces deux nuances d'hépatite chronique peuvent n'avoir déterminé au moment de la mort que les altérations propres à une hypérémie simple; ce qui porte à supposer le contraire, c'est que leur passage de la première période à la seconde s'opère sans éveiller des signes spéciaux. Néanmoins, elles donnent très-fréquemment lieu à la suppuration du viscère; mais quand, à son tour, elle n'est point latente, celle-ci ne s'annonce pas sous des dehors uniformes.

1. Tantôt, en effet, le malade est pris soudainement de fièvre; l'hypochondre est traversé par des élancements déchirants, de vives souffrances paralysent l'épaule droite: enfin, si une mort rapide ne vient pas mettre le médecin à même de s'assurer qu'au milieu de ce déchaînement le travail pyogénique était déjà arrivé à un terme avancé, la formation d'une tumeur phlegmoneuse ou l'expulsion du pus à travers l'une des voies naturelles de l'organisme ne tarde pas à rendre évidents les progrès réels du mal.

2. Chez une deuxième classe de sujets, les accidents ont une marche essentiellement chronique, et s'associent suivant l'un des modes ci-après :

a) Fièvre d'accès, avec ou sans augmentation du volume du foie; douleur de côté ou douleur épigastrique, et, dans un petit nombre de cas, douleur d'épaule;

b) Simples accidents locaux, soit réunis, soit isolés.

Dans le premier cas, la fièvre se montre constamment rebelle; plusieurs jours, plusieurs semaines, plusieurs mois, telles sont les expressions diverses de sa durée. Le type quotidien est celui qu'elle revêt d'habitude; mais, souvent aussi, elle procède sous le type double quotidien ou tierce. Ses accès sont d'une régularité parfaite; ou bien, ils n'occasionnent de sueurs que pendant les heures de sommeil; ou bien encore, leurs stades se dessinent d'une manière confuse. Rarement violents, ils peuvent se réduire à l'apparition d'un sentiment d'angoisse, ou même à une simple augmentation du malaise qui existait déjà. La douleur locale est sourde ou d'une acuité médiocre; les élancements sont obscurs ou nuls. Les accidents locaux et généraux cessent ordinairement de se produire dès que l'affection s'est engagée vers une issue définitive.

3. Chez une troisième série d'individus, la période de suppuration ne se révèle au dehors par aucun signe qui lui soit propre; les accidents perçus à l'origine se continuent à l'exclusion de tout autre jusqu'après l'arrivée de cette période, et les sujets s'éteignent comme dans la dysenterie lente, c'est-à-dire usés par un épuisement graduel.

β. *Deuxième variété.*

Une seconde variété de l'hépatite chronique consiste en ce que les deux premières périodes s'écoulent sans donner lieu au moindre symptôme. Le mal ne se révèle qu'au moment de la fonte pyogénique; et les signes qui surgissent alors, sont indifféremment ceux que l'on remarque dans l'hépatite aiguë, ou ceux que nous avons spécifiés pour la variété précédente.

Malgré leur marche équivoque, les cas qui nous occupent sont susceptibles de s'accompagner de désordres extrêmement étendus. C'est l'un d'eux qui a fourni à M. le docteur Gauverit l'observation d'un foie, dont le parenchyme avait été détruit en totalité par la suppuration, au point qu'il ne restait de cet organe que les enveloppes, sous forme d'une vaste poche distendue par plus de trois litres de pus. La personne qui avait succombé à cette lésion monstrueuse était une femme âgée d'environ quarante ans; abstraction faite de la dilatation du viscère, sa maladie n'avait soulevé d'autre symptôme qu'une fièvre quotidienne opiniâtre à laquelle se joignirent tour à tour une légère diarrhée, des vomissements incoercibles, et, sur la fin, une douleur épigastrique passagère (Gauverit, *loc. cit.*, p. 7-10).

γ. *Troisième variété.*

Dans une dernière variété, il y a à toute époque absence complète d'accidents locaux ou généraux : la marche de la maladie est entièrement latente, et l'autopsie seule permet de reconnaître l'existence de la suppuration.

« J'ai rencontré, dit M. Haspel (*loc. cit.*, p. 191), un cas de « ce genre chez un homme doué en apparence de la plus par- « faite santé, et dont le teint fleuri était loin de trahir la pré- « sence d'une affection grave du foie. Un jour, cet homme « tombe dans les convulsions de l'agonie, et meurt étouffé « par un abcès énorme qui avait débouché du foie dans la « poitrine. » Un autre individu, qui n'offrait aucun signe appréciable de maladie, prend part à une rixe, et y est tué ; l'ouverture du corps décèle l'existence d'un abcès considérable dans le lobe droit du foie. Parmi les nombreux exemples que nous pourrions citer encore à cet égard, nous trouvons le suivant, recueilli par M. le docteur Mallet, médecin de l'armée d'Afrique : Le 19 juillet 1844, un convoi part de Mascara pour Tiaret, où il arrive le 22. Le 25 au soir, un soldat, qui n'avait cessé de marcher comme ses camarades pendant les trente lieues du trajet parcouru, accuse un peu de fièvre et de diarrhée, puis succombe tout à coup dans la nuit ; à l'autopsie, on découvre que le lobe droit du foie était réduit en une vaste coque purulente, sous les enveloppes de laquelle il ne restait du tissu glanduleux qu'une couche de 3 millimètres à peine. Ces faits sont loin d'être rares ; à côté d'eux rappelons que le viscère est fréquemment le siége d'abcès dont la présence ne se révèle que fort tard. Disons encore que la maladie peut simuler certaines affections lentes qui auraient frappé l'un des organes voisins du foie. Ainsi, chez une personne qui mourut après avoir souffert vingt-six mois, on ne remarqua jusqu'aux approches du dernier moment que de vagues douleurs épigastriques, de la dyspepsie et des nausées. Chez un deuxième individu, qui succomba aussi, l'appareil symptomatique débuta par une oppression croissante, à laquelle s'ajoutèrent successivement de l'anxiété vers la région précordiale, une angoisse inexprimable et de l'orthopnée ; ni les ébranlements communiqués à la base du thorax, ni la percussion ne furent ici de quelque secours pour le diagnostic. Chez le premier sujet on avait soupçonné une affection nerveuse de l'estomac ; on crut chez le second à une hypertrophie concentrique du cœur. Or, à l'examen des cadavres, on n'aperçut aucune lésion vers les organes qu'on avait supposé atteints : le siége du mal était le foie, dont le lobe droit renfermait en l'une et l'autre circonstance deux abcès volumineux. M. Éon (*loc. cit.*, p. 21) dit avoir vu le hoquet constituer le seul accident symptomatique dans un troisième cas, où l'autopsie ne dévoila encore pour toute lésion qu'un abcès du foie.

Latente ou non, l'hépatite chronique attaque de préférence les natures molles ou débiles, particulièrement celles qui sont usées par les excès, les fatigues, les fièvres endémiques ou la dysenterie. Liée d'habitude aux variations de la température d'automne, et, alors tout à fait passive, elle est également susceptible de se déclarer en été, ce qui la conduit à revêtir un caractère actif. Jamais elle ne persiste moins de quatre ou cinq mois ; souvent même elle tourmente les malades pendant plusieurs années consécutives, s'exaspérant à chaque retour des chaleurs ou de l'hiver. Quels que soient ses dehors, ils doivent toujours exciter la méfiance ; car le dépérissement qu'elle occasionne, peut se rapporter aussi bien à l'invasion de la fonte purulente qu'à la durée prolongée d'un simple mouvement fluxionnaire.

DE LA DYSENTERIE QUI SE MANIFESTE AUX APPROCHES OU DANS LE COURS DE LA SUPPURATION DU FOIE.

Qu'ils éclatent sous une forme aiguë, ou que leur marche soit lente, les symptômes de la suppuration du foie s'observent rarement seuls : dans les neuf dixièmes des cas, ils sont précédés ou accompagnés de dysenterie.

Cette complication n'a d'abord rien de spécial : d'obscures souffrances vers la région mésogastrique ou les fosses iliaques, des borborygmes, des selles muqueuses ou muco-bilieuses répétées six, huit, dix fois par jour, voilà tout l'appareil que soulève son début ; par contre, elle acquiert promptement une intensité exceptionnelle. Le malade est comme sidéré par l'abondance et le nombre des évacuations alvines qui, sans cause extérieure appréciable, se succèdent coup sur coup, séreuses, sanguinolentes ou composées de sang pur. En même temps, l'abdomen se rétracte et perd de sa sonoréité; de vives coliques le parcourent sans relâche, une sensation pénible envahit les lombes, le sujet accuse du ténesme. Au milieu de cet orage, le pouls se précipite en battements concentrés ; l'enveloppe cutanée devient sèche, froide ; la sécrétion des urines se tarit. Six ou huit heures s'écoulent de la sorte ; ensuite, les douleurs lombaires et les coliques s'appaisent; moins multipliées, moins copieuses, les selles contractent de nouveau un aspect muqueux ; le ventre subit une tuméfaction appréciable, les urines reparaissent, un léger mouvement fébrile annonce que l'économie sort de la dépression où elle était tombée. Mais cette réaction persiste peu ; au bout d'un septenaire les accidents intestinaux se sont déjà réduits à un flux atonique et lent, sur la marche duquel des retours d'acuité ne se dessinent jamais qu'à peine. Enfin, une issue se prépare : tantôt, dans ce cas, les signes morbides cessent graduellement pour ne plus se reproduire; tantôt ils assiégent le malade sans interruption ou bien de rechute en rechute, jusqu'à ce que la mort soit arrivée. Funestes ou non, ils se font constamment remarquer par la simplicité de leurs dehors, ainsi que par les différences de leur durée totale, laquelle varie d'un petit nombre de jours à une ou plusieurs années.

Anatomiquement, l'affection dont il s'agit est localisée dans le gros intestin, comme quand elle existe seule. L'hypérémie simple de cet organe est l'unique altération qu'elle laisse chez beaucoup d'individus ; en pareil cas, les vaisseaux qui se rendent à la muqueuse ou la parcourent, sont gorgés d'un sang facile à déplacer, et le tissu cellulaire situé sous la membrane renferme une plus grande quantité de fluide séreux. Chez d'autres sujets, les lésions cadavériques sont celles d'une phlegmasie véritable. Si alors, le début du mal date d'une période rapprochée, on trouve le tissu cellulaire épaissi; à son tour, la muqueuse, boursoufflée, turgescente, offre une injection sanguine que le lavage ne modifie pas; les follicules ont augmenté de volume. Si au contraire, les accidents reconnaissent une origine ancienne, le tissu cellulaire s'est changé en une couche compacte et d'un gris rosé; les follicules ont éprouvé une certaine atrophie; la muqueuse est amincie, friable, mate, elle a pris une teinte ardoisée ou noire, elle a perdu sa mobilité. Dans ces deux nouvelles circonstances, l'intestin a diminué de calibre et de longueur proportionnellement à la durée de la phlogose; son poids s'est néanmoins accru.

Outre les lésions inflammatoires précédentes, le tissu cellulaire est souvent frappé de suppuration entre les membranes qu'il sert à réunir. De là ces abcès pisiformes qui, tôt ou tard, se font jour vers la cavité de l'intestin; de là ces décollements qui isolent du reste des parois un lambeau, un tronçon, la totalité de la muqueuse. Souvent encore la surface interne de l'organe est privée çà et là d'épithélium ou creusée d'ulcérations. Celles-ci se rencontrent surtout dans le cœcum, l'S iliaque et le rectum. Leur forme est indistinctement arrondie, allongée, irrégulière. Leur grandeur se montre de même très-diversifiée: ainsi, les unes sont miliaires ou lenticulaires; d'autres embrassent plusieurs centimètres carrés; on en voit qui occupent tout l'espace compris de la valvule iléo-cœcale à l'anus, de telle sorte qu'aucun vestige de la muqueuse n'a survécu à leurs ravages. Parfois moins profondes que cette membrane n'a d'épaisseur, les ulcérations d'un diamètre réduit sont susceptibles d'arriver jusqu'à la tunique péritonéale; les autres atteignent constamment le tissu cellulaire, mais ne le dépassent que sur des points très-circonscrits. Quand leur fond n'a pas franchi la muqueuse, elles possèdent une coloration rose, et ressemblent soit à de petits godets unis, soit à des gerçures hérissées de menus filaments; quand elles ont détruit cette tunique de part en part, le tissu cellulaire mis à nu se présente sous l'aspect d'une couche lardacée grise, rougeâtre ou rouge. A l'égard de celles qui pénètrent au delà de ce tissu, elles ont leur fond tapissé par une mince exsudation plastique, sous laquelle on retrouve presque inaltérés la tunique fibreuse, les plans musculaires ou le péritoine, selon les progrès du mal. Superficielles ou profondes, ces différentes pertes de substance sont également accessibles à un travail réparateur. Quoi qu'il en soit, dans les cas graves, la dysenterie ne se borne pas toujours à développer des plaques inflammatoires ou des ulcérations : elle va fréquemment jusqu'à occasionner une gangrène qui, limitée en général à de minimes portions de la muqueuse, peut aussi attaquer plus avant et dans une étendue plus considérable les parois de l'organe. C'est de cette manière que la moitié antérieure du cœcum avait disparu chez un homme traité par M. Catteloup (*loc. cit.*, p. 150).

Lorsque la mort n'est arrivée qu'après la cessation définitive du flux abdominal, on n'aperçoit aucune trace d'injection sanguine ni d'ulcères ; mais, au retrait que l'intestin a éprouvé en tout sens, à l'amincissement de ses tuniques, à l'aspect dépoli, à la mobilité moindre, au plissement exagéré de la muqueuse, il est visible que l'organe a été récemment le siége d'une phlegmasie. Ce qui l'indique encore chez un grand nombre d'individus, c'est la teinte ardoisée ou noire de la membrane que nous venons de nommer; ce sont les macules noirâtres du tissu cellulaire sous-jacent à cette membrane ; ce sont, enfin, des productions fibreuses et rétractiles, dont la nature rappelle complétement celle des cicatrices.

FRÉQUENCE DES SYMPTÔMES EN GÉNÉRAL.

Après avoir exposé les différentes nuances de l'hépatite, nous croyons qu'il importe d'établir quelques chiffres à l'égard du mode, selon lequel cette affection commence son cours et le poursuit. En ce qui touche le premier point, nous remarquons que chez 143 individus le mal a débuté sous forme

d'embarras simple des premières voies	9 fois.
d'embarras des premières voies avec disposition dysentérique.	5 —
de dysenterie aiguë simple	1 —
de dysenterie subaiguë ou chronique simple	79 —
d'hépatite aiguë simple	18 —
d'hépatite aiguë avec disposition dysentérique	3 —
d'hépatite subaiguë ou chronique avec dysenterie	17 —
de gastralgie simple	1 —
de fièvre d'accès irrégulière	5 —
latente	5 —

D'autre part, la maladie a poursuivi le reste de son cours sous forme

A. d'hépatite simple primitive	7 fois.
d'hépatite avec dysenterie, toutes deux primitives	3 —
de dysenterie primitive	6 —
de gastralgie primitive	1 —
de fièvre d'accès primitive	5 —
latente primitive	4 —
B. D'hépatite simple, après avoir débuté sous d'autres apparences	77 —
d'hépatite avec dysenterie, idem	26 —
de dysenterie, après avoir débuté sous l'apparence d'une hépatite simple	11 —
d'hypertrophie simple du foie, après avoir débuté d'une manière latente	1 —
de dysenterie, idem	1 —
de lésion organique du cœur, idem	1 —

Donc, 1° la maladie ne s'est continuée sous sa forme originelle que 19 fois sur 100 ;

2° Elle n'a revêtu dès le principe ses dehors spéciaux que 20 fois sur 100 ;

3° En 77 cas, soit chez 60 sujets sur 100, ses signes caractéristiques ne se sont dessinés qu'à une époque plus ou moins éloignée du début. Or, cette dernière a varié

du 3e au 10e jour	26 fois.
du 11e au 20e	17 —

du 21e au 30e jour . . . . 12 fois.
du 31e au 40e . . . . 9 —
du 41e au 50e . . . . 5 —
du 51e au 60e . . . . 2 —
du 61e au 70e . . . . 2 —
du 71e au 80e . . . . 1 —
du 81e au 90e . . . . 2 —
du 91e au 180e . . . . 1 —

Enfin, si nous n'envisageons que le degré sous lequel la marche générale des accidents s'est traduite au dehors, nous arrivons au relevé ci-après :

FORMES DE LA MALADIE.		Nombre absolu des cas observés sur un total de 143.	Nombre des cas en centièmes du total.
Hépatite aiguë . .	Accompagnée de tous les symptômes qui lui sont propres	11	8
	Caractérisée seulement par une partie de ces derniers	15	10
Hépatite subaiguë.	Début franc, marche obscure pendant la période moyenne, accidents appréciables au moment de la suppuration	6	4
Hépatite chronique	Marche obscure ou silencieuse jusqu'à la suppuration	62	44
	Marche obscure pendant toutes les périodes. . .	30	21
	Marche larvée ou latente .	19	13

De ce tableau on peut déduire que l'appareil symptomatique local a été

complet . . . . 8 fois sur 100.
incomplet. . . . . 79 —
nul . . . . 13 —

Ainsi, les abcès du foie prennent rang au nombre des affections qui mettent le plus souvent en jeu la sagacité du praticien. Il est donc nécessaire d'étudier en particulier chacun de leurs signes, afin de fixer avec précision les bases sur lesquelles devra reposer le diagnostic.

ÉTUDE DES SYMPTÔMES EN PARTICULIER.

1. *Douleur locale.*

La douleur locale a existé chez 141 malades sur 177, soit chez 85 p. 100.

α. Sur un total de 88 cas, elle s'est manifestée relativement au début du mal :

comme accident primitif et à l'exclusion de tout autre . . .	10 fois.
avec d'autres accidents du début.	10 —
après le début du mal	68 —

Dans 54 des cas, dont on a relevé les dates, elle a commencé :

comme accident antérieur à tout autre	7 fois.
en même temps que d'autres symptômes particuliers au début du mal	7 —
du 1er au 20e jour après le début du mal, ce début s'étant annoncé sous d'autres dehors	20 —
du 21e au 40e jour, idem.	10 —
du 41e au 60e, idem	6 —
du 61e au 80e, idem	1 —
du 81e au 100e, idem	1 —
vers le 200e, idem.	1 —
vers le 270e, idem.	1 —

Sur 82 cas, soit d'abcès uniques, soit d'abcès multiples parvenus au même point de leur marche, elle s'est déclarée :

avant la suppuration.	34 fois.
pendant le début de la suppuration.	30 —
après le début de la suppuration.	18 —

En ne tenant compte que de 58 cas où les dates d'invasion ont été recueillies, nous trouvons qu'elle a pris naissance :

99 jours avant la suppuration	1	fois.
de 40 à 21 jours, idem	4	—
de 20 à 1 jour, idem	17	—
pendant le début de la suppuration	21	—
de 1 à 20 jours après le début de la suppuration	9	—
de 21 à 40 jours, idem	4	—
vers le 60e jour, idem	1	—
vers le 90e jour, idem	1	—

En résumé, 1° c'est lors du début de la suppuration que la douleur locale est le plus fréquente ; 2° avant et après cette époque elle se rencontre d'autant plus souvent dans une période donnée que celle-ci est plus rapprochée de l'époque dont nous parlons.

γ. Dans 70 cas où la dysenterie a compliqué la phlegmasie hépatique, la douleur locale a pris naissance :

avant le flux abominal	9	fois.
en même temps que le flux abdominal	6	—
après le début de ce flux	55	—

Donc, l'apparition de la douleur locale est ordinairement postérieure à celle du flux dysentérique. Or, en détaillant les dates fournies par 49 cas, nous trouvons qu'elle s'opère le plus fréquemment du 1er au 20e jour après l'invasion du flux ; car, elle a eu lieu :

125 jours avant	1	fois.
de 80 à 61 jours, idem	1	—
de 60 à 41 jours, idem	1	—
de 40 à 21 jours, idem	1	—
de 20 à 1 jour, idem	3	—
pendant l'invasion de la dysenterie	5	—
de 1 à 20 jours après	16	—
de 21 à 40 jours, idem	10	—
de 41 à 60 jours, idem	7	—
de 61 à 80 jours, idem	2	—
200 jours, idem	1	—
270 jours, idem	1	—

La douleur locale affecte constamment un siége en rapport avec celui de l'abcès : ainsi, elle se déclare dans le flanc droit, à l'épigastre, en arrière de la base du thorax, dans la profondeur des hypochondres, selon que le travail morbide s'est développé à proximité de l'un de ces points. Souvent très-circonscrite, elle est susceptible d'envahir toute la région hépatique, et même tout le flanc droit jusqu'à l'épaule, spécialement quand son apparition se rattache à la première période du mal. Chez certains sujets, elle se réduit à l'impression qu'occasionnerait une gêne obscure ; mais, d'habitude elle est gravative, tensive, poignante, soit alternativement, soit d'une manière continue. Sous quelques dehors qu'elle se dessine, son début est fréquemment précédé ou accompagné de sensations secondaires, siégeant comme elle au niveau du foie. Telle est la sensation d'un poids défini que les malades comparent à celui d'un biscaïen logé derrière la paroi du flanc ; telle est, chez un plus grand nombre d'individus, la sensation d'une barre qui comprimerait transversalement l'épigastre, ou s'étendrait d'un hypochondre à l'autre, en agissant davantage sur la région intermédiaire. Exempte de rémission dans sa marche, cette douleur locale peut n'exister qu'à l'origine de la phlegmasie, ou bien lors de la suppuration ; elle peut surgir aussi à chacune de ces périodes, en restant assoupie pendant le temps qui les sépare ; il est moins commun que les sujets l'éprouvent durant le cours entier de la maladie. Quand elle est gravative ou tensive, elle acquiert presque toujours un caractère pongitif au moment où le pus va se former. Les secousses communiquées aux fausses côtes ont pour suite inévitable de la répandre au loin, et de l'exaspérer en la mêlant d'angoisses ; elles vont même jusqu'à la développer dans une foule de cas où la marche du travail pathologique est latente : d'où un excellent moyen de diagnostic.

La douleur locale persiste souvent après la formation du pus ; mais elle a dépouillé alors toute acuité, toute violence ; et, si ces dernières se reproduisent, c'est seulement à l'époque où l'une des séreuses voisines du foyer a été atteinte par les progrès du mal.

2. *Douleur sympathique.*

Outre la douleur qu'ils accusent vers le foie, beaucoup de sujets disent en ressentir une autre dans la région ou aux abords de l'épaule droite. Cette seconde douleur existe sans qu'on observe aucune lésion physique à son niveau. Très-rarement elle survient avant que des symptômes se soient manifestés du côté du viscère. Selon les cas, elle se circonscrit au moignon de l'épaule, aux chairs supérieures du trapèze, à l'extrémité externe de la clavicule; on l'a vue rayonner des chairs du deltoïde vers le reste de l'os que nous venons de nommer, vers l'omoplate et même vers le bras, jusqu'au pli du coude. En général, les points par lesquels elle commence sont aussi ceux où elle persiste le plus. Cependant, il peut arriver qu'elle y cesse pour se continuer dans des parties qui, comme l'extrémité inférieure du bras ou de la clavicule, ont été atteintes par son rayonnement.

α. Envisagée sous le rapport de sa fréquence, la douleur dont il est question s'est déclarée chez 28 malades sur 163, soit chez 17 p. 100.

β. Elle siégeait :

dans le moignon de l'épaule.	23 fois.
dans les chairs sus-scapulaires du trapèze.	1 —
à l'extrémité externe de la clavicule	1 —
dans l'épaule et le bras	2 —
dans l'épaule, l'omoplate, le trapèze et le grand dorsal . . .	1 —

γ. Chez la majorité des individus, elle a duré de cinq à dix jours : c'est par exception que, dans quelques cas, elle a persisté plusieurs mois consécutifs.

δ. Elle a pris naissance :

avant la suppuration.	8 fois.
pendant le début de la suppuration.	11 —
après le début de celle-ci	5 —

ε. Une fois seulement, elle s'est manifestée avant le début des accidents locaux.

Dans les cas où ces accidents en ont précédé l'apparition, elle s'est déclarée :

avant la douleur locale	1 fois.
en même temps que cette douleur	14 —
après le début de celle-ci, mais avant qu'elle eût cessé . . .	10 —

Chez la personne qui l'a présentée avant qu'aucun accident eût surgi vers la région hépatique, elle fut pendant neuf mois l'unique symptôme du travail destructeur. Bien qu'elle eût commencé avec un flux dysentérique intense, on l'avait prise pour une simple douleur rhumatismale, lorsque, au bout du terme énoncé ci-dessus, elle fit brusquement place aux signes locaux d'un abcès du foie. La mort ayant été occasionnée quinze jours après par l'épanchement de cet abcès dans la plèvre droite, l'autopsie permit de reconnaître que la formation du pus datait d'une époque déjà très-ancienne (Haspel, *loc. cit.*, p. 190).

Dans le cas où, des accidents locaux étant survenus, la douleur d'épaule a néanmoins précédé le début de la douleur hépatique, il y a eu sept jours de différence entre les époques d'invasion.

Dans les 10 cas où elle s'est déclarée pendant la durée de ce dernier symptôme, la différence entre les époques d'invasion a été :

de 1 à 10 jours	7 fois.
de 18 jours	1 —
de 33 jours	1 —
de 144 jours.	1 —

η. Dans douze cas où, indépendamment de la souffrance d'épaule, il a été tenu compte des modifications que le volume du viscère a offertes pendant la maladie, ce volume avait augmenté notablement ; de plus, la douleur sympathique s'est manifestée vers l'époque à laquelle la dilatation de l'organe commençait à se prononcer.

Dans les circonstances où il n'y a pas eu accroissement des dimensions du foie, on ne remarque aucun rapport entre l'existence de la douleur dont nous parlons et la proportion du pus renfermé au sein de la masse glanduleuse.

θ. Lorsque, par le fait de sa durée, ou par celui de son début, la douleur sympathique coïncide avec l'invasion de la phlogose, son type est toujours continu. Mais si elle se prolonge à travers les périodes ultérieures du mal, ou se déclare à leur occasion, on observe souvent dans sa marche soit des rémissions, soit des intermittences qui, chez certaines personnes, semblent subordonnées à celles d'une autre affection concomitante; en voici un exemple curieux. Un officier, atteint de dysenterie chronique et, outre cela, d'une énorme dilatation du foie, avait été pris simultanément d'une fièvre quarte, dont les accès survenaient le soir. Il éprouvait deux douleurs bien distinctes. L'une, pongitive, s'était fixée dans la moitié droite de l'échancrure sous-sternale, et persistait sans interruption depuis l'origine de la maladie. Quant à la seconde, elle embrassait toutes les chairs supérieures du trapèze droit, sous forme d'un sentiment de constriction atroce; mais elle n'était perçue que dans le cours de la fièvre : alors, au dire du sujet, elle commençait avec le stade de chaleur, pour s'évanouir au bout d'une heure, c'est-à-dire au moment où un sommeil lourd et diaphorétique annonçait la terminaison de l'accès. Ce sentiment de souffrance ne s'accompagnait point de signes qui permissent de le rapporter à une névralgie; d'ailleurs, après avoir résisté six semaines à l'emploi successif du quinquina, du calomel et de la digitale unie à la morphine, il cessa spontanément de se reproduire ainsi que la fièvre, tandis qu'une phlegmasie lente envahissait la base du poumon droit. Quatre mois plus tard, le sujet rejetait par les bronches une grande quantité de pus; les symptômes issus vers le foie disparaissaient rapidement, et une guérison solide achevait de dévoiler la nature réelle des accidents.

La douleur sympathique d'épaule revêt un caractère et une intensité variables d'un malade à l'autre : constrictive, tensive, gravative, térébrante ou semblable à celle que causerait un déchirement, elle peut se réduire à une simple sensation d'embarras, comme avoir une violence intolérable. Toujours elle s'accroît sous l'influence de la commotion imprimée au foie, et ce moyen d'exploration suffit pour la développer passagèrement chez beaucoup de sujets qui, jusque-là, n'accusaient de souffrances qu'au niveau du viscère. En revanche, elle ne manque jamais de se dissiper dès que le pus a rencontré une voie pour s'écouler hors de l'économie.

Faut-il rattacher à la même source que cette douleur l'atrophie dont fut frappé le deltoïde droit d'un de nos malades? Cet homme, très-vigoureux, âgé de vingt-trois ans et sans antécédents suspects, avait été pris d'une hépatite accompagnée de douleurs à l'épaule. Il s'ensuivit un abcès qui vint s'ouvrir à l'épigastre. Bientôt après, les douleurs d'épaule furent remplacées par une atrophie progressive du deltoïde qu'elles avaient envahi, et, en moins d'une année, ce muscle arriva à ne plus constituer de relief spécial. Au bout de quinze mois, un trajet fistuleux avec écoulement de sérosité roussâtre se trouvant survivre encore à l'abcès, on dirigea le malade sur les eaux thermales de Baréges. Mais ces eaux se bornèrent à amener la cicatrisation complète du foyer; et, quoique l'économie eût recouvré le meilleur aspect, le muscle resta définitivement réduit à l'état d'une mince couche contractile.

Dans les 26 cas où l'on a noté une douleur sympathique vers l'épaule droite, 25 fois la suppuration était exclusivement concentrée dans la moitié correspondante du parenchyme. Par contre, il est sans exemple qu'une inflammation de la moitié gauche de celui-ci ait fait naître la moindre douleur dans l'épaule du même côté.

3. *Dilatation du foie.*

Lorsque, pendant le cours d'une dysenterie, le foie vient à augmenter de volume, on a lieu de craindre qu'il ne soit prochainement le siége d'abcès, s'il ne l'est déjà. Il importe donc d'en relever le développement à différentes époques de la maladie. Mais, ainsi qu'on le fait en général, juger de ses diamètres d'après une exploration limitée à l'hypochondre droit et à l'épigastre, c'est s'exposer à méconnaître l'état réel des choses, la dilatation pouvant ne se dessiner que sur des points appartenant au lobe gauche ou au bord postérieur. Il s'ensuit qu'on doit toujours explorer la circonférence entière de l'organe. Pour donner une précision encore plus grande aux recherches, on les effectuera, d'abord, le malade étant assis, puis lorsqu'il est couché, car, dans la première de ces positions, un épanchement pleurétique ajoute souvent sa matité à celle du parenchyme; et, si cet épanchement n'est ni enkysté ni trop considérable, le décubitus suffit pour l'éloigner des points qu'on veut examiner. Dans cette deuxième situation, cependant, l'exploration des parties postérieures du foie ne fournit de résultats sérieux qu'autant que la masse intestinale a été repoussée en arrière à l'aide d'un coussin placé sous l'abdomen. En finissant, indiquons un moyen qui, à défaut de tout autre, nous a servi à reconnaître certaines dilatations transversales du lobe droit : c'est de s'assurer, par une percussion pratiquée à différentes époques de la maladie, si l'échancrure, qui termine en avant le sillon antéro-postérieur du viscère, n'a pas été rejetée à gauche de la ligne médiane du corps.

Nous avons décrit précédemment la manière dont la dilatation du foie réagit sur les parois de l'hypochondre : écartement des côtes par suite du refoulement du diaphragme, voussure exagérée de la base du thorax, soulèvement de la paroi abdominale antérieure, surtout à l'épigastre, voilà autant de modifications qui sont susceptibles de se produire, et que révèlent de prime abord la vue et le toucher. A son tour, le champ de la matité jécorale s'est accru en raison directe des nouveaux diamètres de l'organe; mais on ne saurait le délimiter nettement que par l'emploi de la plessimétrie.

La dilatation du foie est un fait assez général dans le cas d'abcès : elle a été notée chez 73 individus sur un total de 122, c'est-à-dire chez 60 p. 100. En ne consultant que le résultat des autopsies, nous la trouvons plus fréquente encore ; car 70 cadavres sur 101 l'ont offerte, ce qui élève d'un sixième la proportion précédente.

α. Chez 49 malades, la dilatation du foie a commencé à se prononcer :

avant tout autre accident	2 fois.
en même temps que d'autres accidents du début	8 —
après le début du mal	39 —

Si nous détaillons par dates, nous verrons qu'elle est apparue :

quelques jours avant tout autre accident	2 fois.
en même temps que d'autres accidents du début	8 —
de 1 à 20 jours après le début, celui-ci s'étant annoncé sous d'autres dehors	16 —
de 21 à 40 jours, idem	10 —
de 41 à 60 jours, idem	9 —
de 61 à 80 jours, idem	1 —
de 81 à 100 jours, idem	1 —
vers le 140e jour, idem	1 —
vers le 200e jour, idem	1 —

β. Dans 51 cas, elle est devenue appréciable :

avant la suppuration	12 fois.
pendant le début de la suppuration	22 —
après le début de celle-ci	17 —

En détaillant sous ces nouveaux rapports 28 cas dont les dates ont été relevées, nous remarquons qu'elle a commencé à se prononcer :

de 40 à 21 jours avant la suppuration	1 fois.
de 20 à 1 jour, idem	5 —
pendant le début de la suppuration	11 —
de 1 à 20 jours après le début de celle-ci	6 —
de 21 à 40 jours, idem	3 —
de 41 à 60 jours, idem	1 —
de 61 à 80 jours, idem	» —
de 80 à 100 jours, idem	1 —

γ. Dans 48 cas où l'hépatite se compliquait de dysenterie, elle s'est manifestée :

avant le flux abdominal. . . . . 2 fois.
pendant l'invasion de ce flux . . . . 7 —
après cette invasion . . . . 39 —

De plus, le groupement des dates, fournies par 34 cas, montre qu'elle a débuté :

de 10 à 1 jour avant le flux abdominal . . . . 1 fois.
pendant l'invasion de ce flux . . . . 4 —
de 1 à 20 jours après cette invasion . . . . 13 —
de 21 à 40 jours, idem. . . . . 10 —
de 41 à 60 jours, idem. . . . . 5 —
de 61 à 80 jours, idem. . . . . 1 —

Donc, la dilatation du foie, la douleur locale et la douleur sympathique sont des signes qui marchent parallèlement entre eux, c'est-à-dire selon la même fréquence pour une même période à partir de l'origine du mal; le maximum de cette fréquence coïncide d'une part avec le moment où la suppuration commence, et, de l'autre, avec les vingt premiers jours qui suivent le début du flux abdominal.

4. *Habitude extérieure.*

a. *Décubitus.*

Lorsque la présence des abcès du foie donne lieu à de la gêne dans le mouvement des côtes, ou à de vives douleurs, le sujet ne quitte pas le décubitus dorsal. Le besoin de rester ainsi couché sur le dos est assez fort pour empêcher toute attitude différente qu'une complication commanderait; il faut excepter cependant le cas où cette dernière surgit vers l'appareil respiratoire : ici, la position demi-assise et celle de l'orthopnée sont les seules que puissent garder les malades.

Si la respiration se trouve libre, et si, de plus, les douleurs sont faibles, le décubitus latéral est celui qui s'observe habituellement. Il a lieu alors sur le côté du mal, comme durant les affections chroniques de la plèvre.

Les sujets chez lesquels le pus, après avoir pénétré au sein du poumon, se trouve sur le point d'être expulsé brusquement par les voies aériennes, ces sujets, disons-nous, se tiennent presque toujours couchés sur le côté sain et dans un état de demi-flexion générale, jusqu'à ce que la vomique ait été rejetée. Ils prennent ensuite le décubitus dorsal, mais de manière à avoir le tronc légèrement relevé.

b. *Déviation de la colonne vertébrale.*

Quand, sous l'influence du développement d'abcès, le lobe droit du foie a acquis un volume considérable, il arrive, chez certains individus, que la portion correspondante du rachis soit repoussée à gauche, de façon à offrir une concavité dans le sens opposé. A cette déviation s'ajoute un abaissement proportionnel de l'épaule droite, ce qui communique une apparence insolite à la posture du sujet lorsqu'il marche.

Indiquée pour la première fois par M. Haspel, la lésion dont il s'agit serait d'un grand secours comme moyen de diagnostic, si elle se rencontrait plus fréquemment.

c. *Ictère.*

Sur un total de 155 malades, l'ictère n'a été noté que 26 fois, soit chez 17 individus p. 100. Il s'est produit :

comme accident du début.	2 fois.
consécutivement à ce début, mais avant la suppuration . . .	4 —
à l'origine de celle-ci.	7 —
après le début de la suppuration, mais avant la période ultime du mal.	10 —
comme accident ultime.	3 —

En dehors d'un petit nombre de cas d'hépatite suraiguë, où sa coloration était aussi foncée que possible, il s'est en général montré peu intense; et même, dans les cas ultimes, il ressortait à peine, ou bien était simplement limité à la conjonctive. Les ictères apparus avant la suppuration ont persisté quelquefois après le développement de celle ci ; presque toujours, au contraire, ils ont été fugaces, quand ils se sont manifestés pendant l'invasion de ce phénomène pathologique ou à des périodes ultérieures.

d. *Embonpoint anormal.*

Si, sous l'influence de la suppuration du foie, beaucoup d'individus sont frappés d'un état d'épuisement, d'autres semblent se dérober à cette règle ; car, malgré la dysenterie qui les mine, malgré l'étendue de la suppuration, on les voit acquérir un embonpoint des plus prononcés. Dans trois de nos observations (obs. I, II, XXVI), ce développement du tissu adipeux datait du début de la fonte morbide, et ses progrès ne s'arrêtèrent qu'à la mort des malades. Chez un quatrième sujet qui guérit après que son abcès se fut fait jour dans les bronches, il ne se déclara que lors de la convalescence, mais se maintint excessif pendant plusieurs mois que survécurent des traces de la dilatation phlegmoneuse de l'organe (Cambay, *loc. cit.*, p. 230). Cet embonpoint anormal peut coïncider avec une atrophie du système musculaire ; en pareil cas, il communique à l'habitude extérieure, et principalement au facies, un aspect tout spécial.

5. *Signes de la suppuration.*

Les signes propres à l'arrivée de la suppuration ont existé dans 91 cas sur 119, soit 75 fois p. 100 : leur marche a donc été latente chez un quart des malades. Ils ont débuté :

avant tout autre accident	5 fois.
en même temps que d'autres accidents, tous primitifs aussi	9 —
postérieurement au début de l'affection	77 —

Dans 60 cas, ils ont pris naissance :

de 20 à 1 jour, avant tout autre accident	4 fois.
en même temps que d'autres accidents, tous primitifs aussi	7 —

du 2e au 20e jour, après le début du mal	13 fois.
du 21e au 40e jour, idem	23 —
du 41e au 60e jour, idem	8 —
du 61e au 80e jour, idem	3 —
du 91e au 100e jour, idem	1 —
vers le 240e jour, idem	1 —

Dans un total de 85 cas, la fréquence respective de ces signes s'est traduite par les chiffres ci-dessous :

mouvement fébrile survenant le soir		18 fois.
exacerbation vespérienne de la fièvre liée au fait de l'inflammation		2 —
fièvre d'accès diurne, revêtant le type . . .	quarte	1 —
	tierce	1 —
	quotidien	3 —
	quotidien, puis double ou triple quotidien	3 —
frissons étrangers à ces fièvres d'accès		21 —
sueurs pendant le sommeil		35 —
sommeil lourd, agité, nul		37 —
rêvasseries, délire		1 —
disposition continue à la somnolence		2 —
stupeur		5 —
adynamie, prostration		4 —
irrégularités dans le pouls		8 —
dépérissement lent		3 —
douleurs pongitives		39 —
douleurs lancinantes		25 —
douleurs pulsatives		4 —
exacerbation nocturne des douleurs		1 —
suspension totale des douleurs		1 —

Il est très-rare que la suppuration s'annonce par un seulement de ces phénomènes ; cela n'a été observé que 10 fois sur les 91 cas cités en premier lieu, et les signes apparus alors ont été :

des sueurs pendant le sommeil	2 fois.
des frissons isolés	3 —
des douleurs pongitives	5 —

Dans les 81 cas restants, l'appareil symptomatique a été constitué, tantôt par l'alliance ou la succession de divers accidents généraux, tantôt par celles d'accidents généraux et d'accidents locaux. Voici l'énumération des variétés sous lesquelles il s'est produit en ces dernières circonstances.

VARIÉTÉS	ACCIDENTS SURVENUS.		
	HORS DU SOMMEIL.	PENDANT LE SOMMEIL.	PERMANENTS.
1re	frissons	sueurs	prostration.
2e	frissons	agitation	»
3e	frissons	pouls irrégulier, agitation	»
4e	fièvre d'accès	sueurs	prostration.
5e	fièvre d'accès	sommeil lourd	dépérissement.
6e	fièvre d'accès	sueurs	»
7e	»	pouls irrégulier, sueurs	»
8e	stupeur	sueurs	»
9e	stupeur	pouls irrégulier	»
10e	disposition à la somnolence	sueurs	fièvre continue avec exacerbations vespériennes.
11e	douleurs, frissons	sommeil lourd, sueurs	»
12e	douleurs, frissons	pouls irrégulier	»
13e	douleurs, frissons	»	insomnie.
14e	douleurs, fièvre d'accès	sommeil lourd, sueurs	»
15e	douleurs	sueurs	»
16e	douleurs, prostration	»	»
17e	douleurs	pouls irrégulier, sueurs	»
18e	douleurs, délire	rêvasseries	»
19e	douleurs	sommeil agité	»
20e	douleurs, exacerbation nocturne de celles-ci	pouls irrégulier	»
21e	douleurs, mouvement fébrile du soir, pouls irrégulier	sueurs	»
22e	»	»	suspension totale des douleurs, adynamie.

Nous avons détaillé ci-dessus les particularités relatives aux accidents locaux ; indiquons actuellement celles qui ont trait aux symptômes issus de l'état général.

α. Mouvements fébriles survenant le soir. — Ce mouvement réactionnel surgit vers la fin de chaque après-midi, pour persister trois, quatre, cinq heures, puis faire place à un sommeil accompagné d'abondantes sueurs. Une chaleur sèche à la peau, un état d'inquiétude et d'agitation, de la céphalalgie; un pouls accéléré, dur, tantôt petit, tantôt large; enfin une petite soif incessante, voilà le faisceau de signes qu'il comporte. Sa réapparition peut avoir lieu plusieurs semaines de suite ; il oppose d'ailleurs une insurmontable ténacité à tous les moyens thérapeutiques.

β. Exacerbation de la fièvre liée au fait de la phlogose. — Cette exacerbation diffère du paroxysme quotidien des fièvres typhoïdes en ce qu'elle commence aussi vers la fin de l'après-midi pour cesser à l'heure où naît ce paroxysme. Un caractère qui ne lui est pas moins spécial, c'est que, lors de son déclin, les malades sont pris de sueurs.

γ. Fièvre d'accès. — Au moment où l'hépatite va déterminer la suppuration, il survient parfois des accès de fièvre appartenant aux types quarte, tierce ou quotidien. Ces accès sont constamment diurnes. L'intervalle pendant lequel ils se réitèrent, embrasse de trois à dix jours s'ils sont tierces ou quotidiens, et jusqu'à six semaines s'ils sont quartes. Chez certaines personnes ils conservent opiniâtrement leur type originel; chez d'autres ils se rapprochent par degrés, au point d'acquérir peu à peu le type double ou triple quotidien, et même de simuler une fièvre rémittente. Lorsque leur série a atteint son terme, ils se dissipent en menus phénomènes réactionnels, tels que sensations fugaces de chaleur, d'étouffement, de malaise, céphalalgie légère, état vertigineux ; ou bien, ils sont brusquement remplacés par un flux abdominal. On ne saurait, du reste, les distinguer des accès propres à la fièvre intermittente légitime ni par l'heure de leur arrivée, ni par la manière dont leurs stades se dessinent ; tout au plus, la succession de deux ou trois d'entre eux dans un seul jour autoriserait-elle à soupçonner la cause d'où ils dépendent, si l'impossibilité de les réduire par l'emploi des anti-périodiques ne dévoilait leur nature réelle.

δ. *Frissons étrangers aux fièvres d'accès.* — Faibles, erratiques ou irréguliers, ces frissons se déclarent habituellement vers la fin du jour. Leur durée varie d'un quart-d'heure à une heure. Les plus légers sont aussi ceux qui se prolongent et se réitèrent le plus longtemps.

Le frisson lié à la suppuration du foie ne s'accompagne que d'une concentration médiocre des forces. En revanche, les malades sont fréquemment pris d'angoisse au moment où il se développe.

ε. *Sueurs.* — Les sueurs se manifestent pendant le sommeil, principalement pendant le sommeil de nuit. En général, elles sont universelles ; et quand elles se limitent à une partie du corps, c'est d'ordinaire à la tête, ou uniquement au front. Un de leurs caractères essentiels c'est d'être profuses et de se continuer tout le temps du sommeil. Universelles ou non, elles ne manquent jamais de se réitérer plusieurs jours de suite. Durant leur cours, le pouls se montre presque aussi souvent accéléré, dur et petit que lent, souple et volumineux ; assez fréquemment encore on le trouve irrégulier à leur début.

ζ. *Sommeil.* — Un sommeil mêlé de rêvasseries et d'agitation coïncide avec l'origine du travail pyogénique chez un huitième des malades ; cela a lieu surtout quand il existe simultanément des sueurs. En d'autres circonstances le sommeil semble accabler le sujet, lequel n'en sort que dans un état de prostration. Le mouvement fébrile du soir, l'exacerbation de la fièvre liée à la phlogose, enfin le stade moyen de la fièvre intermittente symptomatique excluent tout sommeil pendant leur durée.

η. *Somnolence, adynamie, stupeur.* — Aux approches du même travail et dans son cours, beaucoup de sujets sont pris d'une disposition continue à la somnolence. Cet accident est l'indice que la suppuration va commencer ou commence déjà sur une vaste échelle : on doit en dire autant de l'adynamie et de la stupeur qui, dans les cas où elles viennent se joindre à une réaction fébrile, donnent à l'ensemble des accidents généraux la physionomie d'une affection typhoïde.

θ. *Irrégularités du pouls.* — L'irrégularité du pouls est parfois l'acolythe des mouvements et des paroxysmes fébriles du soir ; elle persiste alors pendant toute la durée de ces accidents. On l'observe encore au moment du sommeil, quand celui-ci a été précédé de souffrances très-vives, ou quand apparaissent les sueurs.

ι. *Dépérissement.* — Le dernier symptôme que nous ayons à examiner, c'est le dépérissement lent dont beaucoup de sujets sont atteints après l'invasion de l'hépatite. Malheureusement ses dehors n'ont rien de bien spécial ; tout ce qu'on peut préciser à leur égard, c'est qu'ils sont intermédiaires à ceux de la cachexie palustre et de la chloro-anémie. Aussi ne faut-il les regarder comme significatifs qu'autant qu'on ne saurait les rapporter à ces affections ou au développement de tubercules.

6. *Modifications et troubles survenus vers l'appareil digestif.*

α. Isolée ou simultanée, la dilatation de chaque lobe du foie a pour conséquence de refouler à gauche et dans un espace proportionnellement moins étendu qu'auparavant la sonorité spéciale à l'estomac. Nous avons même vu la dilatation générale de l'organe être assez forte pour effacer entièrement cette sonorité.

Quand l'estomac est comprimé par la saillie de l'abcès, les malades éprouvent souvent pendant les repas une oppression épigastrique, laquelle augmente avec la quantité d'aliments ingérés et se dissipe après que ceux-ci ont passé dans l'intestin grêle. D'un autre côté, en repoussant l'estomac en bas et en arrière, la dilatation excessive de l'organe sécréteur de la bile semble avoir pour effet d'occasionner des vomissements opiniâtres dans les circonstances où elle s'opère avec rapidité ;

d'ordinaire, alors, ces vomissements sont le présage d'une mort prochaine.

β. 30 fois sur 143 cas, soit 21 fois p. 100, la phlegmasie aiguë du parenchyme jécoral s'est accompagnée des signes d'une gastro-duodénite, tels que pesanteur à l'épigastre, anorexie, bouche amère et pâteuse, selles demi-liquides et, outre cela, plus bilieuses que d'habitude, vomissements bilieux aussi, légère suffusion ictérique. Ces signes n'ont jamais persisté au delà de quatre ou cinq jours. Jamais, non plus, ils n'ont manqué de se présenter réunis; et l'un d'eux, la disposition à vomir s'est fait remarquer entre tous par son caractère tenace. Leur manifestation première a eu lieu :

avant celle de tout antre accident	9 fois.
de concert avec celle d'autres accidents propres au début de l'hépatite	5 —
dans le cours ultérieur de l'affection	16 —

Chez un grand nombre de sujets, qui en avaient déjà souffert à l'origine du mal, ils se sont reproduits au bout d'une certaine période. Mais, lors de ce retour, comme quand leur invasion a été tardive, ils se rattachaient selon toute probabilité à ce que l'irritation, d'abord concentrée dans l'intérieur du foie, s'était étendue ensuite par degrés jusqu'à la tunique péritonéale de cet organe.

Dans l'hépatite chronique les signes précédents ont été un peu plus communs, moins accusés et toujours primitifs. Des renvois fréquents, des digestions pénibles, un peu d'amertume à la bouche; ou bien, des régurgitations de bile, un endolorissement vague de l'épigastre et, pendant les périodes extrêmes de la digestion, un état nauséeux, tels ont été les dehors, tels ont été les modes d'association sous lesquels ils se sont dessinés durant un laps de temps qui a varié d'une semaine à un mois.

Ainsi, tandis qu'en Europe les signes d'embarras gastrique sont le prélude habituel de l'hépatite, le contraire a lieu en Algérie. Une autre particularité qui s'observe exclusivement dans cette seconde région, c'est que quand ils cessent après s'être mêlés au début de la phlegmasie, les accidents dont nous parlons sont toujours suivis d'une dysenterie intense. Or, une pareille succession de symptômes annonce qu'un mouvement fluxionnaire se développe au sein du foie ; on doit, par conséquent, la classer au nombre des indices propres à éclairer le diagnostic.

γ. Dans sa moitié droite, la sonorité du colon transverse est abaissée, moins étendue en hauteur et moins prononcée lorsque le lobe hépatique correspondant a éprouvé une dilatation ; dans le même espace, aussi, elle peut être dissimulée complétement par la matité du lobe, si le bord inférieur de ce dernier est descendu à une grande distance des cartilages costaux.

δ. La dysenterie a existé chez 128 individus sur 143, soit chez 90 p. 100.

Elle a figuré :

comme accident antérieur à tout autre	80 fois.
de concert avec d'autres accidents du début.	25 —
comme accident consécutif	23 —

Elle a constitué à elle seule toute l'expression de la maladie chez 6 individus, soit chez 4 1/2 p. 100.

Dans 65 cas où les dates d'invasion ont été fournies, elle s'est déclarée :

1 an avant tout autre accident	1 fois.
de 200 à 180 jours, idem.	2 —
70 jours, idem	2 —
de 60 à 31 jours, idem.	12 —
de 30 à 1 jour, idem	24 —
de concert avec d'autres accidents du début.	15 —
de 1 à 30 jours après le début du mal	6 —
vers le 60e jour.	2 —
le 126e jour	1 —

Cette dysenterie se suspend ordinairement à l'époque où la période inflammatoire de l'hépatite commence ; elle renaît ensuite pendant la détente qui succède à la formation du pus. Dans 87 cas où l'on a assigné une époque précise à ce dernier phénomène, elle s'est déclarée :

avant la suppuration. 74 fois.
pendant le début de la suppuration. . . . . 6 —
après le début de la suppuration . . . . 7 —

Ici, la différence d'époques a varié de 1 à 200 jours pour la première série de cas, et de 1 à 125 jours pour la troisième, sans qu'il ait été possible d'établir de règle précise à cet égard.

7. *Modifications et troubles vers l'appareil respiratoire.*

a. *Troubles sympathiques.*

La respiration n'éprouve de troubles par pure sympathie que sous l'influence de la fièvre liée à la forme aiguë du mal; d'ailleurs, ces troubles ne diffèrent en rien de ceux qui sont propres à la réaction des autres maladies inflammatoires.

b. *Modifications et troubles idiopathiques.*

Selon les circonstances, les troubles idiopathiques se rattachent : α) à la vivacité des douleurs locales; β) à la dilatation du viscère; γ) à la propagation de la phlegmasie jusqu'à la plèvre ou au poumon; δ) à l'arrivée du pus jusque dans l'intérieur de ces parties.

α. Même quand ils n'ont que leur étendue normale, les mouvements respiratoires suffisent pour exaspérer les douleurs de la région hépatique; aussi le malade restreint-il l'étendue de ces mouvements, d'où une accélération dans le rhythme d'après lequel ceux-ci se réitèrent. Les douleurs excessives paralysent en plein le jeu du diaphragme; et alors la respiration, ne s'effectuant plus qu'au moyen des côtes, devient pénible, saccadée, irrégulière. Les douleurs qui sont répandues au loin et, simultanément, violentes, frappent d'inaction non-seulement le diaphragme, mais encore toute la paroi du flanc qui correspond à leur siége.

β. La dilatation du foie entrave les mouvements respiratoires. Cependant, si elle s'opère avec lenteur, le sentiment de gêne qui en résulte est peu prononcé, de telle sorte que beaucoup de malades accusent à peine un léger embarras vers les régions inférieures de la poitrine, malgré le volume énorme que le viscère a atteint chez eux. Ce sentiment peut encore ne pas exister ; dans ce cas, l'anhélation dont les sujets sont pris dès qu'ils se livrent au moindre exercice, l'oppression qu'ils éprouvent pendant les efforts, pendant le décubitus et à la suite des secousses, enfin une accélération permanente du rhythme respiratoire, voilà autant de signes qui doivent faire admettre que la liberté des mouvements dont il s'agit est entravée. Or, la dilatation de l'organe produit la gêne de ces mouvements :

1° En augmentant le poids que le diaphragme est appelé à supporter ;

2° En occasionnant la distension de ce muscle, et, par suite, le refoulement du poumon qui recouvre le lobe hépatique envahi ;

3° En maintenant repoussés hors de leur situation normale, et, souvent aussi, sur eux-mêmes, les autres viscères qui, dès lors, opposent à la mobilité du foie une résistance proportionnelle ;

4° En empêchant les côtes de s'abaisser jusqu'au point voulu par la respiration physiologique ;

5° En altérant la courbure naturelle de ces os, c'est-à-dire la seule direction à laquelle s'adaptent leurs surfaces articulaires.

Cette cinquième modification consiste en ce que la courbure des côtes, loin de rester parabolique, est ramenée plus ou moins à celle d'un arc de cercle, ce qui accroît d'autant la capacité circonscrite par ces pièces du squelette. Chez beaucoup de sujets elle ne saurait être reconnue sans le secours du thoracomètre ou d'un compas d'épaisseur ; mais l'emploi de ces instruments n'a de portée que si l'on a relevé la voussure des deux hypochondres avant l'invasion de la maladie.

Le refoulement du poumon donne naissance à des signes spéciaux. Ainsi, au niveau des points qui ont reçu son impression, la sonorité et l'élasticité sont légèrement atténuées ; on trouve cette atténuation d'autant mieux dessinée qu'on la recherche plus bas ; enfin, l'espace et le degré sous lesquels elle se caractérise sont en rapport rigoureux avec la dilatation du parenchyme jécoral. Dans le même espace et d'après la même progression, le murmure respiratoire a subi un affaiblissement sensible, et se mêle soit d'un peu de retentissement bronchique, soit de souffles doux. Ces nouveaux phénomènes sont beaucoup moins prononcés quand le malade exécute de grands efforts d'inspiration ; ou bien, ils sont remplacés alors par des râles sibilants.

γ-δ. La propagation de la phlegmasie du foie jusqu'à la plèvre détermine une inflammation simplement chronique de celle-ci.

Quant à l'arrivée du pus dans l'intérieur de la séreuse dont il s'agit, elle détermine les accidents propres à la pleurite subaiguë ou aiguë.

En conséquence, si, dans le cours d'une hépatite, on voit surgir une inflammation du sac pleural, les dehors revêtus par cette dernière permettront de fixer la période que la marche des abcès a atteinte.

La propagation de la phlegmasie du foie jusqu'au poumon occasionne un engouement subaigu à la base de cet organe. Mais on ne saurait tirer de là qu'une induction approximative, cet engouement pouvant ne se déclarer qu'à l'époque où le pus se fraie un passage vers les bronches.

Certains sujets s'aperçoivent à peine des désordres que l'arrivée du pus au sein du poumon a produits en eux : malgré la toux qui se manifeste par intervalles, malgré l'abondance des matières fournies par l'abcès, le rhythme de leur respiration est régulier, calme ; le jeu des côtes paraît s'exécuter dans des conditions physiologiques. Toutefois, si ces individus se livrent à un effort, s'ils sont pris de quintes violentes, s'ils veulent respirer à pleine poitrine, un sentiment d'obstacle maîtrise aussitôt le mouvement imprimé aux côtes. Chez d'autres personnes, les désordres dont nous parlons éveillent des souffrances continues. Par exemple, les mouvements de la respiration sont multipliés outre mesure, de telle sorte qu'on en compte vingt, trente, quarante par minute, selon l'embarras qu'occasionne le mal ; le temps de l'inspiration est plus prolongé, celui de l'expiration plus court ; de grands efforts sont nécessaires pour mettre les côtes en action ; et, afin d'échapper à la suffocation qui semble imminente, les sujets se tiennent couchés sur le flanc malade, ou bien restent assis sur leur lit, le dos appuyé contre des oreillers. Nous avons déjà énuméré les causes de ces divers accidents : adhérence du diaphragme, distension démesurée, destruction partielle de ce muscle ; hépatisation du tissu pulmonaire, enfin, formation d'une caverne souvent considérable au milieu de ce tissu, voilà les particularités qui expliquent les phénomènes dont nous venons d'exposer les détails.

ε. Le hoquet, que l'extrême fréquence des atteintes subies par le diaphragme devrait rendre commun, est, au contraire, un fait très-rare durant la suppuration hépatique. Nous n'en avons relevé que quatre exemples ; et encore, dans trois des cas où il a été observé, pouvait-il être regardé comme l'un de ces phénomènes ultimes qui, résultant de la seule gravité du mal, se déclarent à propos des affections les plus variées.

8. *Troubles vers l'appareil circulatoire.*

a. *Troubles sympathiques.*

En dehors des cas où l'hépatite se dessine sous une forme aiguë ; en dehors des sueurs ou des frissons liés au développement de la fonte pyogénique, le pouls est susceptible de n'offrir aucune modification sensible, quelque rapide que soit la marche du travail destructeur, quelque étendue que celui-ci embrasse.

Durant la période inflammatoire de l'hépatite, le pouls se montre large et résistant ; jamais inférieur à 85, son rhythme atteint parfois jusqu'à 110. Ces modifications se retrouvent presque toujours dans le cours de la chaleur fébrile dont différents sujets sont pris au début de la suppuration.

Non moins accéléré que ci-dessus, mais plus dépressible et

fréquemment inégal, le pouls se présente petit et serré lors des frissons qui se rattachent à cette dernière phase de l'hépatite. Chez un grand nombre de malades aussi, il éprouve une diminution notable de volume pendant le mouvement réactionnel du soir ; mais il devient en même temps dur, saccadé, vite.

Quand elles succèdent à ce mouvement réactionnel, les sueurs sont en un grand nombre de cas le signal d'une détente dans le pouls ; cette détente prélude, tantôt par une souplesse et un ralentissement excessifs, tantôt par une irrégularité plus ou moins marquée.

b. *Troubles mécaniques.*

Ceux de ces troubles qui sont de nature à surgir vers l'arbre circulatoire semblent peu communs dans le cas d'abcès confirmé : nous ne les avons observés qu'une fois ; en outre, chez le sujet qui nous en a offert l'exemple, ils n'avaient occasionné qu'une légère anasarque, laquelle disparut aussitôt que la collection se fut vidée par les bronches.

La concentration du pus dans les points situés immédiatement au-dessous du péricarde occasionne des palpitations, un sentiment d'angoisse et une sorte de suffocation ; tous ces accidents cessent dès que le pus a trouvé issue vers le dehors.

c. *Troubles idiopathiques.*

Ces troubles ne sont autres que ceux qui caractérisent l'invasion d'une péricardite aiguë : douleur au niveau du cœur ou à l'épigastre, augmentation de la matité précordiale, bruits de frottement, anxiété, etc. Comme les précédents, ils sont très-rares, ce qui se rapporte, sans doute, à ce qu'un feuillet fibreux de plus, celui du péricarde, est interposé à l'organe central de la circulation et au foie.

9. *Sang.*

Le sang tiré de la veine se recouvre toujours d'une couenne

fibrineuse lorsque les accidents inflammatoires affectent une marche aiguë ou subaiguë.

A l'égard des altérations plus intimes que l'hépatite doit déterminer dans le fluide nourricier de l'économie, le manque de moyens d'analyse nous a empêché de les étudier.

EXAMEN DES DIFFÉRENTS MODES PAR LESQUELS LE PUS EST CONDUIT HORS DE L'ÉCONOMIE.

Faisons abstraction de tous les signes qui ont précédé le développement de l'abcès, ou ont marché de concert avec lui; supposons ensuite que le pus s'achemine vers le dehors : à quels phénomènes donneront lieu ces nouveaux progrès du travail destructeur?

1. *L'abcès tend à se faire jour à travers la paroi thoraco-abdominale.*

α. Dans un premier genre de terminaison, l'issue s'ouvre à proximité du viscère, c'est-à-dire sur l'un des points de l'échancrure sous-sternale, ou à travers l'un des espaces intercostaux situés au niveau des hypochondres.

Le fait caractéristique consiste alors dans l'apparition d'une tumeur extérieure, dont le sommet finit par livrer passage au pus. Cette tumeur se forme lentement; on n'y perçoit de fluctuation que du deuxième au troisième septenaire. Quand elle siége dans l'échancrure sous-sternale, les téguments qui la recouvrent n'offrent aucun changement de couleur avant l'époque où le pus les atteint; encore, à cette époque, n'acquièrent-ils qu'une légère rougeur. Quand elle occupe l'un des points de la région thoracique, on la voit, comme celles que produit l'empyème, contracter de bonne heure une teinte blanc mat (obs. XVI); mais à la teinte ainsi caractérisée succède à peine une faible injection phlegmoneuse lors de la période la plus avancée du travail d'expulsion. Presque toujours la tumeur qui nous occupe doit son relief périphérique à une infiltration séreuse sous-cutanée. Ses rapports avec la collection s'établissent selon l'un des modes suivants. 1° Chez un grand nombre d'individus le pus, ayant débouché au milieu d'adhérences qui se sont organisées entre la paroi abdominale et le viscère, franchit les couches internes de cette paroi, et vient soulever la peau ; cela se remarque principalement au centre de l'échancrure sous-sternale, région où le travail destructeur creuse quelquefois des perforations larges de 2 centimètres, malgré la solidité des lames fibreuses qu'il rencontre. 2° Chez une deuxième catégorie de sujets un noyau rénitent fait peu à peu saillie à travers une perforation qu'ont éprouvée les couches musculo-aponévrotiques de la paroi, et s'épanouit ensuite. Il arrive de la sorte à simuler une hernie, car il est très-facilement réductible. Lorsqu'il siége à l'épigastre, on voit se développer avec lui, d'une part, l'impossibilité de redresser et de fléchir complétement le thorax; de l'autre, une gêne prononcée dans les efforts des selles, ainsi que dans les mouvements ultimes de la déglutition. Bientôt ce noyau présente de la fluctuation, s'applique étroitement contre la peau, puis s'acumine et cède avec cette membrane. Son apparition est indépendante du point par lequel le pus tend à pénétrer les parois de la région hépatique; elle s'effectue aussi bien dans les espaces intercostaux que dans l'échancrure sous-sternale. 3° Chez une troisième classe de sujets la fonte morbide ne s'étant pas propagée jusqu'à la périphérie de la masse hépatique, le pus se borne à repousser devant lui le tissu glanduleux, les tuniques enveloppantes de celui-ci, la plaque d'adhérences, et les couches propres de la paroi abdominale, aponévroses, muscles, peau ; avec le temps ces divers éléments se confondent, s'amincissent et finissent par ne plus constituer qu'une faible barrière dont le travail destructeur triomphe tôt ou tard. Les tumeurs de ce genre sont exclusivement consécutives à des abcès volumineux. L'étendue qu'elles embrassent varie de quelques centimètres en tout sens à celle de l'épigastre, à celle d'un hypochondre entier. Dans ce troisième cas elles occasionnent une distension plus ou moins prononcée de la paroi thoraco-abdominale, déjettent les fausses côtes en dehors, et amènent l'effacement des espaces intermédiaires à ces arcs osseux.

Quand elles siégent à l'épigastre, et que la fluctuation y est superficielle, les tumeurs dont nous venons de décrire les espèces, sont fréquemment le siége d'une dilatation brusque au moment où a lieu la diastole ventriculaire du cœur. Cette particularité dénote que le foyer est très-rapproché du péricarde; ce qui le prouve, c'est l'énergie des pulsations perçues à la surface de la tumeur, c'est aussi la clarté et la force avec lesquelles celle-ci transmet à l'oreille les bruits du centre circulatoire. Au reste, l'autopsie a justifié les présomptions émises en pareil cas durant la vie des malades.

Quelquefois, dans le principe, le pus, arrivé jusqu'à la paroi abdominale, se borne à la soulever sans occasionner d'inflammation ou de douleurs; mais, plus tard, les tissus refoulés prennent une teinte livide, puis se détachent en lambeaux gangréneux. En 1843, M. le docteur Guyon, alors chirurgien en chef de l'armée d'Afrique, a recueilli chez un jeune condamné l'exemple d'une semblable tumeur qui, située dans le flanc droit, fut frappée de sphacèle après qu'elle eut acquis le volume du poing. Ici, le pus fourni par un abcès énorme de la grosse extrémité du foie, avait franchi le péritoine pariétal à travers une étroite fissure pour s'accumuler entre cette membrane et les autres couches de la paroi abdominale; la chute des portions mortifiées mit à découvert la douzième côte presque entièrement nécrosée. Chez un second malade (obs. XV) une tumeur analogue s'était formée à l'épigastre; du caustique de Vienne fut appliqué sur elle en deux places très-circonscrites. Quinze jours après la séparation des escarres, cette tumeur, qui n'était autre que la paroi abdominale soulevée par le pus, se mortifia dans toute son épaisseur, s'élimina à son tour, et laissa béante une perforation large de 6 à 7 centimètres, par laquelle s'écoula du pus rouge brun.

β. Dans des circonstances moins communes, le pus se fait jour directement jusqu'aux parties molles extérieures, fuse au-dessous de celles-ci, et n'atteint la peau qu'assez loin du point où il a traversé les couches internes de la paroi. C'est de cette façon qu'ayant débouché de la grosse extrémité du viscère contre les fibres latérales du grand dentelé, il remonte sous ce muscle pour se frayer une issue aux abords de l'aisselle; ou bien il chemine dans l'épaisseur des parois abdominales et va sourdre aux environs des dernières vertèbres lombaires, près de la hanche, au pli de l'aine, et même à la partie interne de la cuisse, selon certains auteurs.

γ. Chez une troisième catégorie d'individus le pus gagne le vide compris entre les feuillets du ligament suspenseur, s'accumule dans l'épanouissement antérieur de ce vide, et s'ouvre une issue d'après l'un des modes exposés ci-dessus. Mais en d'autres cas, loin de s'arrêter ainsi au niveau de l'épigastre, il fuse dans la gaîne du cordon qui remplace la veine ombilicale, et on le voit parvenir à l'ombilic, où il se fait jour sous la peau. La tumeur alors produite affecte une disposition annulaire, non, cependant, sans qu'il existe un soulèvement et une mobilité notables du bouton central de la région. Nous avons recueilli un exemple de ce genre sur la personne d'un ouvrier qui, deux mois avant l'apparition de la tumeur extérieure, avait offert les accidents propres à l'hépatite aiguë la mieux caractérisée; une guérison définitive suivit de près l'évacuation du liquide.

δ. Le pus épanché d'un abcès du foie dans la plèvre n'en est pas moins susceptible de se frayer une issue à travers l'un des espaces intercostaux. Ici, encore, les choses marchent comme dans le cas d'un empyème simple; mais telle est la gravité des désordres que les malades ne survivent jamais longtemps aux perforations spontanées de cette classe.

2. *Épanchement du pus dans le tube digestif ou dans les conduits biliaires.*

Un signe précurseur assez commun et dont on doit tenir compte, parce qu'il dénote qu'un abcès est très-rapproché de l'estomac, c'est une oppression qui, survenant durant les repas, augmente avec la quantité des aliments ingérés, et se dissipe au bout de quelques heures, c'est-à-dire lorsque ceux-ci ont passé dans l'intestin grêle. L'ouverture d'un foyer dans le duodénum, les voies biliaires ou le colon transverse n'est précédée d'aucun symptôme spécial.

L'ouverture d'un abcès dans l'estomac est annoncée tantôt par des vomissements de pus, tantôt seulement par des selles où la présence de ce liquide est incontestable, tantôt par la réunion de ces deux ordres d'accidents.

Le pus des abcès qui sont entrés en communication avec les voies biliaires ou le duodénum est évacué par les selles. La même particularité a lieu quand il s'épanche directement de la masse jécorale dans le colon ; en ce dernier cas la première expulsion dont il est l'objet ressemble d'habitude à une débâcle.

L'ouverture d'un abcès dans le tube digestif s'opère fréquemment sans que le malade en ait conscience. D'autres fois la cessation immédiate des douleurs, une plus grande liberté dans les mouvements respiratoires, un état de soulagement général coïncident avec l'apparition du pus au dehors, et permettent de soupçonner l'origine de ce liquide. Quand l'abcès a déterminé la formation d'une tumeur appréciable, il existe d'ordinaire un signe susceptible d'éclairer davantage le diagnostic : c'est un affaissement rapide qu'éprouve la tumeur à partir de l'époque où le pus commence à être rejeté.

Le pus épanché dans le colon transverse est toujours facile à distinguer au milieu des selles; mais celui qui, versé dans les conduits biliaires, l'estomac ou le duodénum, a été excrété par les voies inférieures de l'intestin, ce pus, disons-nous, n'est aisément reconnaissable qu'autant qu'une forte proportion s'en trouve mêlée aux matières alvines. On rencontre des obstacles à peu près insurmontables lorsque le fluide pathologique revêt une teinte rouge brun, et que, de leur côté, les selles sont sanguinolentes.

L'abcès ouvert, sa marche ultérieure se poursuit sans occasionner plus d'accidents que s'il avait débouché sur l'un des points de l'épigastre; on ne saurait même juger des progrès du travail réparateur qu'en recherchant la quantité du pus contenu dans les selles.

3. *Épanchement du pus dans le rein droit.*

Annoncé par une miction purulente, ce mode de terminaison ne saurait être prévu, car les symptômes de néphrite auxquels il donne naissance se montrent vagues et peu constants. Au reste, il est extrêmement rare.

4. *Épanchement du pus dans les bronches.*

Non moins souvent préparée en l'absence de toute réaction fébrile qu'au milieu des phénomènes inhérents à celle-ci, l'évacuation du pus par les bronches survient tantôt comme un fait lié sans intermédiaire à la marche d'une phlegmasie aiguë ou chronique du foie, tantôt comme accident isolé de ceux qui ont déjà caractérisé le mal. Une circonstance remarquable c'est qu'elle a exclusivement lieu d'un abcès du lobe hépatique droit vers les bronches du poumon sous lequel est situé ce lobe.

Durant une première période les signes suscités par elle sont ceux d'une inflammation qui, embrassant toute la base du poumon droit, semble remonter jusqu'à la portion moyenne de l'organe en s'éloignant graduellement des couches superficielles. Ainsi, au niveau de cette base et dans l'espace de quelques travers de doigt au-dessus, on perçoit de la matité, du râle crépitant ou du souffle bronchique; mais plus grande est la hauteur à laquelle on recherche ces signes, moins ils sont dessinés, et, là où ils s'arrêtent supérieurement, on retrouve le murmure respiratoire ordinaire. A ces phénomènes s'ajoutent des douleurs sourdes et vagues, ou bien aiguës, déchirantes, auxquelles le malade assigne pour siége les profondeurs du flanc. On observe de la dyspnée, il existe une petite toux quinteuse; et, de temps à autre, celle-ci triomphant des douleurs, amène des crachats qui, par leur viscosité comme par leur teinte blanche, jaunâtre ou rouillée, rappellent ceux de la pneumonie franche. Quand un mouvement fébrile se manifeste durant cette période, le pouls n'acquiert d'habitude qu'un volume médiocre; parfois même il est notablement réduit. D'ailleurs la réaction dont il s'agit ne suit pas une marche uniforme: si, dans la plupart des cas, elle procède sous un type continu, il n'est pas moins commun de la voir diminuer d'intensité par périodes; dans quelques cas encore, elle simule une fièvre intermittente irrégulière.

Bientôt les douleurs se calment. Par contre la dyspnée augmente, les efforts de toux se multiplient, le souffle bronchique se prononce davantage; et, si le travail d'expulsion envahit des points rapprochés du thorax, on reconnaît en ces points une absence complète de bruits respiratoires, une matité plus forte que dans les alentours. Enfin, le produit de l'expectoration se change en d'épais pelotons chargés de pus blanchâtre ou rouge brun. Ces nouveaux crachats sont dépourvus d'homogénéité; le pus ne s'y montre qu'en larges veines isolées par des filets de mucus incolore. Tantôt aucune matière différente n'est associée à la leur; tantôt on les rencontre mêlés d'une sérosité sanguinolente ou de sang pur; souvent aussi, ils entraînent avec eux de menus débris analogues à des fragments de tissu pulmonaire hépatisé ou à des houppes villeuses. Chacun d'eux se conserve distinct de ceux qui l'avoisinent. Blanchâtres ou rouge brun, ils peuvent être fournis en assez grande quantité dès le principe; un de nos malades rejeta 750 grammes des premiers durant les douze heures qui s'écoulèrent à partir du début de l'expectoration.

Ce changement dans la nature des crachats ne s'accomplit pas toujours sous une transition aussi ménagée: chez beaucoup d'individus, les phénomènes liés à l'expulsion d'une vomique le précèdent. En pareil cas un sentiment de plénitude se déclare à la base de la poitrine, des nausées surviennent, et, au milieu d'efforts de vomissement, les malades rendent un flot de pus. Le liquide évacué de cette façon n'est jamais que rouge brun.

Quelquefois, après avoir possédé d'abord un aspect purulent, les matières rejetées arrivent à ne plus comprendre que de la bile hépatique. Issu sans doute de conduits qui débouchent à l'intérieur de l'abcès, ce dernier fluide est amené au dehors par expectoration, par régurgitation ou par vomiques. Certains malades en fournissent des quantités considérables dans un laps de temps très-court, témoin celui de l'obs. XXXIV, lequel en rendit 900 grammes dans l'espace de quarante heures.

Assez fréquemment une odeur infecte de l'haleine annonce que l'irruption du pus par les bronches est imminente; en d'autres circonstances cette odeur ne s'exhale qu'à dater du moment où les voies aériennes ont servi à acheminer le liquide vers l'extérieur. Malgré son extrême fétidité, elle n'est point tenace : une ou deux semaines suffisent pour qu'elle se dissipe entièrement.

L'introduction de l'air dans la caverne creusée au sein du poumon ne détermine de signes spéciaux qu'autant que la caverne dont il s'agit est superficielle. Alors, au niveau de celle-ci, l'absence de respiration et la matité sont remplacées par des râles humides à très-grosses bulles, du souffle amphorique, une sonorité exagérée ou du bruit de pot fêlé. Mais nonobstant ces conditions nouvelles, les malades ne tardent pas à éprouver du soulagement; la réaction qui avait pu surgir s'évanouit, le calme renaît, l'appétit se réveille; les douleurs ne se font plus sentir que quand on imprime des ébranlements aux fausses côtes.

Durant une troisième période, la terminaison de la maladie se dessine.

α. Chez un grand nombre de sujets les souffrances cessent d'être provoquées par la commotion; les crachats diminuent d'abondance et acquièrent une teinte opaline; enfin, après avoir fourni un peu de sérosité roussâtre, l'expectoration se suspend sans retour. A ces modifications s'associent les suivantes. 1° Si la caverne est superficielle, du souffle bronchique, de la crépitation et de la matité se substituent peu à peu aux signes que l'introduction de l'air avait développés; à son tour le souffle s'atténue, s'efface; la crépitation elle-même devient rare, puis nulle; la sonorité se rétablit par degrès. Les changements de cette espèce ont besoin de plusieurs mois pour être complets; ceux qui se rapportent à l'expectoration le sont avant les autres. 2° si la caverne est située profondément, le souffle, la crépitation et la matité perçues dans les couches superficielles disparaissent avec beaucoup plus de promptitude; ainsi, les matières expectorées n'ont pas encore perdu tout mauvais aspect, que déjà la respiration semble posséder de nouveau son caractère normal sur chaque point du poumon intéressé. Quoi qu'il en soit, dans le premier de ces cas comme dans le deuxième, une convalescence régulière, mais lente, assure un terme solide aux effets du travail réparateur.

β. Chez une seconde classe d'individus les signes décelés par le doigt et l'oreille ne s'amendent pas; ils se prononcent au contraire davantage. Insensiblement dépouillés de mucus, les crachats arrivent à n'être plus composés que de pus blanchâtre. Outre cela l'expectoration s'opère avec une difficulté croissante; souvent même elle ne s'accomplit qu'au milieu de contractions générales, de quintes, d'angoisses. Et, si le poids d'une trop grande masse de liquide, si des adhérences maintiennent très-écartées les parois du foyer; si le diaphragme a été largement détruit, si des lambeaux membraneux viennent s'appliquer sur la lumière des bronches destinées à servir de voies d'écoulement, le pus cesse d'être repoussé vers ces conduits. Dans les cas de ce genre, la nature tente quelquefois une dernière chance de salut en ouvrant au liquide un passage entre les côtes (obs. XXX); mais alors une guérison n'est susceptible de se réaliser qu'autant que les désordres n'embrassent pas une étendue trop considérable Hors de là, les effets d'un travail réparateur sont au-dessus des ressources de l'économie, et le malade succombe miné soit par la dysenterie, soit par la fièvre hectique.

Telle est la marche des choses dans les différentes circonstances où le pus d'un abcès du foie tend à atteindre les canaux aériens. Les symptômes qu'elle soulève débutent fréquemment avec ceux dont la région hépatique peut être le siége, de sorte qu'ici la suppuration semble s'improviser simultanément dans le parenchyme jécoral et dans le poumon. A ce propos, une observation de M. Catteloup (*loc. cit.*, p. 135), laquelle nous fait voir, entre un abcès du foie et un abcès de la base du poumon, le diaphragme encore imperforé quoique réduit à l'état de simple pellicule, cette observation, disons-nous, prouve qu'une hypothèse ainsi formulée n'aurait rien d'irrationnel. Cependant nous pensons que, dans la plupart des cas qui nous occupent, l'abcès du foie s'est sourdement formé avant celui du poumon, et que les symptômes liés à son existence ont daté uniquement de l'époque à laquelle le travail destructeur s'est attaqué au diaphragme : or, cette époque précède à peine celle où le tissu du poumon commence à recevoir lui-même de graves atteintes.

5. *Épanchement du pus dans la plèvre.*

L'arrivée du pus dans la plèvre est loin de déterminer les signes que l'on pourrait supposer. Une gêne médiocre de la respiration, quelques douleurs pongitives, une toux à demi-contenue, tels sont, avec l'absence de murmure vésiculaire, de vibrations et de sonorité sur une étendue progressivement croissante de bas en haut, les seuls phénomènes qui se rattachent à l'accident dont nous parlons. Si alors il ne se déclare pas d'orage, c'est grâce, sans doute, à la présence du fluide séreux qui, aux approches du travail d'expulsion, est venu remplir l'intérieur de la membrane. Sans doute aussi l'on doit tenir compte de la manière graduelle dont se produit l'ouverture, laquelle ne consiste d'abord qu'en une petite fente et n'acquiert que très-lentement de plus notables dimensions.

Après qu'il est arrivé dans la plèvre, le pus peut encore se créer une voie d'écoulement soit à travers un espace intercostal, soit par les bronches.

α. Quand c'est entre les côtes qu'il cherche à se frayer un passage, l'ouverture se forme assez généralement au centre d'une large tumeur, comme cela a lieu pour l'empyème dépendant d'une pleurésie ordinaire. D'autres fois les parties molles qui occupent ou recouvrent l'espace intercostal sont soulevées et amincies; il en résulte une petite tumeur fluctuante, dont le sommet éprouve ultérieurement une rupture (obs. XXX).

β. Le pus réuni à l'intérieur de la plèvre ne se fraie jamais issue à travers les parois de la bronche renfermée dans la racine du poumon; son épanchement vers le dehors s'opère par les ramifications extrêmes du canal aérien; d'où une destruction souvent considérable de l'organe au sein duquel ces dernières se trouvent disséminées. En pareil cas, sauf les signes inhérents à la présence d'un liquide sous la paroi thoracique, la série des symptômes est la même que quand la fonte occasionnée par le travail d'expulsion se propage directement du foie au tissu pulmonaire (voy. obs. XXX, et Haspel, *loc. cit.*, p. 174).

6. *Épanchement du pus dans le péricarde.*

Des douleurs précordiales ou épigastriques, le sentiment d'une suffocation prochaine, une anxiété, une angoisse convulsives alternant avec de la prostration; un affaiblissement des bruits du cœur, lesquels semblent aussi moins réguliers, moins superficiels; enfin, une rapide extension de la matité propre à cet organe, voilà tout autant d'accidents qui se manifestent dès le moment où le pus fait irruption dans le péricarde. Une mort très-prompte est d'ailleurs le terme de l'accident dont ces signes expriment les effets.

7. *Épanchement du pus dans le péritoine.*

L'ouverture d'un abcès dans le péritoine développe immédiatement les symptômes spéciaux à l'inflammation de ce sac séreux. Quelquefois, quand il n'a été épanché qu'une faible quantité de pus, ces symptômes se réduisent à des souffrances occupant l'un des points de la région hépatique (voy. Périer, obs. II, *Recueil des mémoires de médecine, chirurgie et pharmacie militaires*, 2e série, t. XIX, p. 87), ou même à de simples vomissements (obs. XV); mais d'habitude, ils se groupent en un ensemble orageux.

Le mouvement phlegmasique débute alors par une douleur violente qui frappe subitement le malade, et dont le siége est en rapport avec celui de la rupture. Cette douleur se propage rapidement à l'entière étendue de l'abdomen ; la moindre pression l'exaspère et souvent la rend intolérable. Bientôt il survient un affaissement profond ; les traits se décomposent, le visage revêt une pâleur cadavéreuse ; les lèvres, la langue, la peau se font froides et sèches. Couché sur le dos, le malade se tient immobile, le haut du corps et les membres inférieurs légèrement ramenés vers le ventre. Le pouls est accéléré, inégal, très-petit ; des nausées, des vomissements se déclarent. On doit encore regarder comme signes de la phlegmasie produite de la sorte des envies fréquentes d'uriner, une suppression rapide qu'éprouvent les urines, enfin des souffrances accusées dans l'hypogastre.

Cet état de choses persiste quelques heures ; puis le froid ressenti à la peau s'atténue, le facies se relève. Un peu moins réduit, le pouls acquiert de la dureté, s'accélère davantage ; le ventre se tuméfie, et, dans ses points déclives, on reconnaît à la percussion la présence d'un liquide. Au milieu de ces phénomènes réactionnels les douleurs persistent, et, avec elles, le ténesme recto-vésical, les nausées, les vomissements, la prostration ; outre cela les mouvements respiratoires s'embarrassent, et il survient une toux dont chaque effort, brusquement maîtrisé par les souffrances, n'aboutit qu'à déterminer de vives angoisses.

Tels sont les phénomènes qui éclatent dans les cas dont il s'agit. La durée pendant laquelle ils se poursuivent varie selon les conditions de l'épanchement. Ainsi, ils peuvent être mortels en deux ou trois jours, en un petit nombre d'heures, et même d'emblée si, dès le principe, l'abcès a laissé échapper une grande quantité de pus. Si, au contraire, le liquide n'a été épanché que lentement ou en faible proportion, les douleurs s'assoupissent par degrés ; les troubles qui avaient surgi du côté de l'appareil digestif, des organes urinaires et de la poitrine suspendent leur cours, l'amélioration du facies se maintient, le pouls reprend du volume et du calme. L'amendement caractérisé de cette manière se rattache à ce que des adhérences se sont établies autour du pus versé dans la cavité séreuse, et l'ont empêché de s'y disséminer (obs. XV ; Périer, *loc. cit.*). De plus, lorsque ces adhérences gagnent une solidité suffisante, le fluide pathologique, continuant de s'accumuler à l'intérieur de la poche qu'elles forment avec l'abcès, rencontre un point d'appui sur elles, et arrive soit à surmonter la résistance de la paroi abdominale, soit à franchir l'un des orifices naturels de cette paroi, si, au sortir de l'abcès, il a fusé suffisamment loin.

L'obs. XV nous offre un exemple du premier fait. Chez le sujet qu'elle concerne, le pus avait été épanché dans la racine de l'épiploon ; il y fut arrêté par de solides adhérences, vint repousser vers l'extérieur la paroi épigastrique et en franchit plus tard l'épaisseur à travers une large issue qu'il se créa. Chez un autre individu (voy. Cambay, *loc. cit.*, p. 225) un abcès énorme du lobe droit s'étant ouvert dans le sac péritonéal, le pus épanché fut trouvé renfermé au sein d'un conduit pseudo-membraneux qui occupait les vides latéraux de l'abdomen et ceux de la cavité pelvienne. Bien que miné par les progrès d'une hépatite datant de six mois et par la dysenterie, le malade survécut soixante jours à l'épanchement. Or, durant cet intervalle, la sécrétion morbide continua d'avoir lieu, et, le vingt-cinquième jour, une tumeur fluctuante apparut entre la dixième côte droite et la onzième ; trois ponctions successives pratiquées en cette région remplacèrent l'issue que l'abcès tendait à se frayer. Un troisième fait, relaté par M. Haspel (*loc. cit.*, p. 193), nous montre le pus débouchant à travers l'anneau inguinal droit. L'homme auquel il se rapporte avait été évacué de l'hôpital de Mostaganem sur celui d'Oran, dans le service de M. le docteur Isnard. Consumé par une dysenterie chronique, ce malheureux était réduit au marasme. La base de sa poitrine offrait une voussure considérable; l'abdomen était distendu par une certaine quantité de liquide; les membres inférieurs ainsi que les organes génitaux commençaient à s'infiltrer; enfin, on remarquait à l'aine droite une tumeur volumineuse, s'étendant jusqu'au scrotum. Cette tumeur était molle, fluctuante, presque indolore, et sans changement de couleur à la peau; elle diminuait sous la pression, et permettait au doigt de délimiter l'anneau inguinal externe; il n'y avait d'ailleurs aucune gêne, aucune souffrance dans les mouvements de la cuisse voisine. Le malade ayant succombé la nuit suivante, on reconnut à l'autopsie que toute la moitié droite de la paroi abdominale antérieure adhérait aux intestins et au grand épiploon. De plus, au moment où on la détacha, un flot de sérosité purulente et noirâtre jaillit d'une vaste poche qui se prolongeait depuis la région supérieure du foie jusqu'à l'arcade crurale adjacente à la tumeur. En haut, cette poche se trouvait creusée aux dépens du lobe hépatique droit, lequel, descendant en dehors jusqu'à l'os iliaque, la circonscrivait aussi dans ce deuxième sens. En avant, elle était formée par le péritoine pariétal épaissi et par la masse des intestins grêles; à gauche, par le colon ascendant et le cœcum; en arrière, par les muscles carrés des lombes, transverse, iliaque et psoas, plus ou moins altérés à leur superficie. Le pus qu'elle contenait avait fusé à travers le canal inguinal, pour s'accumuler ensuite sous les enveloppes du testicule. Des pseudo-membranes très-cohérentes la tapissaient à l'intérieur. Quant au foie, il offrait un développement énorme, et avait été refoulé d'une manière sensible par la masse fluide renfermée dans la poche; le tissu de son lobe gauche possédait une teinte jaunâtre, et celui qui restait du lobe droit présentait les traces d'un ramollissement rouge.

Ceux des points de la paroi abdominale sur lesquels le travail expulsif tend à se concentrer après l'ouverture de l'abcès dans le péritoine, ces points, disons-nous, sont-ils les seuls qui puissent livrer issue à la collection purulente? La vessie, l'intestin ne sauraient-ils pareillement servir à l'évacuation du liquide arrivé à leur contact? Ici encore, la théorie donne carrière à l'opinion la plus large; mais, on n'a relevé aucun fait à son appui. Quelle que soit, d'ailleurs, l'issue qui s'ouvre alors, telle est la gravité des lésions dont l'abdomen est devenu le siége, telle est l'atteinte subie en dernier lieu par les forces, que, dans les conditions de ce genre, la nature n'a peut-être jamais réussi à acheminer le mal vers un terme favorable. Au moins, toutes les observations recueillies jusqu'à ce jour nous montrent-elles les sujets s'affaiblissant peu à peu, puis emportés lentement, tantôt par la fièvre hectique, tantôt par une diarrhée colliquative, quand un retour de la péritonite vers l'état aigu n'a pas hâté le dénouement fatal.

TERMINAISON. — DURÉE. — CONVALESCENCE. COMPLICATIONS. — PRONOSTIC.

---

§ 1er. TERMINAISON.

Sur 203 cas d'abcès dont la terminaison a pu être suivie, nous comptons 162 cas de mort, 2 de guérison imparfaite et 39 de guérison absolue : c'est, en centièmes, 20 guérisons pour 80 décès.

I.

Dans 96 des cas mortels la suppuration n'avait pas franchi la périphérie du viscère ;

Dans 17, où elle était disséminée sur plusieurs places distinctes, un certain nombre seulement des abcès avaient franchi cette périphérie ;

Enfin, dans 50, les collections pouvaient toutes épancher leur produit hors du foie. Ici, le nombre de ces dernières se réduisait à une par sujet, si ce n'est chez un individu qui présentait l'exemple bien rare de deux abcès communiquant l'un avec la cavité péritonéale et l'autre avec l'intérieur de la plèvre droite (voy. Haspel, *loc. cit.*, p. 182).

α. Au nombre des abcès qui se trouvaient avoir franchi la circonscription du viscère, six avaient simplement débouché contre les organes adjacents à celui-ci ou ne commençaient qu'à les intéresser. Ainsi, au-dessus de l'un d'eux, lequel tendait à traverser la moitié droite du diaphragme, l'aponévrose phrénique avait subi un amincissement notable (Catteloup, *loc. cit.*, p. 135). Chez un second sujet, un abcès, cheminant d'une manière analogue, s'était creusé un énorme réservoir aveugle dans la base du poumon droit (obs. XXXI). Chez un troisième sujet, cité par M. Chevassu (*Thèse inaug.*, Paris 1851, p. 25), le pus était arrivé au contact du péricarde; quelques jours encore, et il eût pénétré dans le sac séreux. Un quatrième individu offrait un foyer qui, intéressant une partie du lobe gauche, avait débouché largement contre la face postérieure de l'estomac et contre le pancréas (obs. XIV). Dans une cinquième autopsie, la vésicule biliaire transformée en une lame fibreuse, et le conduit hépatique dilaté jusqu'à reproduire le volume de l'aorte, complétaient inférieurement la paroi d'un vaste abcès du lobe droit (Éon, *loc. cit.*, p. 14). Chez un dernier sujet, dont parle M. Blondeau (*loc. cit.*, p. 27), l'abcès, situé au niveau du colon transverse, avait détruit les parois intestinales jusqu'à la muqueuse.

β. 26 autres abcès s'étaient ouverts dans une cavité close du voisinage, savoir :

dans le péritoine	14
dans la plèvre droite	11
dans le péricarde	1

Ces nombres comprennent les deux abcès qui, appartenant au lobe droit d'un même foie, avaient débouché, l'un dans la plèvre, l'autre dans le sac péritonéal. Ils comprennent aussi un troisième abcès dont le pus, après avoir fusé dans la racine du grand épiploon, y avait été arrêté par des adhérences, et s'était ouvert ensuite un passage jusqu'à l'épigastre (obs. XV).

γ. 30 abcès s'étaient frayé naturellement une issue hors de l'économie, savoir :

par l'un des points de la région hépatique extérieure		2
par les bronches	après avoir cheminé directement du foie dans le poumon	15
	après s'être ouverts dans la plèvre	2
par l'estomac		5
par le duodénum		1
par le colon transverse		3
par les canaux biliaires		1
par la vésicule biliaire		1

Deux de ces abcès ouverts, l'un dans l'estomac, l'autre dans le colon, appartenaient à un seul foie, lequel était creusé de sept cavités purulentes (voy. Chevassu, *loc. cit.*, p. 25).

δ. Une quatrième série renferme 17 cas dans lesquels l'abcès, ou, s'il y en avait plusieurs, l'un des abcès avait été mis en communication avec le dehors par une ouverture artificielle.

Dans ce total de 162 cas mortels, l'issue fatale a été déterminée :

par la gravité intrinsèque du mal ou par la dysenterie liée à ce dernier	125 fois
par la gangrène des parois de l'abcès	3 —
par une péritonite liée à l'engorgement du viscère	3 —
par l'ouverture de l'abcès dans le péritoine	12 —
par la rupture d'adhérences qui, autour d'une ouverture artificielle, unissaient le viscère à la paroi abdominale	2 —
par l'arrivée du pus dans la plèvre	11 —
par l'arrivée du pus dans le péricarde	1 —
par une pneumonie intercurrente	2 —
par la seule étendue de la pneumonie liée à l'acheminement du pus vers les bronches	3 —

Deux des cas de mort occasionnés par la gangrène offrent cela de spécial que, avant d'être atteints par celle-ci, les abcès communiquaient déjà depuis quelque temps avec le dehors. Dans l'un d'eux, recueilli par M. Éon, une tumeur s'était formée à l'hypochondre droit, sous le rebord des cartilages costaux. D'abord peu sensible, cette tumeur envahit rapidement tout l'hypochondre jusqu'au mamelon. Les téguments devinrent rouges à son niveau ; et, indépendamment d'une fluctuation évidente, on crut distinguer la présence de gaz dans son intérieur, ainsi que dans le tissu cellulaire sous-cutané. La peau dont elle était recouverte s'amincissant, on pratiqua une incision qui livra passage non-seulement à un flot de pus sanieux, mais encore à des gaz, le tout possédant une odeur gangréneuse et stercorale. Le malade mourut six jours après. A l'autopsie, on reconnut que l'ouverture avait donné issue au contenu d'un vaste abcès creusé dans le lobe droit du foie. En haut, cet abcès était irrégulièrement anfractueux et, outre cela, dépourvu de membrane pyogénique; en bas il communiquait avec le colon par une perforation large d'un demi-centimètre; en dehors son vide remplaçait l'extrémité externe du lobe, laquelle avait entièrement disparu. A l'égard des matières qu'il renfermait, c'était un détritus rougeâtre qui, composé de tissu hépatique ramolli et de matières purulentes, dégageait la même odeur que les fluides primitivement épanchés à travers l'incision (Éon, *loc. cit.*, p. 11). Chez le deuxième malade, dont l'historique est dû à M. Cabaud, l'abcès avait distendu la paroi de l'hypochondre droit au point d'en effacer les espaces intercostaux, et de déjeter en dehors le rebord inférieur du thorax; bientôt il arriva à former entre la huitième côte et la neuvième une tumeur qui fut ponctionnée avec un trois-quarts. Au bout de quelques jours, et, malgré les précautions que l'on prit pour empêcher l'air de s'y introduire, le pus, de louable qu'il était d'abord, devint fétide, ichoreux, rougeâtre et, en dernier lieu, rouge brun. Enfin l'ouverture s'agrandit considérablement; ses lèvres se firent douloureuses, fongueuses, noirâtres; une odeur insupportable s'exhala des profondeurs de l'hypochondre, et le malade succomba dans l'adynamie trente-trois jours après la ponction. Lors de l'examen du cadavre on trouva que l'abcès avait détruit toute l'extrémité droite du viscère jusqu'au diaphragme; à ses parois se voyaient appendus des lambeaux grisâtres, réduits en un magma putrilagineux; la huitième côte et la neuvième étaient largement dénudées (Cabaud, *Thèse inaug.*, p. 24, Montpellier 1851). Nous avons relaté ces deux observations avec détail, à cause de la rareté des lésions qui en sont le sujet.

II.

A côté des cas mortels, deux autres nous sont des exemples de guérison imparfaite. Le premier d'entre eux concerne un abcès qui, trois ans après s'être ouvert dans le flanc droit, continuait encore à sécréter une petite quantité de matière séro-purulente, et la laissait échapper à certaines époques (Morel, *Thèse inaug.*, p. 38, Paris 1851).

Le deuxième cas se rapporte à un abcès qui, ayant débouché dans la moitié droite de l'échancrure sous-sternale, n'avait pas tardé à se fermer. Depuis lors, tous les deux mois environ, mais plus fréquemment en été qu'en hiver, cet abcès nécessitait l'emploi d'une ponction, donnait un verre de pus épais, et, ensuite, se refermait au bout de quelques jours; en 1840, M. Martenot l'avait rouvert pour la vingt-quatrième fois en moins de quatre ans (Cas. Broussais, *Recueil des mém. de méd., chirurg. et pharm. milit.*, 1re série, t. LV, p. 155).

Ces sécrétions rebelles étaient fournies sans doute par des coques inodulaires dont l'organisation n'avait pas atteint son terme définitif. Compatibles avec l'exercice régulier de toutes les fonctions, elles semblaient devenues une sorte d'habitude pour l'économie. Cependant il y aurait imprudence à ne pas se méfier des reliquats de ce genre, car ils peuvent dépendre de ce qu'un fond d'engorgement s'est conservé au sein du tissu adjacent à la coque. C'est ainsi que nous avons vu un malade résister quinze mois au suintement d'un trajet fistuleux ouvert à l'épigastre, puis dépérir lentement et succomber; l'autopsie montra que le trajet fistuleux émanait d'une coque autour de laquelle le tissu du viscère présentait une forte augmentation de cohérence et une teinte brun violet indélébile.

III.

Les 39 cas de guérison absolue se rapportent tous à des abcès qui s'étaient frayé un passage jusqu'aux téguments extérieurs ou jusqu'à une surface muqueuse. De ces 39 abcès :

17 s'étaient fait jour à travers la paroi thoraco-abdominale;
15 avaient débouché dans les bronches;
3 avaient débouché dans l'estomac;
4 avaient débouché dans le colon transverse.

Les abcès de la première catégorie avaient leur issue:

dans l'un des derniers espaces intercostaux du flanc droit ou du dos . . . . 3 fois.
dans l'un des points de l'échancrure sous-sternale . . . . . 13 —
à l'ombilic . . . . 1 —

Chez l'un des malades dont l'abcès avait débouché dans les bronches, nous trouvons l'exemple d'une rechute occasionnée sans doute par l'abus des alcooliques et par le mal de mer; encore cette rechute n'a-t-elle pas eu de terminaison fâcheuse, malgré l'épanchement prolongé d'une énorme quantité de bile dans le foyer (obs. XXXIV).

Un exemple de récidive a été offert par l'un des malades dont l'abcès avait débouché à travers les parois du colon transverse. En effet, après que cet abcès se fut cicatrisé, quatorze autres se développèrent dans le reste du tissu glanduleux (obs. XXIV).

IV.

La récapitulation des détails qui précèdent conduit au tableau dont voici la teneur :

DÉSIGNATION DES CAS.		NOMBRE ABSOLU DES CAS OBSERVÉS.		NOMBRE POUR 100 CAS.	
		MORTS.	GUÉRISONS ABSOLUES.	MORTS.	GUÉRISONS ABSOLUES.
Abcès envisagés collectivement . .		162	39	80	20
Cas comportant des abcès non ouverts à l'extérieur.		113	»	100	»
Cas dans lesquels la suppuration pouvait s'épancher au dehors.	1° à travers la paroi thoraco - abdominale	17	17	50	50
	2° par les bronches.	15	15	50	50
	3° par l'une des portions de l'appareil digestif	7	7	50	50

En relevant les cas selon qu'ils étaient compliqués de dysenterie ou simples, nous arrivons au résultat suivant : les abcès non compliqués de dysenterie sont ceux qui parviennent le plus fréquemment à s'ouvrir une issue extérieure ou à guérir. C'est ce que démontre le tableau ci-après, duquel nous avons eu soin d'exclure les cas où la mort a été produite par une complication autre que le flux dont il s'agit.

DÉTAILS AUXQUELS LES CHIFFRES SE RAPPORTENT.		Suppuration non compliquée de dysenterie.	Suppuration compliquée de dysenterie.
Total absolu des cas		24	118
Nombre absolu des cas où les abcès sont parvenus à déboucher au dehors		19	59
Nombre absolu des guérisons, l'abcès ayant débouché	à travers la paroi thoraco-abdominale	4 (sur 5 cas)	13 (sur 29 cas)
	dans les bronches	6 (sur 8 cas)	9 (sur 22 cas)
	dans l'une des portions de l'appareil digestif	4 (sur 6 cas)	3 (sur 8 cas)
	Au total	14 (sur 19 cas)	25 (sur 59 cas)
soit :			
Pour 100 du total, nombre des cas où les abcès sont parvenus à déboucher au dehors		80	50
Nombre total des guérisons pour 100 des cas observés		60	20
Nombre des guérisons pour 100 des cas où l'abcès avait débouché	à travers la paroi thoraco-abdominale	80	45
	dans les bronches	75	40
	dans l'une des portions de l'appareil digestif	65	37
	En moyenne	73	42

§ 2. DURÉE.

Quoiqu'ils constituent des lésions éminemment graves en raison de la nature et de la situation de l'organe au sein duquel ils se sont développés, les abcès du foie n'entraînent pas, lors des cas mortels, une issue aussi promptement funeste qu'on pourrait le croire; d'autre part, leur guérison ne s'obtient qu'au bout d'un temps assez long. On jugera de ces deux faits par les chiffres suivants.

I. CAS DE MORT.

a. *Suppuration compliquée de dysenterie.*

Sur 179 des cas dont il s'agit, la durée des accidents liés à la suppuration du foie a été :

de 1 à 10 jours	»	fois.
de 11 à 60 jours	104	—
de 61 à 120 jours	51	—
de 121 à 180 jours	12	—
de 181 à 240 jours	5	—
de 241 à 300 jours	3	—
de 301 à 360 jours	2	—
de 361 à 420 jours	1	—
de 421 à 480 jours	1	—

La maladie a donc persisté 10 jours au moins et 480 jours au plus. Quant à la durée moyenne de ces 179 cas, elle a été de 60 jours. Enfin, pour une période donnée, le chiffre de la mortalité se trouve d'autant plus fort que cette période est plus rapprochée du début.

Envisagée sous le rapport des progrès que le travail d'expulsion avait faits au moment de la mort, la durée de la maladie se détaille d'après les chiffres ci-dessous :

α. Chez 59 individus dont l'abcès, s'il était unique, ou dont au moins un abcès, s'il y en avait plusieurs, n'avait pas franchi la circonscription du viscère, le décès est survenu

du 10ᵉ au 60ᵉ jour	37	fois.
du 61ᵉ au 120ᵉ jour	14	—
du 121ᵉ au 180ᵉ jour	4	—
du 181ᵉ au 240ᵉ jour	2	—
du 241ᵉ au 450ᵉ jour	1	—
le 480ᵉ jour	1	—

Cette échelle a une grande affinité avec la précédente ; elle donne pour durée moyenne 65 jours.

β. 15 autres abcès avaient franchi les limites du viscère, mais ne possédaient pas encore d'issue extérieure. La durée du mal a été :

1° Pour 7 d'entre eux, ouverts dans le péritoine :

17 jours ; mort 24 heures après l'épanchement du pus ;
66 jours ; mort idem, idem ;
79 jours ; mort 14 jours après l'épanchement ;
80 jours ; mort dans le cours d'une syncope survenue aussitôt après l'épanchement ;
90 jours ; mort 24 heures après l'épanchement ;
100 jours ; mort quelques heures après l'épanchement ;
164 jours ; mort 48 jours après l'épanchement.

Moyenne, 85 jours.

2° Pour le cas de 2 abcès ouverts l'un dans la plèvre droite, l'autre dans le péritoine :

50 jours ; épanchement du pus { dans la plèvre, le 5e jour.
dans le péritoine, le 48e jour.

3° Pour 6 abcès ouverts dans la plèvre droite :

50 jours,	90 jours,
50 jours,	90 jours,
60 jours,	270 jours.

Moyenne, 100 jours.

Ces malades ont tous résisté aux suites de l'épanchement durant une période qui a varié de quelques jours à plusieurs semaines.

4° Pour un abcès parvenu jusqu'au centre de la base du poumon droit :

65 jours.

La moyenne générale de ces quatre séries a été de 90 jours.

γ. 21 cas d'abcès communiquant avec l'extérieur de l'économie ont fourni les chiffres ci-après :

1° 9 cas d'abcès dont l'issue s'est produite à travers la paroi thoraco-abdominale :

33 jours,	70 jours,
40 jours,	75 jours,
60 jours,	87 jours,
70 jours,	103 jours.
70 jours,	

Moyenne, 65 jours.

2° 7 cas d'abcès ouverts dans les bronches :

100 jours,	146 jours,
110 jours,	180 jours,
118 jours,	200 jours.
120 jours,	

Moyenne, 130 jours.

3° 2 cas d'abcès ouverts dans l'estomac :

180 jours,	50 jours.

4° 3 cas d'abcès ouverts dans le colon transverse ou les voies biliaires, quelques mois de durée.

La moyenne de cette troisième série a été de 100 jours.

Moyenne des séries α, β, γ, 95 jours.

b. *Suppuration non compliquée de dysenterie.*

α' 4 cas d'abcès qui n'avaient pas franchi la circonscription du foie ont eu respectivement une durée de

18 jours,	82 jours,
43 jours,	130 jours.

Moyenne, 70 jours.

β' 2 cas d'abcès qui avaient débouché dans le péritoine ont fourni les chiffres suivants :

25 jours ; mort 15 jours après l'épanchement du pus ;
42 jours : mort idem, idem.

γ' 7 cas d'abcès communiquant avec l'extérieur ont donné :

2 abcès ouverts dans la plèvre et de là dans les bronches	102 jours. 265 jours.
2 abcès ouverts directement dans les bronches	100 jours. 102 jours.
1 abcès ouvert à l'épigastre	45 jours.
2 abcès ouverts dans l'estomac	quelques mois.

Moyenne, 125 jours.

Moyenne des trois séries α', β', γ', 85 jours.

c.

En résumé, abstraction faite des variétés sous lesquelles s'est présentée la maladie, nous trouvons pour la période comprise depuis le début de celle-ci jusqu'à la mort :

A. pour le cas d'abcès dépourvus de communication avec l'extérieur	70 jours.
B. pour le cas d'abcès entrés en communication avec l'extérieur :	
à travers la paroi thoraco-abdominale	70 jours.
par les bronches, directement.	125 jours.
par les bronches, après s'être épanchés dans la plèvre.	185 jours.
par l'estomac	150 jours.
par le colon transverse ou les voies biliaires.	quelques mois.

Moyenne de la série B, 110 jours.

Dans cette deuxième série de cas, le temps qui s'est écoulé entre la première expulsion du pus et la mort a été :

1° L'abcès ayant franchi la paroi thoraco-abdominale par une ouverture naturelle :

7 jours,	12 jours.

Moyenne, 10 jours.

Par une ouverture artificielle :

7 jours,	41 jours,
28 jours,	60 jours,
30 jours,	70 jours.

Moyenne, 40 jours.

2° L'abcès s'étant ouvert dans les bronches :

4 jours,	55 jours,
12 jours,	76 jours,
17 jours,	77 jours,
30 jours,	132 jours.
39 jours,	

Moyenne, 50 jours.

3° L'abcès ayant débouché dans l'estomac :

4 jours, 4 jours, 12 jours.

Moyenne, 7 jours.

II. CAS DE GUÉRISON.

a. *Suppuration compliquée de dysenterie.*

La guérison n'est survenue ici que du 80e au 480e jour. A l'égard des cas particuliers la durée du mal se détaille comme nous allons l'indiquer :

1° Pour 7 cas d'abcès possédant une issue à travers la paroi thoraco-abdominale :

86 jours,	150 jours,
95 jours,	250 jours,
116 jours,	480 jours.
126 jours,	

Moyenne, 185 jours.

2° Pour 4 cas d'abcès ouverts dans les bronches :

90 jours,	150 jours,
95 jours,	210 jours.

Moyenne, 135 jours.

3° Pour 1 cas d'abcès ouvert dans l'estomac :

240 jours ?

4° Pour 1 cas d'abcès ouvert dans le colon :

125 jours.

Moyenne de ces quatre séries, 170 jours.

b. *Suppuration non compliquée de dysenterie.*

Dans les cas non compliqués de dysenterie, la guérison a eu lieu du 60e au 150e jour. En abordant les détails, nous voyons qu'elle a exigé :

1° Pour 4 cas d'abcès possédant une issue à travers la paroi thoraco-abdominale :

60 jours, 66 jours,
61 jours, 70 jours.

Moyenne, 65 jours.

2° Pour 6 cas d'abcès ouverts dans les bronches :

60 jours, 85 jours,
60 jours, 150 jours,
83 jours, 150 jours.

Moyenne, 100 jours.

3° Pour 2 cas d'abcès ouverts dans l'estomac :

150 jours, 150 jours.

4° Pour 2 cas d'abcès ouverts dans le colon :

120 jours, 180 jours.

Moyenne, 150 jours.

Moyenne de ces quatre séries, 105 jours.

c.

Donc, abstraction faite de la nature des accidents morbides, l'intervalle compris en moyenne depuis le début de ceux-ci jusqu'à la guérison a été :

l'abcès possédant une issue à travers la paroi thoraco-abdominale . . . . 140 jours.
l'abcès ayant débouché dans les bronches . . . . 115 jours.

l'abcès ayant débouché dans l'estomac . . . . 180 jours.
l'abcès ayant débouché dans le colon . . . . 140 jours.

Moyenne générale, 140 jours.

En ces divers cas, l'espace de temps qui s'est écoulé depuis la première expulsion du pus jusqu'au terme de la guérison a été :

1° L'abcès ayant franchi la paroi thoraco-abdominale à travers une ouverture naturelle (un seul cas) :

15 jours.

A travers une ouverture artificielle :

20 jours,	37 jours,
20 jours,	60 jours,
25 jours,	75 jours.
25 jours,	

Moyenne, 35 jours.

2° L'abcès ayant débouché dans les bronches :

17 jours,	65 jours,
30 jours,	72 jours,
30 jours,	75 jours,
36 jours,	90 jours,
51 jours,	110 jours.

Moyenne, 55 jours.

3° L'abcès ayant débouché dans l'estomac :

60 jours, 60 jours.

4° L'abcès ayant débouché dans le colon :

35 jours, 80 jours.

Moyenne, 55 jours.

Quant aux abcès qui ont guéri après s'être ouverts dans le duodénum, les voies biliaires ou le rein, l'observation n'a pas encore fourni de données à leur égard.

§ 3. CONVALESCENCE.

Quelque issue que les abcès du foie se soient ouverte, leur guérison ne s'achète qu'au prix d'une convalescence laborieuse. Plusieurs mois, et souvent plusieurs années sont nécessaires à l'entier rétablissement des malades. De prime abord, la difficulté de celui-ci semble se rattacher à une langueur prolongée du tube digestif; mais ce qu'il faut accuser surtout, c'est un défaut d'élaboration que les aliments éprouvent sous l'influence de l'inertie où est tombé le foie; c'est la gêne que les adhérences apportent dans le jeu des viscères. Aussi, pour peu qu'une affection d'un autre ordre se soit ajoutée au travail destructeur, on voit la santé rester chancelante pendant plusieurs années successives. Par inverse, lorsque l'économie a repris son équilibre normal, il est bien rare que le foie redevienne le siége d'une suppuration idiopathique : en effet, nous ne connaissons qu'un seul cas de rechute et un seul également de récidive dans le nombre assez élevé des sujets que nous avons pu suivre au delà du terme de leur guérison.

§ 4. COMPLICATIONS.

En mettant à part les faits dans lesquels la phlegmasie se propage du viscère à l'enveloppe séreuse de celui-ci, nous remarquons encore que la péritonite se manifeste chez un dixième des individus atteints d'abcès du foie. Les traces qui la caractérisent varient depuis un léger épaississement, depuis une faible coloration rougeâtre jusqu'à une très-vive injection sanguine. Tantôt ses produits ne consistent qu'en une petite quantité de liquide séro-albumineux; tantôt elle donne aussi naissance à des exsudations plastiques, entre lesquelles il arrive à l'épanchement de s'enkyster (obs. XII) ; chez quelques malades elle possède assez d'intensité pour occasionner une sécrétion purulente. Chacun des points de la membrane lui est accessible; mais d'habitude elle est circonscrite à une plus ou moins grande étendue des épiploons. L'obs. XII nous montre que, localisée dans la moitié droite du ligament coronaire, elle y a déterminé l'organisation d'une poche dont le contenu a fortement refoulé, en haut, la moitié correspondante du diaphragme, en bas, le lobe sous-jacent du foie.

La péritonite qui survient ainsi comme complication affecte indistinctement une marche aiguë, subaiguë ou chronique; elle peut se développer sans soulever de symptômes. Sa fréquence doit-elle s'expliquer par celle de la dysenterie qui accompagne le travail de suppuration? On ne saurait l'admettre; car dans la dysenterie simple l'apparition d'une péritonite intercurrente est beaucoup plus rare que dans les cas où le flux abdominal s'ajoute à une phlegmasie du foie; d'ailleurs, chez certains sujets elle a lieu durant le cours de cette dernière, sans que le moindre accident ait surgi vers l'intestin (voy. une obs. de Catteloup, *loc. cit.*, p. 143 et 144).

Dans un petit nombre d'autopsies l'estomac a offert des traces de phlegmasie chronique ou d'ulcères, les unes et les autres liées évidemment à l'abus des alcooliques ou à l'influence d'une mauvaise alimentation; ces lésions étaient restées latentes pendant la vie des malades.

Du côté de l'intestin grêle aucune altération spéciale, si ce n'est, lors des cas de dysenterie lente, une atrophie de la muqueuse et des villosités. Un appétit insatiable et une émaciation rapide nous ont toujours semblé annoncer l'existence de cette lésion.

Nous avons déjà exposé que la dysenterie complique très-souvent la suppuration du foie; les détails dont elle a été précédemment l'objet nous dispensent d'aborder de nouvelles considérations à son égard.

Chez un individu sur 158, nos relevés mentionnent un cas d'inflammation aiguë du poumon gauche, l'abcès étant situé dans le lobe hépatique droit. Cette complication, observée en octobre, s'était développée 40 jours après l'invasion des accidents issus vers le foie; elle persista jusqu'au 82e jour, époque de la mort du malade. A l'autopsie le tiers inférieur du poumon envahi fut trouvé dense, friable et de teinte rouge foncé; il était imperméable à l'air et plus pesant que l'eau; des brides celluleuses anciennes le maintenaient adhérent au thorax. Quant au poumon droit, il n'offrait pas d'altérations, bien qu'il ne fût séparé de l'abcès que par une faible épaisseur de tissus (Catteloup, *loc. cit.*, p. 142 et 144).

Sur le même total de 158 trois sujets portaient au sein de leurs poumons des noyaux noirâtres ou rouge brun. Imperméables à l'air, compactes et plus ou moins cohérents, ces noyaux étaient indubitablement les reliquats d'hémorrhagies apoplectiques; une infiltration séreuse pénétrait les organes qui les renfermaient (Catteloup, *loc. cit.*, p. 114; Morel, *loc. cit.*, p. 38; Chevassu, *loc. cit.*, p. 21).

Chez quatre autres individus l'appareil pulmonaire était le siége d'une tuberculisation.

S'il est commun que la fièvre d'accès légitime se mêle aux accidents d'invasion de l'hépatite, il est rare qu'elle apparaisse une fois que le travail pyogénique s'est déclaré. Outre cela, si, à l'époque à laquelle l'hépatite a débuté, les malades étaient atteints d'une fièvre intermittente rebelle, cette fièvre change de caractère à l'arrivée de la suppuration. Ainsi, les accès deviennent irréguliers, puis s'atténuent jusqu'à ne plus consister qu'en d'obscurs mouvements de diaphorèse; parfois encore ils ne sont mis en relief que par un endolorissement passager qui frappe les branches nerveuses de la face, du dos ou des membres. A leur tour ces divers phénomènes morbides se dissipent, non sans laisser après eux un état d'anémie cachectique. Ces manifestations fébriles ont été signalées chez un cinquième des sujets.

Dans les quatre cinquièmes des cas où une fièvre intermittente légitime avait immédiatement précédé le travail de suppuration, la rate avait plus ou moins augmenté de densité et de volume. Cette proportion des quatre cinquièmes est incontestablement trop élevée pour ne dépendre que de l'influence de la fièvre; à nos yeux les altérations subies par le foie doivent entrer pour beaucoup dans la production de l'engorgement dont il s'agit. La preuve en est que quinze individus qui n'avaient jamais souffert de fièvres périodiques ou de cachexie palustre, ont présenté cet engorgement, bien que chez presque tous il eût coexisté avec une dysenterie, c'est-à-dire avec une maladie qui, par elle-même, semble l'exclure. En somme 39 individus sur 119, soit un tiers, ont fourni l'exemple d'un engorgement de la rate.

M. Cambay dit avoir rencontré les lésions propres à l'albuminurie dans les reins d'un sujet dont le foie recélait deux énormes abcès (*loc. cit.*, p. 313).

Regarderons-nous comme complication la diathèse graveleuse qui, depuis plusieurs années, tourmentait un autre individu?

En 1849 un de nos malades fut atteint par le choléra épidémique. Bien que se compliquant mutuellement, cette affection et celle du foie n'en arrivèrent pas moins à une heureuse terminaison, la première, moyennant une réaction qui s'accompagna de parotides; la deuxième, après que l'abcès se fut ouvert au creux de l'estomac (obs. XIX).

§ 5. PRONOSTIC.

Le pronostic des abcès du foie ne saurait être que très-grave; différentes particularités donnent la raison de ce fait. 1° La plus importante est que les abcès ont leur siége à l'intérieur d'un viscère; 2° une autre consiste dans les suites qu'éveillerait le mouvement fluxionnaire s'il se propageait jusqu'à l'une des séreuses du voisinage; 3° il peut survenir une rupture soit des adhérences au centre desquelles le pus s'est frayé un trajet, soit des parois qui circonscrivent les abcès, rupture qui amènerait l'épanchement du produit de ceux-ci dans l'abdomen; 4° il peut s'être développé plusieurs foyers séparés; et alors, le péril, contre lequel on croyait avoir prémuni le malade en ouvrant la seule collection dont l'existence fût admissible, se trouve au-dessus des ressources de l'art; 5° quand les abcès sont recouverts par une forte épaisseur de substance glanduleuse, leur contenu ne se rapproche du dehors que par une dilatation énorme de leur cavité, ce qui ajoute aux chances originelles du danger celles qu'entraînent les suppurations démesurément étendues; d'ailleurs cette dilatation a pour effet d'altérer la texture du parenchyme; 6° on aurait à redouter l'obstruction des canaux biliaires ou des bronches, si on avait des motifs de croire que ces voies se fussent ouvertes aux fluides renfermés dans l'abcès.

On doit regarder comme suspects les signes annonçant qu'un engorgement aigu ou subaigu persiste au sein du viscère après que l'abcès a débouché au dehors.

La dysenterie est une des complications les plus fâcheuses de suppuration du foie; les abcès ne sont même susceptibles de guérir qu'autant que les malades sont entièrement débarrassés de ses atteintes.

Si elles n'empêchent pas toujours une terminaison favorable, la fièvre intermittente rebelle et la cachexie palustre n'en ajoutent pas moins à la gravité du pronostic, attendu l'état d'épuisement qu'elles déterminent. Dans 3 cas cependant, sur 26, un rétablissement complet a eu lieu, malgré la situation déplorable à laquelle elles avaient réduit l'économie.

L'engorgement de la rate ne nous a jamais paru entraver la tendance du mal vers une guérison.

Du moment où elle soulève des symptômes, l'inflammation du péritoine se montre constamment funeste, quelle que soit son origine, quels que soient sa marche et son siége. Seule, la péritonite latente reste parfois inoffensive, quand elle se limite à une faible étendue.

Nous avons déjà dit que l'épanchement du pus dans le péricarde occasionnait très-rapidement la mort.

L'hypersécrétion passive qui s'opère du côté de la plèvre quand le poumon est refoulé par le foie, cette hypersécrétion, disons-nous, n'a aucune espèce d'importance; car outre qu'elle est minime, elle se dissipe avec les effets du travail destructeur. En revanche on classera au nombre des complications graves la pleurésie liée à la propagation du mouvement fluxionnaire que suscite la présence des abcès. Il faut enfin regarder comme à peu près irrémédiables les accidents qui se déclarent lorsque du pus s'est déversé du foie dans le sac pleural. Sans doute on a vu ces accidents s'acheminer vers une heureuse terminaison en certaines circonstances où une issue extérieure avait été ouverte au fluide épanché; mais les succès de ce genre sont entourés de trop de chances défavorables pour ne pas former des exceptions; des suppurations interminables, la carie ou la nécrose des côtes situées aux abords de l'issue; en dernier lieu, la difficulté avec laquelle le poumon, emprisonné sous des pseudo-membranes, recouvre la place d'où l'épanchement l'a écarté, voilà autant d'éventualités dont il est nécessaire de se préoccuper dans le cas qui nous occupe.

A lui seul l'engouement apyrétique de la base du poumon est rarement de nature à inspirer des craintes quand il reconnaît une origine semblable à celle de la pleurite passive mentionnée ci-dessus. Par contre l'engouement apyrétique survenu sous l'influence d'autres causes, l'engouement fébrile et l'hépatisation rouge peuvent créer de grands dangers, quel que soit leur siége au sein de l'organe respiratoire. L'hépatisation grise est inévitablement funeste, alors même que l'arrivée du contenu de l'abcès jusque dans les bronches a ouvert à l'infiltration purulente du poumon un débouché vers l'extérieur.

Il serait inutile de nous arrêter aux périls qu'entraîneraient l'existence de tubercules ou l'albuminurie.

La guérison des abcès du foie paraît indépendante de la voie que le pus a choisie pour s'écouler au dehors; mais elle se rattache de très-près à l'état de conservation où se trouvait l'organisme quand les sujets sont entrés en maladie.

DIAGNOSTIC.

A.

L'existence des abcès du foie se traduit rarement par des signes pathognomoniques ; on n'arrive guère à la constater que par voie d'exclusion, c'est-à-dire en recherchant si les symptômes qu'on observe ne se rapportent pas à une autre lésion du viscère ou à celle d'un organe voisin. Les développements dans lesquels nous allons entrer feront ressortir la vérité de cette assertion.

I. DIAGNOSTIC D'AVEC D'AUTRES AFFECTIONS DU FOIE.

a. *Kystes séreux ou hydatiques.*

Accessibles au diagnostic seulement à l'époque à laquelle ils en sont venus à soulever la paroi abdominale sous forme d'une tumeur fluctuante, les kystes séreux se distinguent alors des abcès :

1° Par l'extrême lenteur de leur marche ;

2° En ce qu'il ne se produit point de douleurs quand on exerce une commotion sur les parois d'alentour ;

3° En ce que la saillie qu'ils ont formée à l'extérieur s'est développée sans le concours d'aucune manifestation phlegmoneuse.

Les tumeurs hydatiques se distinguent à l'aide de caractères analogues, ainsi que par le frémissement spécial auquel elles donnent lieu dans certains cas.

Au reste, ces maladies, presque aussi graves et vouées d'ailleurs à la même marche terminale que les abcès, prêtent aux mêmes indications que ceux-ci.

b. *Apoplexie du parenchyme.*

Avec beaucoup de praticiens de l'Algérie nous admettons que le foie peut, à la manière du poumon, être le siége d'hémorrhagies apoplectiques; mais ces hémorrhagies entraînent bien rarement des déchirures visibles à l'œil nu ; à part un fait dans lequel il avait désorganisé en entier l'élément lobulaire d'un petit noyau, l'épanchement nous a toujours paru se borner à une infiltration du fluide sanguin au sein des couches glanduleuses. Cela nous explique pourquoi les lésions de ce genre ne suscitent de symptômes qu'autant que les noyaux envahis par elles sont frappés de suppuration..

c. *Hypertrophie du parenchyme.*

Telle que nous l'avons observée en Algérie, l'hypertrophie simple du parenchyme n'exerce pas d'influence appréciable sur la santé. A peine, dans les cas où elle est prononcée à un haut degré, détermine-t-elle une légère oppression quand, les sujets étant assis, le relâchement de la paroi abdominale antérieure oblige le diaphragme à supporter seul le poids excessif du viscère.

Par opposition, les abcès susceptibles de produire une dilatation de ce dernier font en général naître vers la région hépatique une sensation continue d'embarras, de tension, ou bien des douleurs aiguës, des élancements. Inoffensive chez les individus atteints d'hypertrophie simple, la commotion de l'organe augmente les souffrances quand celui-ci renferme du pus, leur communique un caractère pongitif, les change en angoisses, et souvent les développe si elles ne s'étaient pas manifestées auparavant. Tandis que l'hypertrophie spéciale aux pays chauds porte constamment sur la masse entière du parenchyme, la formation d'un abcès dans la moitié droite du bord postérieur peut rendre ce bord des deux tiers, des trois-quarts, une fois plus épais. Or, une pareille augmentation d'étendue ne saurait être le résultat d'une simple hypertrophie; car elle supposerait à l'organe un volume inadmissible. Par exemple, pour qu'elle eût atteint 10 centimètres, le viscère qui, dans le cas d'un abcès semblable à celui de l'obs. V, n'aurait eu que les dimensions correspondantes à un poids de 4500 grammes, devrait avoir acquis le volume représenté par le poids invraisemblable de 12,000 grammes. Enfin, chez beaucoup de sujets, divers symptômes, tels que des sueurs nocturnes, une fièvre irrégulière, la dysenterie, éclaireront puissamment le diagnostic.

d. *Ramollissement non inflammatoire, cirrhose, induration, atrophie.*

Le dépérissement, lié à un ramollissement non inflammatoire du foie, diffère de celui qu'occasionne la formation lente et obscure du pus:

1° Par l'absence de toute douleur lors de la commotion imprimée aux fausses côtes;

2° Par une tendance à la constipation;

3° Par une certaine atrophie du viscère.

D'un autre côté, l'ascite, jointe à la diminution des diamètres de l'organe, distinguera toujours d'avec les symptômes d'un abcès ceux qui seront inhérents à la cirrhose du viscère, à l'atrophie de celui-ci, ou à l'induration de son tissu.

e. *Cancer.*

Le cancer du foie pourrait être soupçonné dans les circonstances où, l'économie étant minée par un lent épuisement, quelques douleurs se déclareraient vers la région hépatique. En pareil cas, les raisonnements basés sur le fait d'une disposition héréditaire ainsi que sur l'existence antérieure ou simultanée de tumeurs cancéreuses appréciables au dehors donneraient quelque poids aux présomptions émises. Il serait moins difficile de croire à la probabilité d'un cancer, si on remarquait tous les symptômes que cette dégénérescence est de nature à soulever. En effet, le cancer aurait bien alors de commun avec les abcès à marche lente le malaise épigastrique, l'anorexie, un sentiment d'embarras et d'oppression vers l'hypochondre droit, des douleurs vives et lancinantes, la dilatation du parenchyme, quelquefois des vomissements et l'ictère; mais il s'en distinguerait : 1° Par une tendance à la constipation ; 2° par l'ascite qu'il détermine chez beaucoup de malades ; 3° par les proportions considérables qu'atteint l'œdème des membres abdominaux lorsqu'il arrive à ceux-ci de s'infiltrer ; 4° par l'absence des signes qui annoncent la suppuration du foie. Tous les doutes seraient levés si le viscère, venant à déborder les côtes, présentait des inégalités ou des bosselures sous la paroi de l'abdomen.

f. *Autres altérations.*

L'état gras du foie, non plus que les tubercules, la mélanose ou les concrétions dont cet organe peut être le siége, ne développent jamais de signes accessibles à l'observation.

II. DIAGNOSTIC D'AVEC LES AFFECTIONS DES VOIES BILIAIRES.

a. *Affections dont l'existence ne se révèle que par des signes douteux.*

Bien que susceptibles de passer inaperçues, diverses maladies de l'appareil excréteur de la bile, telles que l'hypertrophie de la vésicule, l'atrophie de ce réservoir, l'oblitération de sa cavité ou de son conduit, l'œdème et enfin l'ossification de ses parois, donnent lieu quelquefois à une sensation d'incommodité et à un léger trouble des fonctions digestives. Or beaucoup de suppurations sourdes du parenchyme ne suscitant pas d'autres symptômes, on n'a pour s'éclairer que la donnée suivante : c'est que les lésions dont il s'agit sont fort rares comparativement aux suppurations du tissu glanduleux.

b. *Affections dont l'existence est révélée par des signes définis.*

α. *Affections non accompagnées de déformation extérieure.*

Une deuxième classe de maladies, telles que l'inflammation de la vésicule, son ulcération, sa perforation, et la présence de certains calculs, comportent des caractères plus saillants; mais tant qu'elles n'empêchent pas d'une manière absolue l'écoulement de la bile, elles ne se distinguent encore des abcès du foie que par des différences peu nombreuses.

Cholécystite simple. — Ainsi, cette douleur vive et souvent rémittente qui, située vers le rebord des fausses côtes droites, s'accroît par l'extension des membres inférieurs, par le décubitus dorsal, le mouvement, la pression; ces vomissements séro-bilieux, ces vomituritions qui l'accompagnent et suivent toutes ses phases; l'ictère : ces accidents, disons-nous, dont l'ensemble a été regardé comme spécial à l'inflammation de la vésicule, peuvent se rattacher également à la marche d'abcès survenus dans la portion par laquelle le foie correspond à la moitié droite de l'épigastre. Il ne restera dès lors que les chiffres ci-après :

En cas de cholécystite simple.	*En cas d'abcès du foie.*
Tendance à la constipation; constipation.	Dysenterie préalable ou concomitante.
Pas d'augmentation dans le volume du foie.	Augmentation dans le volume du foie.
Lésion rare.	Lésion commune.
Commémoratifs témoignant que le sujet a été atteint antérieurement d'accès de colique hépatique, ou a rendu des calculs biliaires.	Absence de ces commémoratifs.

Ulcération de la vésicule. — Les douleurs sourdes ou aiguës, le dépérissement, la fièvre hectique, liés à l'ulcération de la vésicule, seraient de nature à donner le change, si on en faisait les seuls éléments du diagnostic. Mais ici encore, ce dernier sera aisé si on s'appuie sur les bases établies pour le cas de cholécystite simple.

Perforation de la vésicule. — Fréquemment consécutive à des accidents de douleur, d'épuisement graduel ou de réaction semblables à ceux qu'occasionnent les abcès du foie, la perforation de la vésicule suscite les mêmes signes que l'ouverture d'un de ceux-ci dans l'abdomen. Cependant on arrivera à la soupçonner: 1° en s'appuyant sur l'absence de toute dilatation du foie; 2° au moyen de commémoratifs comprenant tous les faits énoncés à propos de la cholécystite.

Calculs biliaires. — Parmi les calculs qui ne mettent pas obstacle à l'écoulement des fluides excrétés, il en est dont la présence donne lieu à des phénomènes hautement distinctifs. Ainsi, l'intensité des douleurs, le siége qu'elles occupent, leur aptitude tantôt à se calmer quand on exerce une pression sur le ventre, tantôt à s'exaspérer sous le moindre contact; l'agitation et l'angoisse auxquelles les sujets sont en proie, le retour de la maladie par accès fréquents et irréguliers, ces divers symptômes laissent déjà entrevoir la nature du mal. La présomption se change en certitude, lorsque les selles amènent un ou plusieurs des calculs dont il s'agit. Par inverse il est des circonstances dans lesquelles les calculs biliaires ne font naître que des signes obscurs; et si, en pareille condition, la longue durée des douleurs, jointe à l'impossibilité de prendre des aliments, détermine du marasme, on aura sous les yeux des signes analogues à ceux qu'entraîne la marche d'un abcès du foie. Heureusement, à côté de ces phénomènes équivoques, on rencontre les différences qui servent à reconnaître l'inflammation de la vésicule.

β. *Affections accompagnées de déformation extérieure.*

Distension de la vésicule par un liquide. — Lorsque, en raison de certains obstacles, il arrive que de la bile, du mucus ou du pus soient conduits à s'accumuler dans la vésicule, celle-ci, se trouvant de plus en plus distendue, forme souvent une saillie sensible à l'extérieur. Or si, par son siége, si, par les accidents d'incommodité obscure, de douleur et même de phlegmasie qui se lient à son développement, cette saillie a quelque similitude avec celle d'un abcès, on puisera les probabilités du diagnostic dans les différences suivantes :

Tumeurs formées par la vésicule.	*Tumeurs formées par un abcès.*
La tumeur est molle à toutes les périodes de son développement.	La tumeur est dure dans le principe.
Son rebord inférieur n'est pas nettement défini.	Son rebord inférieur est défini, tranchant.
La tumeur se forme rapidement; un jour et même quelques heures suffisent pour cela.	Plusieurs jours au moins sont nécessaires pour que la tumeur se forme.
La fluctuation y est perceptible dès le principe et sur tous les points.	La fluctuation n'y est évidente que fort tard ; limitée d'abord au centre de la tumeur, elle ne devient sensible dans une plus grande étendue que par suite des progrès de la suppuration.
Malgré l'étendue de la fluctuation, les téguments restent mobiles.	Les téguments perdent leur mobilité avant que la fluctuation soit devenue perceptible; ou bien, s'ils la conservent nonobstant l'existence de celle-ci, la masse fluide qui les soulève est renfermée dans un sac pédiculé, particularité qu'on n'observe jamais quand on a affaire à une simple dilatation de la vésicule.
Décoloration des selles, constipation.	Dysenterie préalable ou concomitante.
Affection rare.	Affection fréquente.

Dans cette échelle comparative nous n'avons pas mentionné l'œdème qui, en cas d'abcès, devancerait le développement de la fluctuation, tandis que le contraire aurait lieu si la saillie se rattachait à une distension de la vésicule. En effet cet œdème manque souvent dans la première circonstance (obs. II, III). Il y a plus, et ces deux observations nous en fournissent encore la preuve; c'est que les abords du point de fluctuation, réputés durs et gonflés en cas d'abcès, peuvent se trouver alors dans les mêmes conditions que quand la saillie est produite par le réservoir de la bile. Enfin, nous nous sommes abstenu de mettre en ligne la coexistence ou l'absence d'une dilatation du foie, car cette dilatation est susceptible de se rencontrer dans le second des cas dont il s'agit. Par exemple, on a vu le relief d'un abcès du foie déterminer l'occlusion du canal cholédoque, et, subsidiairement, le reflux de la bile qui, de la sorte, était arrivée à former une tumeur appréciable au dehors ; ici, l'abcès était situé trop profondément pour être accessible aux moyens d'exploration ; et d'autre part, le foie avait offert de bonne heure un développement anormal dû à ce qu'une quantité démesurée de bile s'était accumulée au sein de l'organe, comme on put s'en assurer après la mort du malade (voy. Haspel, *loc. cit.*, p. 206). Ajoutons que, la coïncidence d'une tumeur biliaire et d'une dilatation du parenchyme accompagne fréquemment le cancer de celui-ci.

Aux différences énumérées ci-dessus s'en joignent de non moins significatives quand la rétention du fluide se rapporte à l'existence de calculs. Nous voulons parler du caractère et de l'intensité des douleurs, de l'agitation à laquelle est en proie le sujet, des vomissements continuels qu'il éprouve, du retour des accidents par accès rapprochés, etc. On ne saurait conserver aucun doute si le malade avait rendu un ou plusieurs calculs par les selles, et surtout si, à l'aide de la main appliquée sur le ventre, on déterminait au siége de la tumeur la sensation du frottement ou de la collision de petits corps solides.

Occlusion du conduit hépatique. — En obligeant la bile à s'accumuler dans l'intérieur du foie et en donnant lieu, de plus, à une irritation qui appelle un afflux de sang, l'occlusion complète du conduit hépatique doit produire une dilatation notable du viscère. Mais alors des vomissements continuels, la nature des douleurs, la dépression prompte des forces et la constipation suffisent toujours pour écarter l'idée que ces accidents sont le fait d'un abcès du foie. Au reste, comme les précédentes, cette affection est fort rare.

III. DIAGNOSTIC D'AVEC LES LÉSIONS D'ORGANES SITUÉS HORS DE L'APPAREIL BILIAIRE.

a. *Hernies; abcès de la paroi thoraco-abdominale, abcès par congestion, tumeurs constituées par des abcès intra-pelviens.*

Après s'être fait jour à travers une perforation de la ligne blanche, le produit de quelques abcès en vient à soulever le fascia superficialis sous forme d'une tumeur réductible et pédiculée, qu'il serait aisé de prendre pour une hernie épiploïque. Une erreur analogue pourrait être commise si le pus, ayant fusé par l'anneau inguinal, s'était accumulé au-dessous du scrotum. Dans l'une et l'autre circonstance la fluctuation d'un liquide et les antécédents de la maladie éclaireront le diagnostic.

Ces derniers permettront encore de décider : 1° Si la tumeur qu'on observerait au niveau de la région hépatique ne serait point le résultat d'une altération des côtes, ou celui d'un abcès limité à la paroi thoraco-abdominale; 2° s'il faudrait regarder comme issu du foie le pus qui aurait cheminé de haut en bas dans l'épaisseur des parois de l'abdomen, au point de déboucher sous les téguments à une grande distance du viscère.

Le pus épanché du foie dans le péritoine peut atteindre l'aine et y déterminer une tumeur ; on distinguera cette dernière d'avec celle d'un abcès par congestion en se fondant :

1° Sur l'existence préalable ou concomitante d'accidents vers le foie et vers l'intestin ;

2° Sur l'absence de déviation anormale, de saillie ou de douleurs vers le rachis ;

3° Sur ce que, pour arriver sous les enveloppes tégumentaires, le pus est sorti par l'anneau inguinal ou par l'anneau crural, et non par la gaîne du psoas-iliaque, ainsi que cela a lieu dans le cas d'abcès par congestion.

Le siége des accidents primordiaux servirait pareillement à reconnaître si du pus qui se serait frayé une voie à travers l'un des anneaux que nous venons de nommer, n'aurait point sa source dans la cavité pelvienne.

b. *Kystes adjacents au foie.*

Les kystes qui ont envahi l'un des lobes du foie conduisent ce lobe à se dilater en ses divers sens, refoulent de tout leur relief le diaphragme, et partant, n'occasionnent aucune déviation du lobe resté intact. Il n'en est pas de même pour ceux qui se développent entre la surface culminante d'un lobe et le muscle dont il s'agit; s'ils déterminent l'abaissement du lobe qui leur correspond, l'autre lobe se relève jusqu'à une certaine hauteur, ainsi qu'il est aisé de s'en assurer à l'aide de la percussion. En ajoutant à cela les indications fournies par les commémoratifs du malade, on aura réuni assez d'éléments pour éclairer le diagnostic. Cependant il peut arriver qu'un abcès du foie et un kyste extérieur à ce viscère existent simultanément dans un seul hypochondre (obs. XII); on conçoit qu'alors les recherches seraient entourées de difficultés insurmontables.

Quand un kyste se forme entre le lobe hépatique droit et le rein sous-jacent, ce lobe éprouve un soulèvement qui conduit le lobe gauche à s'abaisser; comme la précédente, cette nouvelle particularité ressort suffisamment sous la percussion, pour qu'on doive la classer au nombre des moyens de diagnostic.

c. *Embarras gastrique.*

Tant qu'on ne remarque pas de symptômes du côté du foie, nul signe ne permet de savoir si un état d'embarras gastrique se rattache ou non à la marche d'une phlegmasie dont aurait été frappé le viscère.

d. *Gastrite aiguë.*

Par les douleurs vives ou obtuses qu'elle suscite vers les hypochondres ou à l'épigastre; par le sentiment de barre que fréquemment aussi elle occasionne vers les portions inférieures de la poitrine ; enfin, par l'aptitude qu'ont ces différentes souffrances à devenir plus fortes lors des secousses imprimées au thorax, la gastrite aiguë aurait quelques points de similitude avec le mouvement phlegmasique lié à la suppuration du foie. Mais, d'une part, l'absence de toute trace de dilatation dans les diamètres de celui-ci, les commémoratifs ; de l'autre, la teinte plus ou moins rouge de la langue, l'apparence contractée de cette dernière, la saillie de ses papilles, la multiplicité des vomissements, la régurgitation des matières ingérées, la sensibilité exquise, la chaleur, la turgescence de l'épigastre, enfin une constipation notable rappelleront qu'on a exclusivement sous les yeux une inflammation aiguë de l'estomac.

e. *Gastrite chronique.*

La gastrite chronique a également de commun avec la suppuration du foie : 1° Des douleurs vives ou obtuses siégeant dans le dos, à l'épigastre ou dans les hypochondres ; 2° l'aptitude qu'ont ces souffrances à se prononcer davantage quand on ébranle les fausses côtes. Mais en regard de ces symptômes on voit manquer la dilatation du parenchyme glanduleux, ainsi que les signes généraux développés par le travail pyogénique ; la langue est rouge, quoique humide ; les sujets accusent une diminution d'appétit ou une faim incessante ; il y a des rapports âcres, nidoreux, fétides ; souvent les substances alimentaires sont rejetées peu de temps après avoir été introduites dans l'estomac ; les digestions sont lourdes, accompagnées de tendance au sommeil, de céphalalgie, de fatigue ; le mal empire ou du moins ne se calme pas sous l'influence des stimulants ; il existe une constipation marquée.

f. *Ulcère simple, cancer de l'estomac.*

A l'exception de l'apparence acquise par la muqueuse linguale, la distinction formulée à propos de la gastrite chronique est applicable à l'ulcère simple de l'estomac. Ajoutons qu'ici la plus grande fréquence des vomissements, et, chez beaucoup d'individus, l'hématémèse achèveront d'éclairer le diagnostic.

Il en serait de même pour le cancer de l'organe dont il s'agit, lésion qui, dans un grand nombre de circonstances, comporte de plus des signes spéciaux, tels que des douleurs survenant pendant le travail digestif, des bosselures indurées qui suivent l'estomac selon ses divers déplacements, des vomissements de matières alimentaires au bout d'un certain temps après l'ingestion de celles-ci, des vomissements de matières noires, la dilatation anormale du viscère. Au milieu de ces signes la teinte jaune paille du visage, l'existence d'une masse cancéreuse sur un point de la superficie du corps, et, surtout, les commémoratifs puisés dans l'hérédité légitimeraient les présomptions que l'on croirait devoir émettre sur la nature du mal.

g. *Gastralgie.*

La gastralgie accompagnée de vives souffrances à l'épigastre, dans le dos ou dans les hypochondres peut avoir cela de commun avec la suppuration du foie que les douleurs occasionnées par elle s'exaspèrent sous l'influence de la commotion imprimée aux fausses côtes. Elle s'en distingue : 1° Par la violence même de ces douleurs et par leur caractère qui, selon les cas, est celui d'une formication intérieure, d'une crampe, d'un déchirement; 2° par sa marche rémittente ou intermittente; 3° par la dépravation de l'appétit; 4° par des accidents nerveux, tels qu'une sensation de froid aux extrémités, des fourmillements dans les membres, des vertiges, des étouffements, des palpitations, de l'éréthisme, etc., qui surgissent pendant sa durée; 5° par la facilité avec laquelle souvent ces différents phénomènes morbides cèdent à l'ingestion de substances alimentaires, aux stimulants, à l'opium; 6° par l'absence de lésions matérielles locales.

Le diagnostic est entouré de plus d'obstacles quand les accidents se dessinent à un faible degré. Un malaise épigastrique passager avec propension à la migraine, avec nausées, vomissements ; l'émission abondante de gaz par la bouche, un sentiment d'oppression ou de défaillance, le tout, sans aucun changement fonctionnel, sans modification dans l'habitude extérieure, sans altération locale appréciable au toucher, cet ordre de choses, disons-nous, se retrouve aussi bien lors du développement de certains abcès que pendant le cours d'une gastralgie. Mais à côté de ces conditions équivoques il est encore deux ressources : la première, c'est d'interroger attentivement les dimensions de la matité jécorale ; la seconde, c'est de rechercher si la commotion, toujours inoffensive quand il n'existe qu'une gastralgie obscure, ne susciterait pas de douleurs au niveau de la matité dont nous venons de parler.

h. *Tumeurs du duodénum et du pancréas.*

L'obliquité de la face inférieure du foie empêche de sentir les tumeurs développées sur cette face, à moins que le bord correspondant du viscère ne répète leur relief. Il s'ensuit qu'une tumeur perçue profondément dans l'un des points de l'échancrure sous-sternale doit être rapportée à un autre organe que le foie, c'est-à-dire au pylore, au duodénum ou au pancréas, si le toucher et l'oreille ne dénotent rien d'anormal vers les gros troncs artériels de la région.

Pour spécifier davantage, rappelons que les tumeurs du pylore et du duodénum sont presque exclusivement formées par des cancers : or, ce que nous avons dit ci-dessus à propos du cancer de l'estomac leur étant applicable, on aura réuni assez d'éléments pour se convaincre que l'on n'a point affaire à un abcès du foie.

Un caractère précieux des tumeurs constituées par le pancréas, c'est que d'habitude elles sont soulevées en masse et avec force par les pulsations de l'aorte. Chez quelques sujets elles compriment la veine cave ou la veine porte ; alors on observe, dans le premier cas, une infiltration des membres abdominaux, dans le second, une ascite. En outre le développement de celles qui reconnaissent une origine phlegmasique ou cancéreuse s'accompagne de symptômes particuliers ; ces symptômes sont :

1° Une douleur gravative, tensive, gênante, laquelle siége, selon les cas, dans le dos et les lombes, à la base des hypochondres, derrière l'épigastre. Cette douleur augmente à la suite des vomissements et après les repas ; la station debout, le décubitus dorsal, les mouvements du tronc, produisent le même effet ;

2° Des rapports acides, la régurgitation abondante d'un fluide salivaire, des vomissements composés également de ce fluide, ou bien bilieux, glaireux ; une sorte de rumination ;

3° Des selles mêlées soit d'une matière semblable à du beurre liquéfié, soit d'un fluide analogue à de la salive.

i. *Abcès qui, situés ailleurs que dans le foie, épanchent leurs produits par le rectum.*

Le pus excrété par l'anus peut provenir :

1° De la suppuration de paquets hémorrhoïdaux ;

2° D'un abcès de la prostate ;

Dans ces deux cas, l'examen fait à l'aide du toucher rectal et du spéculun dissipera les doutes.

3° D'un abcès qui se serait produit entre les parois du bassin et le rectum, soit par suite d'une inflammation, soit par suite d'une carie des vertèbres sacrées. Ici la localisation des accidents et l'existence d'un pertuis fistuleux remontant sous la muqueuse autoriseront encore un diagnostic ;

4° D'un abcès qui aurait envahi l'une des fosses iliaques ;

5° D'une suppuration circonscrite du péritoine ;

Dans ces deux nouveaux cas le siége des accidents et les commémoratifs permettront d'élever des présomptions quant à la source du pus excrété.

6° D'une carie des vertèbres lombaires inférieures ; les douleurs sciatiques ou crurales, les souffrances ressenties le long du psoas, la flexion permanente de l'une ou des deux cuisses, enfin la saillie des vertèbres lésées fourniraient des indications précises ;

7° D'un abcès du foie ; mais dans cette dernière hypothèse on ne saurait conclure si on n'avait point remarqué de signes dans la région occupée par le viscère ; car si on procédait par voie d'exclusion, on s'exposerait à une erreur, la suppuration pouvant avoir pris sourdement naissance dans un autre organe, et s'être acheminée vers l'extérieur sans susciter plus de symptômes.

j. *Tumeurs du rein droit.*

Il est peu probable que l'on confondrait avec les accidents liés à la suppuration du foie une tumeur du rein droit ou une néphrite. Une seule circonstance serait de nature à créer des embarras : ce serait celle dans laquelle, des signes morbides ayant surgi simultanément vers le rein dont nous parlons et vers le foie, il y aurait lieu de se demander si ces signes sont indépendants les uns des autres, ou bien si les accidents issus du rein ne se rapporteraient pas aux progrès d'un abcès qui, du foie, tendrait à se vider par les voies urinaires. Ce problème ne serait susceptible de solution qu'autant que l'on verrait le foie, de dilaté qu'il était d'abord, s'affaisser complétement après une évacuation de pus par l'urètre.

k. *Splénite.*

La splénite se dessine sous des dehors beaucoup trop tranchés pour prêter à une erreur.

l. *Tumeurs anévrismales.*

Certains abcès, qui sont venus soulever la partie centrale de l'épigastre, offrent un mouvement alternatif de systole et de diastole dont les temps coïncident, le premier, avec la systole du cœur, le second, avec la diastole du même organe. Quelquefois accompagnées d'un léger bruit de frémissement, ces pulsations simulent celles d'une tumeur anévrismale; et une méprise serait aisée si les antécédents des sujets, en révélant le fait d'une contusion récente à l'épigastre, donnaient à penser qu'un anévrisme faux consécutif s'est produit sur le trajet de l'artère mammaire interne. Mais, outre que dans ce dernier cas la dilatation de la tumeur serait lente et faible, tandis qu'elle se montre instantanée et très-développée dans le cas d'abcès; outre qu'alors aussi la diastole de la tumeur correspondrait à la systole ventriculaire, les signes propres à la suppuration du foie, les commémoratifs fournis par l'existence antérieure d'une hépatite, enfin la marche purement phlegmoneuse de la tumeur indiqueraient la véritable origine de celle-ci.

Il est douteux que l'on confonde jamais la tumeur d'un abcès du foie avec un anévrisme de l'aorte descendante ou du tronc cœliaque. En effet, les anévrismes dont il s'agit sont le siége d'un bruit de souffle ou de rape qui coïncide avec la systole du cœur; ce bruit est éclatant, court, sec; le malade, par suite de la compression que subissent les nerfs voisins de la tumeur vasculaire, accuse selon les cas dans les différents organes abdominaux, dans le bassin, dans le membre inférieur gauche, un sentiment de douleur qu'aucun signe de phlegmasie n'explique. De leur côté les antécédents contribueront à assurer le diagnostic.

m. *Péritonite occupant les abords immédiats du foie.*

Lorsqu'on n'observe ni développement anormal du foie, ni signes spéciaux à la suppuration de ce viscère, ni dysenterie, il est très-difficile de savoir si une inflammation des portions supérieures du péritoine existe isolément ou coïncide avec la formation d'abcès au sein du tissu hépatique. Des obstacles non moins sérieux proviendraient de ce qu'une collection de liquide s'étant enkystée entre le diaphragme et le foie, de manière à déterminer l'écartement de ces organes, sa matité aurait étendu celle du viscère, ou s'y serait substituée. Mais, ces deux circonstances sont très-rares; et dans l'immense majorité des cas où il ne s'est déclaré ni accidents vers la région du foie, ni accidents généraux, on devra croire qu'il s'est produit seulement une péritonite partielle.

Reconnaissable à l'intensité des douleurs qui l'accompagnent et au caractère qu'ont celles-ci de rayonner vers le reste de l'abdomen, cette nouvelle affection compte encore d'autres signes distinctifs. Ces signes sont des retentissements pénibles dans le petit bassin, un sentiment d'angoisse à la base de la poitrine, des vomissements et un hoquet opiniâtres, une forte gêne dans le jeu du diaphragme, en dernier lieu une exaspération des souffrances quand le malade laisse la contraction de ce muscle s'effectuer sous l'étendue à laquelle elle est sollicitée par les besoins naturels de la respiration.

n. *Pneumonie, pleurite, phthisie.*

α. Une seule condition est de nature à rendre appréciable l'origine de la pneumonie et de la pleurite qui se rapportent au rayonnement d'une irritation du foie: c'est le développement préalable des signes attestant l'existence de cette irritation.

β. La même condition aidera à distinguer de la pleurite primitive celle qui se produit pendant que le pus d'un abcès du foie cherche à traverser la paroi costo-diaphragmatique, ou seulement le diaphragme.

γ. Enfin, elle permettra de reconnaître que du pus rejeté pendant la durée d'un épanchement pleurétique ou d'une pneumonie provient d'un abcès du foie. Néanmoins si elle s'est caractérisée sous des dehors obscurs, ou si elle a manqué, le médecin se rappellera que les vomiques issues exclusivement de la plèvre ou du poumon sont rares comparativement à celles qui ont pris naissance au sein du parenchyme jécoral. Il se rappellera encore que l'expectoration purulente, liée au troisième degré de la pneumonie, entraîne toujours un déclin profond de l'organisme, au lieu que celle dont la source est un abcès du foie constitue le prélude habituel d'un soulagement lorsque les malades n'ont pas été épuisés par les ravages de la suppuration ou par la dysenterie. Ajoutons que dans un grand nombre de cas on rencontre deux signes véritablement pathognomoniques : le premier, c'est l'expulsion de débris villeux auxquels des lobules jécoraux sont restés adhérents; le second, c'est la présence d'une certaine quantité de bile hépatique, tantôt combinée aux matières purulentes, tantôt isolée entre les crachats sous l'aspect de gouttes, de veines ou bien même de masses possédant un volume notable.

Quant à l'expectoration de matières rouge brun, rouge brique ou sanguinolentes, elle ne saurait déceler la source réelle du pus ; car si le foie est susceptible d'en fournir les matériaux, elle peut provenir également du poumon. On en a la preuve chez ces individus dont l'abcès, d'ailleurs séparé du tissu jécoral par un kyste fibro-cartilagineux blanc, se trouve rempli de pus jaunâtre, tandis que, dépourvue de membrane pyogénique, la caverne qui s'est creusée à l'intérieur du poumon, offre sur ses parois hépatisées au deuxième degré une matière analogue à celle des crachats. Quoi qu'il en soit, l'expectoration du pus rouge constitue encore un élément utile au diagnostic quand elle est abondante, et que, de plus, elle succède au développement de signes caractérisés vers la région hépatique ; dans ce cas, en effet, elle dénote qu'il se forme au sein du tissu pulmonaire un trajet fistuleux ou une caverne très-probablement destinés à mettre un abcès du foie en communication avec l'extérieur.

8. Lorsque chez un sujet on reconnaît l'existence d'une phthisie pulmonaire avancée et, en même temps, celle d'un abcès du foie, il est souvent fort difficile d'assigner la source de l'expectoration purulente ; outre cela, quelques phthisies simples s'accompagnent d'accidents que l'on croirait dépendre d'une hépatite chronique. Heureusement la thérapeutique n'aurait point à souffrir du doute où l'on se trouverait devant des conditions de ce genre.

IV. DIAGNOSTIC ENTRE CERTAINES FIÈVRES ESSENTIELLES ET LA RÉACTION LIÉE A LA MARCHE DES ABCÈS.

α. Bien que son début ressemble à celui de l'hépatite en raison des signes d'embarras gastrique qu'elle soulève, la fièvre bilieuse simple diffère des phénomènes réactionnels propres à l'invasion d'un abcès du foie par l'absence d'accidents du côté de cet organe. Mais si à cette fièvre se rattachaient des douleurs siégeant vers l'hypochondre droit ou à l'épigastre; si surtout elle occasionnait une turgescence marquée de l'organe, on ne pourrait deviner sa nature qu'autant que l'administration d'un éméto-cathartique déterminerait un amendement immédiat et définitif.

β. En diverses circonstances le début de la suppuration s'annonce exclusivement sous les dehors d'une fièvre d'accès. Tantôt cette fièvre est régulière; tantôt elle suit une marche confuse, ou bien elle se réduit à un léger mouvement de chaleur qui survient le soir; on la voit encore n'être révélée que par une diaphorèse dont les malades sont pris quand ils se livrent au sommeil ou au moindre exercice. Or, des manifestations analogues se rencontrent à la période à laquelle les fièvres intermittentes simples sont arrivées à s'user après avoir été longuement réfractaires; de plus, dans une foule de cas, la persistance de ces fièvres est traduite par des sueurs profuses qui se déclarent à l'heure habituelle des accès ou pendant la nuit. D'autre part la suppuration du foie se développe souvent durant le cours des fièvres intermittentes simples. Au milieu de conditions pareilles la résistance que la fièvre opposerait aux antipériodiques ferait ressortir le caractère symptomatique de celle-ci.

B.

L'existence des collections purulentes ayant été reconnue, quel est le siége de ces dernières? Occupent-elles le lobe droit, le lobe gauche, ou bien sont-elles réparties dans les deux lobes?

Leur siége est-il superficiel ou profond? Voilà autant de questions pour lesquelles les auteurs énumèrent des solutions précises; mais l'observation est loin de justifier les raisonnements avancés à cet égard.

1° En ce qui concerne le moyen de savoir lequel des deux lobes a été envahi, ou bien si tous les deux l'ont été simultanément, la localisation des douleurs, et mieux encore la présence d'une tumeur fluctuante décèleront les points où s'est concentré le travail morbide. Quant à la dilatation simple du parenchyme, elle peut aider à apprécier ce qui a lieu pour le lobe droit; mais dans le cas d'abcès du lobe gauche elle n'éclairerait le diagnostic qu'autant qu'elle serait très-prononcée, attendu les variations auxquelles le volume de ce deuxième lobe est sujet. Il ne faudrait pas accorder plus de confiance aux accidents qui se manifesteraient vers la base de l'un des poumons; car il existe fréquemment des abcès considérables au sein du lobe gauche, sans que le poumon correspondant soit frappé de la moindre altération. Enfin, les signes sympathiques ou phlegmasiques issus vers l'estomac n'ont aucune portée; ils surgissent quel que soit le lobe qui ait été atteint; le vomissement de pus autorise seul à admettre le développement d'un abcès dans le lobe gauche.

2° On a dit de la phlegmasie localisée vers la face convexe du foie qu'elle est surtout caractérisée par des symptômes pectoraux : «Si l'inflammation siége vers la face convexe du foie, on « remarque des symptômes analogues à ceux de la pleurésie; si « au contraire elle siége vers la face concave de l'organe, on « voit surgir des accidents du côté de l'estomac (Baglivi, *Opera « omnia*, t. I, p. 120, Paris 1788). L'inflammation de la portion « convexe du foie, écrit Stoll, simule souvent la pleuro-pneumo-« nie à raison de la gêne qu'éprouve la respiration, à raison aussi « de la douleur du côté droit, laquelle s'étend jusqu'à la gorge, « douleur aiguë, poignante, qui s'accroît lors de la toux et de « l'inspiration (Stoll, *Aphor.*, p. 81, Vienne 1786). Les symptômes « propres à la face convexe du foie, imprime à son tour Annesley, « diffèrent de ceux que détermine l'inflammation des autres par-

« ties du viscère. La douleur est plus aiguë : lancinante, pongi-
« tive, elle s'exaspère par le décubitus sur le côté droit, par la
« toux, par la pression, ce qui la fait ressembler au point pleuré-
« tique. En outre, elle s'accompagne d'une tuméfaction sensible
« de l'hypochondre (Annesley, *Researches into the causes, nature*
« *and treatment of the more prevalent diseases of India and of warm*
« *climates generally*, t. Ier, p. 423, London 1828). Cette douleur,
« ajoute Naumann, se propage à l'épaule correspondante, au
« thorax, à la région claviculaire, au cou ; en même temps on
« voit paraître de la dyspnée, une toux sèche, et il est expec-
« toré des crachats muqueux » (Naumann, *Handbuch der medicinischen Klinik*, t. V, p. 11, Berlin 1835). Malheureusement, lorsqu'on observe les faits sur une grande échelle, on reconnaît que ces assertions ne se confirment que chez un nombre restreint de sujets. Ainsi, dans une foule de cas, le pus a bien détruit le parenchyme jusqu'à la capsule de Glisson ; mais le mouvement fluxionnaire n'a pas franchi l'obstacle que cette membrane lui oppose ; dans une foule de cas aussi les accidents de douleur ne se déclarent qu'au moment où l'enveloppe péritonéale du viscère est compromise. Indépendamment des signes qui seraient propres à l'hépatite de la face convexe, Naumann (*loc. cit.*) expose que, quand la phlegmasie se fixe vers cette région, la peau est sèche, la soif vive, la langue rouge, la fièvre ardente ; rien ne témoigne que ces nouvelles manifestations soient spéciales au cas dont il s'agit.

3° Il est encore plus difficile d'établir qu'un abcès a son siége vers la face concave du viscère. Sous ce rapport, puiser des probabilités dans une plus grande fréquence de l'embarras gastrique (Baglivi, *loc. cit.*) et de l'ictère, s'appuyer sur une moindre intensité des douleurs ou sur ce qu'on observerait des accidents bilieux graves (Bianchi, *Historia hepatica*, t. II, p. 340, Genève 1725 ; Stoll, *loc. cit.*, p. 82), c'est créer des différences qui ne ressortent point des listes que nous avons dressées. A l'égard d'autres signes tels que des douleurs dans la cuisse droite et des manifestations d'hydrophobie, nous les regardons comme illusoires.

4° On a prétendu que, quand la phlegmasie se trouve limitée aux couches profondes du viscère, les douleurs auraient un caractère sourd ou manqueraient ; nos relevés n'énoncent aucun fait en faveur de cette opinion. Ils ne permettent pas davantage de rattacher à ces cas des signes qui, d'après Bianchi (*loc. cit.*, p. 338) et S. G. de Vogel (*Handbuch der praktischen Arzneiwissenchaft*, t. IV, p. 348 et suiv., Stendal, 1795), seraient une chaleur brûlante, pulsative vers l'hypochondre droit, une anxiété marquée, des syncopes, et une forte fièvre, durant laquelle le pouls se montrerait petit.

En résumé, quand des signes rationnels sont les seuls indices que la suppuration a envahi le foie, il est très-souvent impossible de préciser le siége qu'elle occupe au sein de ce viscère.

CAUSES.

A. INFLUENCE DU SEXE.

Les abcès du foie sont très-rares chez les sujets qui appartiennent au sexe féminin. En effet, sur un relevé comprenant 258 individus, le nombre des femmes se réduit à huit. Cette particularité rappelle la proportion suivant laquelle la dysenterie frappe respectivement les deux sexes; et, comme pour celle-ci, il n'est qu'une circonstance de nature à fournir une explication : c'est que le plus grand nombre des femmes échappent aux dures privations, aux fortes fatigues, et ne commettent pas, au moins à un aussi haut degré, les excès habituels au sexe masculin. Telle est la probabilité de cette raison que, dans tous les cas où les femmes s'exposent aux influences qui viennent d'être indiquées, elles ressentent au même degré que les hommes le poids des diverses endémies. Or, des huit femmes signalées sur nos listes, l'une, outre qu'elle était cantinière d'un régiment en campagne, s'adonnait à l'ivrognerie ; et les sept autres, accablées par la misère, consumaient leur vie dans de pénibles labeurs. Par inverse, les hommes dont l'existence est calme, paisible, régulière offrent bien rarement l'exemple d'une suppuration du foie.

B. AGE.

Sur un total de 252 cas, aucun individu n'était âgé de moins de 12 ans, ni de plus de 73. Cette circonstance dépend-elle de ce que le jeune âge et la vieillesse échappent, comme l'immense majorité des femmes, à l'action de certains modificateurs? Ou bien se rattache-t-elle à ce que, pour atteindre mortellement ces âges débiles, le mal n'a pas besoin d'être poussé jusqu'à la suppuration ? Ou bien encore, les enfants et les vieillards sont-ils moins prédisposés par eux-mêmes aux phlegmasies du foie que les adultes? L'examen des faits recueillis jusqu'à ce jour rend ces différentes présomptions également acceptables. A l'égard des autres périodes de la vie, la fréquence des cas d'abcès pour chacun des âges qu'elles comprennent, se dessine selon les échelles ci-dessous, dont l'une concerne la population militaire, et l'autre la population civile :

I. POPULATION MILITAIRE.

AGE.	NOMBRE DES CAS D'ABCÈS. PAR AGE.	NOMBRE DES CAS D'ABCÈS. PAR PÉRIODE DE CINQ ANS.	AGE.	NOMBRE DES CAS D'ABCÈS. PAR AGE.	NOMBRE DES CAS D'ABCÈS. PAR PÉRIODE DE CINQ ANS.
16	»		36	4	
17	»		37	3	
18	1	1	38	3	15
19	»		39	1	
20	»		40	4	
21	1		41	4	
22	4		42	3	
23	11	60	43	1	9
24	20		44	»	
25	24		45	1	
26	15		46	1	
27	13		47	»	
28	2	47	48	1	3
29	5		49	»	
30	12		50	1	
31	5		51	2	
32	8		52	»	
33	1	25	53	»	2
34	6		54	»	
35	5		55	»	
			56 et au delà	»	»

II. POPULATION CIVILE.

AGE.	NOMBRE DES CAS D'ABCÈS.			
	CHEZ LES HOMMES.	CHEZ LES FEMMES.	TOTAL PAR AGE.	TOTAL PAR PÉRIODE DE CINQ ANS.
12	1	»	1	1
13	»	»	»	
14	»	»	»	
15	»	»	»	
16	»	»	»	»
17	»	»	»	
18	»	»	»	
19	»	»	»	
20	»	»	»	
21	»	1	1	2
22	»	1	1	
23	»	»	»	
24	»	»	»	
25	»	»	»	
26	»	1	1	4
27	»	»	»	
28	2	»	2	
29	1	»	1	
30	»	»	»	
31	3	1	4	12
32	2	»	2	
33	2	»	2	
34	2	»	2	
35	2	»	2	
36	3	»	3	21
37	2	»	2	
38	4	»	4	
39	3	»	3	
40	6	3	9	
41	1	»	1	10
42	4	»	4	
43	2	»	2	
44	1	»	1	
45	2	»	2	

AGE.	NOMBRE DES CAS D'ABCÈS.		TOTAL	
	CHEZ LES HOMMES.	CHEZ LES FEMMES.	PAR AGE.	PAR PÉRIODE DE CINQ ANS.
46	»	»	»	
47	»	»	»	
48	»	»	»	5
49	2	1	3	
50	2	»	2	
51	»	»	»	
52	»	»	»	
53	2	»	2	3
54	»	»	»	
55	1	»	1	
56	»	»	»	
57	»	»	»	
58	»	»	»	»
59	»	»	»	
60	»	»	»	
61	»	»	»	
62	1	»	1	
63	»	»	»	1
64	»	»	»	
65	»	»	»	
66	»	»	»	
67	»	»	»	
68	»	»	»	»
69	»	»	»	
70	»	»	»	
71	»	»	»	
72	»	»	»	
73	1	»	1	1
74	»	»	»	
75	»	»	»	

Il ressort de ces tableaux que le plus grand nombre des cas de suppuration s'est rencontré de 23 à 27 ans chez les militaires, et de 30 à 45 ans chez les individus de la classe civile. Notons encore : 1° Que, de 30 à 32 ans, il a existé un second maximum pour l'armée; 2° que les maxima relevés de la sorte appartiennent à des progressions qui, ascendantes avant de les atteindre, décroissent après eux. Or, ces particularités correspondent à celles que les deux classes de la population européenne ont offertes dans leurs effectifs par âge durant l'intervalle de 1840 à 1856, intervalle sur lequel ont été établis nos chiffres. Ainsi, l'armée a compris surtout des individus âgés de 20 à 27 ans; en outre, la série des effectifs, décroissante de 25 à 28 ans, s'est enflée une deuxième fois de 29 à 31, à cause des rengagements, lesquels ont lieu en majorité vers ces dernières périodes. Quant à la classe civile, ses effectifs ont augmenté jusqu'aux âges de 30 à 45 ans, puis n'ont cessé de décroître. Donc, dans la série des âges qui ont fourni des exemples d'abcès, il y a eu parallélisme entre la fréquence sous laquelle les abcès se sont produits et les divers effectifs de la population; ce qui revient à dire que cette fréquence est la même pour chaque âge.

C. CONSTITUTION.

En Algérie, où tant de constitutions perdent leur ressort, ce n'est cependant point chez les individus frappés d'épuisement que le plus grand nombre de suppurations du foie s'observent; celles-ci atteignent principalement les constitutions aptes à réagir. Ainsi, sur un total de 116 malades, nous trouvons :

constitutions bonnes	102
constitutions usées	8
constitutions naturellement faibles	6

La plus grande aptitude des sujets doués d'une bonne constitution se rapporterait-elle à ce que ces individus sont ceux qui commettent le plus d'excès?

D. TEMPÉRAMENT.

L'échelle suivante indique le nombre des cas de suppuration que chaque tempérament a présentés sur un total comprenant 100 individus :

tempéraments résultant du mélange de l'élément nerveux et de l'élément lymphatique. 25
tempérament lymphatique 19
tempérament sanguin 14
tempérament nerveux. 11
tempérament bilieux 11
tempéraments résultant du mélange de l'élément lymphatique et de l'élément sanguin 11
tempéraments résultant du mélange de l'élément sanguin et de l'élément nerveux 9

Or, dans la population algérienne, l'élément bilieux prédomine de beaucoup; car, d'un côté, les troupes qui sont destinées à cette région ou qui y séjournent, puisent la presque totalité de leur contingent dans le midi de la France; de l'autre, une bonne moitié de la classe civile s'est recrutée jusqu'ici dans nos départements méridionaux, en Espagne, en Italie et à Malte. Le tempérament bilieux doit donc fournir un chiffre très-fort à l'effectif général de la colonie; et, pourtant, il ne s'y rapporte qu'un très-petit nombre de cas d'abcès. On ne saurait dès lors établir en principe que le tempérament bilieux prédispose à la suppuration du foie, au moins sous le climat de l'Algérie.

Par inverse, les tempéraments lymphatique-nerveux et lymphatique pur, lesquels ne figurent dans les effectifs coloniaux que pour un chiffre relativement réduit, entrent pour une proportion énorme dans l'échelle qui précède. La cause de cette proportion ne semble pas limitée à ce que ces tempéraments se rencontrent en plus grand nombre chez les colons venus des régions septentrionales de l'Europe, et, par conséquent, chez ceux qui offrent le plus de prise à la suppuration du foie, comme nous le verrons bientôt; sans aucun doute elle se rattache encore à une aptitude spéciale, témoin la facilité avec laquelle les sujets issus du midi sont atteints quand ils possèdent les conditions organiques dont il s'agit.

Les autres tempéraments existent sous un trop faible chiffre dans la population et dans nos relevés pour qu'il y ait possibilité de fixer la fréquence selon laquelle ils cèdent au mal.

E. ORIGINE NATIONALE.

Les sujets sur lesquels s'est portée l'attention des observateurs appartenaient à des origines extrêmement variées ; le tableau suivant en est la preuve :

	Nationalité.	Nombres.	
Nés dans des contrées froides.	Polonais	1	138
	Allemands	3	
	Belges	2	
	Originaires du nord ou du centre de la France	130	
	Suisses	2	
Nés dans des contrées chaudes.	Originaires du midi de la France	57	71
	Corses	2	
	Italiens	3	
	Espagnols	5	
	Grec	1	
	Maltais	3	
	Arabes indigènes	6	
	Nègre indigène	1	

Il ressort de ce tableau que la nationalité n'est point une garantie contre la maladie qui nous occupe. Toutefois, les hommes nés dans le nord de l'Europe ont fourni un contingent beaucoup plus élevé que ceux qui sont nés dans le midi de cette partie du globe, soit 66 p. 100 du nombre total. En outre, si on se reporte à cette circonstance que, de 1840 à 1856, l'effectif général de la population coloniale, civils et militaires réunis, s'est partagé assez exactement dans la proportion d'un individu originaire des régions du nord pour deux originaires des régions méridionales, on trouvera que, sur 100 cas d'abcès, il en a été fourni à effectif égal :

par les sujets nés dans le nord de l'Europe	80
par les sujets nés dans le midi de l'Europe	20

F. ANCIENNETÉ DU SÉJOUR EN ALGÉRIE.

A l'égard de l'influence que l'ancienneté du séjour en Algérie peut exercer, nos relevés donnent les chiffres suivants :

DURÉE DU SÉJOUR.	MILITAIRES.	CIVILS.	TOTAL.
de 0 à 1 an	9	1	10
de 1 à 2 ans.	13	1	14
de 2 à 3 ans	18	1	19
de 3 à 4 ans	24	2	26
de 4 à 5 ans	15	2	17
de 5 à 6 ans	8	3	11
de 6 à 7 ans	4	3	7
de 7 à 8 ans	2	2	4
de 8 à 9 ans	5	1	6
de 9 à 10 ans	1	1	2
de 10 à 11 ans	3	»	3
de 11 à 12 ans	»	»	»
de 12 à 13 ans	»	2	2
de 13 à 14 ans	2	»	2
de 14 à 15 ans	1	»	1
de 15 à 16 ans	2	1	3
de 16 à 17 ans	»	»	»
de 17 à 18 ans	»	1	1
de 18 à 19 ans	1	1	2
de 19 à 20 ans	»	»	»
de 20 à 21 ans	»	»	»
de 21 à 22 ans	»	»	»
de 22 à 23 ans	»	1	1

Il résulte de là que l'ancienneté de la résidence agit d'une manière de plus en plus marquée jusqu'à la septième année inclusivement pour la classe civile, et jusqu'à la quatrième chez les militaires. En effet, durant l'une et l'autre de ces périodes, le nombre des individus atteints va augmentant avec l'ancienneté de séjour, alors qu'un effectif quelconque de population diminue à mesure que ce dernier se prolonge. Ultérieurement, les abcès se montrent sous une fréquence de moins en moins considérable : ils deviennent fort rares après la dixième année, soit parce que les effectifs qui correspondent à des époques de grande ancienneté sont très-faibles, soit parce que la position acquise dans l'armée, dans les emplois civils ou dans le commerce atténue la nature et le nombre des causes déterminantes du mal.

Nous nous sommes demandé si l'influence de la durée du séjour est la même pour tous les âges : le tableau ci-après permet de résoudre cette question :

AGE.	NOMBRE DES CAS D'ABCÈS POUR UN SÉJOUR DE											
	0 à 2 ans.	2 à 4 ans.	4 à 6 ans.	6 à 8 ans.	8 à 10 ans.	10 à 12 ans.	12 à 14 ans.	14 à 16 ans.	16 à 18 ans.	18 à 20 ans.	20 à 22 ans.	22 à 24 ans.
de 10 à 19 ans . .	»	2	1	»	1	»	»	»	»	»	»	»
de 20 à 29 ans . .	20	31	23	5	4	2	»	1	1	1	1	»
de 30 à 39 ans . .	4	5	4	2	1	1	1	1	1	»	»	»
de 40 à 49 ans . .	»	»	2	2	1	»	1	1	»	»	»	»
de 50 à 59 ans . .	»	»	»	»	»	»	1	»	»	»	»	»
	24	38	30	9	7	3	3	3	2	1	1	»
	121											

Ainsi, pour les individus âgés de moins de 20 ans, nos relevés ne fournissent aucun exemple de suppuration survenue pendant les deux premières années de séjour;

De 20 à 39 ans, les cas de suppuration sont fréquents dès la première année, se multiplient de nouveau jusqu'à la quatrième inclusivement, puis se montrent de plus en plus rares ;

Au delà de 40 ans, le mal se déclare à une période d'autant plus éloignée du début du séjour que les sujets sont plus âgés.

N'existe-t-il pas encore ici une relation entre la fréquence des abcès et la dépense d'activité que comportent les différents âges?

G. ANCIENNETÉ DE SERVICES DANS L'ARMÉE.

Chez les militaires, la fréquence des abcès du foie augmente progressivement pendant les cinq premières années de services, bien que, passé la troisième, qui est celle à laquelle l'immense majorité des soldats arrive en Algérie, l'effectif propre à chacune de ces périodes aille en s'affaiblissant. Après avoir décru ensuite à son tour, le chiffre des cas de suppuration s'enfle une deuxième fois de la huitième à la dixième année, c'est-à-dire vers l'époque des plus nombreux rengagements; puis, comme les effectifs, il recommence à décroître au point d'atteindre des proportions insignifiantes relativement à la foule des militaires qui, de la vingtième à la trentième année, se rendent en Algérie pour y attendre le moment de leur retraite.

ANCIENNETÉ DE SERVICES.	NOMBRE des cas d'abcès pour chaque année d'ancienneté.	ANCIENNETÉ DE SERVICES.	NOMBRE des cas d'abcès pour chaque année d'ancienneté.
1re année.	2	16e année.	»
2e »	7	17e »	»
3e »	9	18e »	1
4e »	18	19e »	»
5e »	23	20e »	4
6e »	9	21e »	»
7e »	4	22e »	2
8e »	2	23e »	1
9e »	3	24e »	»
10e »	6	25e »	»
11e »	4	26e »	1
12e »	3	27e »	»
13e »	2	28e »	»
14e »	2	29e »	»
15e »	1	30e »	1

Les militaires qui, lors de leur débarquement, comptent déjà un certain temps de présence sous les drapeaux, semblent plus réfractaires que les autres devant les influences qui déterminent la suppuration hépatique. Car, tandis que, pour les individus ayant de 1 à 8 années de services à l'époque dont nous parlons, le maximum de fréquence tombe dans les deux premières années qui suivent cette époque, c'est de la quatrième à la sixième qu'on l'observe pour les sujets dont le nombre d'années de services s'élevait de 9 à 12 au moment où ils ont débarqué en Algérie. Pour des anciennetés plus considérables, nous n'avons aucun exemple d'abcès survenus pendant les premières années de séjour; et même, le mal paraît se développer d'autant plus tard que les sujets cumulaient plus de services à l'époque de leur débarquement.

NOMBRE D'ANNÉES DE SÉJOUR A L'ÉPOQUE DE LA MALADIE.	NOMBRE DES CAS D'ABCÈS, L'ANCIENNETÉ AU MOMENT DU DÉBARQUEMENT ÉTANT DE											
	0 à 2 ans.	2 à 4 ans.	4 à 6 ans.	6 à 8 ans.	8 à 10 ans.	10 à 12 ans.	12 à 14 ans.	14 à 16 ans.	16 à 18 ans.	18 à 20 ans.	20 à 22 ans.	22 à 24 ans.
de 0 à 4 ans . . .	19	17	12	4	2	1	1	1	»	»	»	»
de 5 à 8 ans . . .	11	6	3	3	1	1	»	»	1	»	»	»
de 9 à 12 ans. . .	1	»	3	»	1	»	1	»	»	»	»	»
de 13 à 16 ans . .	»	»	1	»	1	1	»	»	»	»	»	»
de 17 à 20 ans . .	»	»	»	»	»	1	»	»	»	»	»	»
de 21 à 24 ans . .	»	»	»	»	»	»	1	»	»	»	»	»
de 25 à 28 ans . .	»	»	»	»	»	»	»	»	»	»	»	»
de 28 à 32 ans . .	»	»	»	»	»	»	»	2	»	»	»	»
	31	23	19	7	5	4	3	3	1	»	»	»
	96											

H. FATIGUES PHYSIQUES.

Toutes choses égales d'ailleurs, les abcès du foie sont loin de se rencontrer fréquemment dans les classes laborieuses ou dans l'armée, tant que les individus qui composent ces dernières ne sont pas astreints à une dépense excessive de forces. Ils se multiplient au contraire sur une large échelle dès que l'activité de l'économie se trouve sollicitée outre mesure. A cet égard, les travailleurs imprudents, de même que les troupes tenues longuement en haleine fournissent des preuves d'autant plus palpables, que la maladie redevient toujours rare à dater du moment où les sujets parmi lesquels elle a sévi sont rendus à des occupations modérées.

A propos de l'influence qu'exercent ainsi les fatigues, il est intéressant de rechercher si l'arme à laquelle incombe le plus de labeur en temps de guerre, le train des équipages, n'offrirait pas les plus nombreux exemples de suppuration jécorale. Or, sur 147 cas observés chez des militaires, 19 appartiennent à l'arme dont nous parlons : c'est un chiffre qui, toute proportion gardée, laisse de beaucoup en arrière celui que donnent les autres corps, témoin le tableau ci-après :

DÉSIGNATION DES CORPS.	Nombre absolu des cas d'abcès.	Nombre des cas d'abcès pour 1000 hommes d'effectif moyen.
Gendarmerie.	2	1
Artillerie	3	1
Infanterie	81	1
Génie.	5	2 1/2
Troupes d'administrations	5	2 1/2
Condamnés	4	3
Cavalerie	28	4
Officiers et sous-officiers sans troupe	7	5
Douanes	3	6
Train des équipages	19	10

Professions.

Dans l'armée les causes de la suppuration du foie ne semblent pas être contrebalancées par le bénéfice d'une position plus élevée dans la hiérarchie ; car, relativement aux effectifs, les chiffres sont à peu près les mêmes pour chaque classe d'individus :

DÉSIGNATION DES GRADES.	Nombre absolu des cas d'abcès.	Nombre des cas d'abcès pour 1000 hommes d'effectif moyen.
Officiers	15	3 1/3
Sous-officiers	13	3 1/4
Caporaux, brigadiers, gendarmes, soldats	187	3 1/3

L'identité des chiffres qui expriment ainsi le rapport avec les effectifs, ne traduit-elle pas l'identité des charges et de l'existence que tous les grades sont appelés à subir en Algérie ?

Les relevés indiquent au contraire une différence entre les deux classes de professions civiles.

Tandis que cette nuée de professions légères dont les villes sont encombrées ne donne que 9 cas, les professions pénibles en offrent 59, chiffre énorme, quand on se rappelle combien est faible le contingent fourni à la main-d'œuvre par les Européens :

	Profession	Cas	Total
Professions pénibles.	Journaliers	30	59
	Maçons	5	
	Laboureurs	4	
	Forgerons	2	
	Bouchers	2	
	Mineur	1	
	Charpentier	1	
	Menuisier	1	
	Marchand forain	1	
	Conducteur des ponts et chaussées	1	
	Boulanger	1	
	Cordonnier	1	
	Pêcheur	1	
	Blanchisseuses	5	
	Femmes de la campagne	2	
	Cantinière	1	
Professions légères.	Armurier	1	9
	Aubergiste	1	
	Peintre en bâtiments	1	
	Homme de service	1	
	Lithographe	1	
	Négociant	1	
	Homme d'affaires	1	
	Commissaire-priseur	1	
	Employé de bureaux	1	

I. ALIMENTATION.

Dans les premiers temps de l'occupation, alors que les denrées apportées par le commerce étaient loin de réunir toujours des qualités convenables, et que, serrées de près par l'ennemi, les garnisons avaient peu de vivres frais, les phlegmasies du foie, les fièvres graves et les dysenteries se multipliaient à l'infini sans qu'on pût accuser aucun genre d'excès personnels, ni aucun surcroît de service. Cette coïncidence ressortait encore mieux durant les expéditions qui, sans entraîner de marches pénibles, s'accomplissaient au milieu de pays nus et déserts. Mais aujourd'hui, que les colonnes actives et les garnisons se trouvent constamment pourvues de ressources alimentaires aussi abondantes que variées, les affections endémiques, quelles qu'elles soient, se montrent rares tant que leur développement ne se rattache point à l'intoxication palustre, à des fatigues excessives ou à l'influence des hautes températures. Or, en temps de guerre et en garnison, les charges du soldat n'ont pas diminué; outre cela, par la force des choses, ses moyens d'abri et de repos ont continué pendant plusieurs années après, et même continuent dans beaucoup de lieux de séjour, tels que les places récemment installées ou les camps, d'être ce qu'ils étaient à l'époque à laquelle les différentes affections endémiques sévissaient avec violence sur lui.

La population civile a fourni matière à des remarques analogues toutes les fois que son hygiène alimentaire a laissé à désirer pendant de longues périodes.

J. LOCALITÉS.

Avant que les travaux de M. Haspel eussent éveillé l'attention des praticiens, on regardait la suppuration du parenchyme hépatique comme une maladie à peu près spéciale à la province d'Oran. Cette opinion était trop exclusive; en effet, depuis lors, des observations nombreuses ont démontré que les abcès du foie apparaissent avec la même fréquence partout où se trouvent réunis les modificateurs au milieu desquels on les voit surgir dans la province que nous venons de mentionner. Or, en ce qui concerne ces modificateurs, les trois provinces ont offert jusqu'à ce jour une ressemblance absolue entre elles. L'égalité de fréquence dont nous parlons a été rendue plus sensible encore par ce fait, que celle-ci s'est atténuée d'une manière identique dans chacune des localités où l'hygiène a apporté la même somme de bien-être.

Mais si, au point de vue général, il n'y a pas de distinction à établir entre les trois provinces, on ne saurait méconnaître que certaines situations ou certaines zones exposent davantage à ces maladies que d'autres : ce sont celles où l'été détermine les plus hautes températures. Comme exemple des situations de ce genre nous citerons la lisière nord-ouest du petit Atlas, laquelle, de 1849 à 1851, a fourni dans l'unique circonscription de Blidah 24 cas d'abcès; nous citerons aussi les plaines arides et basses de Maskara et Lalla-Maghrnia, les bas-fonds qui avoisinent Philippeville. Quant aux zones, l'une d'elles, étendue depuis le littoral jusqu'à trente lieues de ce dernier, ne fournit qu'un nombre restreint des maladies qui nous occupent. En revanche, dans une seconde zone située au sud de la précédente, sur les hauts plateaux limitrophes du Sahara, les suppurations du parenchyme jécoral s'improvisent avec une inconcevable facilité. Or, dans la première zone, la température d'été, seul modificateur qu'on soit assuré de pouvoir mettre en cause sur les différents points de l'Algérie, excède à peine celle des pays méridionaux de l'Europe, tandis que, dans la deuxième zone, elle acquiert une violence presque torride.

Les abcès du foie sont inconnus ou fort rares dans les localités dont l'altitude atteint ou dépasse 1000 mètres, telles que Médéah, Milianah, Tiaret, Sétif, etc. Hors de là, aucune région ne se dérobe aux causes qui les produisent, quelle que soit son exposition, quelle qu'y soit la nature du sol et des eaux, qu'elle appartienne au littoral ou à l'intérieur des terres.

K. FIÈVRES ENDÉMIQUES, CACHEXIE PALUSTRE.

Il est ordinaire de rencontrer des individus chez lesquels la suppuration du foie s'est déclarée dans le cours d'une fièvre intermittente rebelle, ou peu de temps après la cessation de cette maladie. Existe-t-il un rapport de causalité entre ces deux genres de manifestations morbides? L'observation répond à cela de la manière suivante :

Dans ceux des pays à fièvres où les chaleurs sont modérées, la fréquence des abcès du foie ne présente rien d'exceptionnel : c'est ce qu'on remarque sous les climats de Bone, Gigelly, Bougie, Coléah, Cherchell, etc. Mais, dans les régions où, aux causes de fièvres, l'été vient ajouter de hautes températures, les abcès du foie sont beaucoup plus communs qu'ailleurs : cela est notoire pour les environs de Blidah, pour Aumale, pour Mascara, Tlemcen, Lalla-Maghrnia et pour les bas-fonds situés derrière Philippeville. Cet excès de fréquence résulte indubitablement des congestions que les fièvres dont il s'agit occasionnent vers les organes auxquels se rattache la circulation de la veine porte. Quant à ranger ces fièvres parmi les causes déterminantes, nous répondrons qu'à ce titre on devrait rencontrer la suppuration du foie partout où elles sont susceptibles de revêtir une forme grave. Or, en Lombardie, dans les marais Pontins, dans le midi de la France, cette suppuration ne se produit qu'accidentellement, tandis que les fièvres intermittentes sont aussi opiniâtres et d'aussi mauvais caractère qu'en Algérie.

Ce que nous venons de dire s'applique à la cachexie palustre, cette autre source d'altérations profondes pour l'appareil sécréteur de la bile.

L. PHLEGMASIE DES PREMIÈRES VOIES, DYSENTERIE.

En s'appuyant sur cette circonstance que les abcès du foie sont souvent précédés d'une phlegmasie des premières voies, et que, souvent encore, ils naissent dans le cours d'une dysenterie, on a voulu subordonner leur développement à l'existence de ces nouvelles déterminations morbides. On a rappelé à cet égard des faits avancés par C. Broussais, faits tendant à prouver qu'un mouvement inflammatoire peut se propager du duodénum au foie par l'intermédiaire de l'appareil excréteur de la bile. On a rappelé encore une observation de M. Cruveilhier, relative à un sujet chez lequel une inflammation du rectum s'était transmise des veines hémorrhoïdales au foie, où elle avait produit une multitude d'abcès. En dernier lieu, a-t-on ajouté, les recherches de Ribes démontrent que l'inflammation qui caractérise la gastro-duodénite, pourrait gagner le foie en envahissant successivement les veines de la muqueuse intestinale, puis les petites veines mésaraïques, et, à son tour, la veine porte. Mais, en Algérie: 1° L'inflammation intestinale, quel que soit son siége, ne précède pas toujours l'hépatite : ainsi, chez les individus qui figurent sur nos relevés comme ayant offert des accidents vers l'estomac ou le duodénum, ces accidents ont commencé de concert avec ceux du début de la phlegmasie jécorale, ou bien leur ont été postérieurs ; ainsi, chez 37 p. 100 de ces malades, c'est-à-dire chez plus du tiers, l'invasion de la dysenterie s'est trouvée retardée d'une manière analogue ; 2° lors des cas de suppuration limitée au foie aucun médecin n'a jamais remarqué la moindre trace de phlegmasie dans les canaux excréteurs de la bile ou dans la veine porte ; 3° chez 10 p. 100 des sujets l'intestin reste exempt de toute lésion pendant les diverses périodes de l'hépatite.

Des motifs non moins graves empêchent également d'admettre que les ulcérations de l'intestin auraient fourni à la veine porte certains matériaux qui, amenés ensuite par cette veine au sein du foie, y auraient occasionné la formation d'abcès métastatiques ; ces motifs sont les suivants. 1° Si une résorption de ce genre était susceptible de s'opérer, d'autres organes, tels que les poumons, la rate, les reins, le cœur, le cerveau, le tissu cellulaire, etc., renfermeraient fréquemment des collections de pus, ce dont on n'a aucun exemple ; 2° les neuf dixièmes des abcès que nous regardons comme idiopathiques entraînent l'apparition d'accidents locaux, tandis que ces accidents sont fort rares dans le cas d'abcès issus d'une résorption purulente ou d'une phlébite ; 3° quand elles donnent naissance à des ulcérations intestinales, ni la fièvre typhoïde, ni la dysenterie épidémique d'Europe, ni la dysenterie qui s'observe dans les régions marécageuses de ce continent, ne s'accompagnent jamais de suppuration du foie. Vainement tenterait-on d'expliquer cette particularité en invoquant la nature des maladies dont il s'agit : que l'affection qui existe soit l'une de ces dernières, ou qu'elle soit la dysenterie d'Afrique, le travail d'ulcération développe ses atteintes sur la même multiplicité de points, sous la même variété d'étendue en superficie ou en profondeur, et sous la même forme; le travail réparateur s'accomplit d'après les mêmes termes et à l'aide des mêmes moyens; les conditions de l'état général s'y rencontrent sous les mêmes différences : pourquoi la marche des choses ne comporterait-elle pas alors les mêmes chances? 4° Dans 24 p. 100 des cas il ne s'est pas manifesté d'accidents dysentériques ; ou bien le début de ces accidents a coïncidé avec celui de la suppuration hépatique; ou enfin, il a été postérieur à l'arrivée de cette suppuration.

Maintenant si les opinions qui viennent d'être discutées nous semblent inadmissibles, nous n'en pensons pas moins que, quand le foie est déjà prédisposé à la suppuration, la dysenterie doit être placée au rang des causes occasionnelles de cette fonte morbide, car elle fait affluer une quantité démesurée de sang vers le tube digestif et, par conséquent, vers les branches de la veine porte ; outre cela, les altérations qu'elle produit dans le réseau capillaire de cette veine sont de nature à amener l'insuffisance des éléments nécessaires à l'aptitude fonctionnelle, autrement dit à la vitalité de l'organe sécréteur de la bile : d'où une réaction au sein de celui-ci.

Des médecins du Sénégal ont cru remarquer que les astringents mis en usage lors du début de la dysenterie, et avec assez de succès pour supprimer le cours de cette maladie, donnent lieu à la formation d'abcès dans le foie. Y a-t-il ici simple coïncidence entre l'administration de ces agents médicamenteux et une suppression que le flux aurait éprouvée naturellement à l'époque de la fonte pyogénique, ou bien la relation de cause à effet existe-t-elle réellement? Ces deux opinions sont également acceptables; néanmoins, quand on réfléchit à l'utilité des évacuants comme moyen d'obvier à toute complication du côté du foie dans les cas de dysenterie; quand on se représente combien sont nombreux les faits avancés contre l'emploi des astringents eu égard au chiffre des malades qui voient leur flux s'arrêter par les seuls effets d'une détermination phlegmasique issue vers l'appareil biliaire, on ne peut s'empêcher d'attribuer une action nuisible aux substances dont nous nous occupons.

M. PÉRITONITES PARTIELLES SURVENUES A PROXIMITÉ DU VISCÈRE.

Quelques auteurs ont prétendu qu'à l'origine tous les abcès du foie sont superficiels et se rattachent à l'existence de péritonites partielles survenues à proximité des points qu'ils ont envahis. Il serait inutile de discuter la première de ces assertions; mais la deuxième étant de nature à jeter des doutes sur le mode d'après lequel les abcès superficiels se forment, nous rappellerons que, dans le début, la capsule de Glisson sépare le péritoine d'avec le pus de ces abcès, et qu'alors aussi, les traces de phlegmasie offertes par l'enveloppe séreuse du viscère sont insignifiantes ou nulles. Nous rappellerons encore qu'en dehors des pays chauds, la péritonite, quelle que soit sa marche, n'est jamais accompagnée ni suivie de suppuration du foie.

N. VENTS.

Sur les côtes l'influence des vents chauds du sud règne en général trop passagèrement pour se distinguer de celle qu'exerce la température locale. Néanmoins, quand ces vents soufflent à des intervalles rapprochés ou pendant un long espace de temps, les suppurations du foie se déclarent sur une plus large échelle. Indépendamment de cela, dans la région des hauts plateaux où, en été, ils viennent journellement communiquer une élévation exceptionnelle à des températures peu différentes de celles des côtes, on a souvent lieu de remarquer, durant la saison dont il s'agit, la coïncidence de ces deux faits : absence de toute autre cause d'insalubrité, fréquence extraordinaire des suppurations jécorales.

Lorsque vers la fin de l'automne les vents d'ouest ou du nord impriment des refroidissements subits et étendus à l'atmosphère, les hypérémies passives du foie, ainsi que les engorgements chroniques et les abcès de ce viscère, augmentent le chiffre nosologique du pays dans une proportion très-nettement dessinée.

O. SAISONS.

La maladie qui nous occupe est beaucoup plus fréquente pendant les mois chauds que pendant la saison froide. Faut-il voir dans cette particularité l'effet des travaux de la récolte ou celui des marches de guerre, lesquelles s'exécutent ordinairement de la fin d'avril au milieu de juillet? Non; car, bien que plus pénibles, les défrichements et les expéditions qui s'accomplissent l'hiver sont loin de multiplier les exemples de suppuration du foie; en outre, un grand nombre d'individus qui sont exclusivement voués à des professions sédentaires ou légères, un grand nombre de militaires qui n'ont pas été appelés à des campagnes, sont frappés durant la période des chaleurs, après avoir traversé impunément la saison froide. Quant aux excès personnels, ils se répètent sur la même échelle l'hiver et l'été: on ne saurait par conséquent les faire intervenir.

On a accusé l'habitude de dormir le corps découvert pendant les nuits de cette dernière saison : c'est de là, sans doute, que dérivent une foule de dysenteries graves; mais si cette cause pouvait être invoquée à propos des abcès du foie, pourquoi n'agirait-elle pas indistinctement sur tous les âges, sur les deux sexes, sur les diverses classes de la société, comme cela a lieu lorsqu'elle détermine des flux abdominaux?

Il faut donc admettre qu'en Algérie la température d'été possède une aptitude spéciale pour développer la suppuration du foie chez les individus nés en Europe.

Actuellement, d'où dérive cette aptitude? Résulte-t-elle des variations que la chaleur subit chaque jour, ou du degré trop élevé de celle-ci? Pour répondre à cette question, procédons à l'examen analytique des faits qu'elle embrasse.

Les variations comprennent une période d'accroissement et une période de décroissement.

Soustraite par la période d'accroissement à des conditions semblables à celles auxquelles elle était originellement adaptée, l'économie tombe durant cette période dans un état marqué de souffrance.

D'un autre côté, en ramenant à des termes plus ou moins inoffensifs le milieu ambiant, la période de décroissement tend à laisser l'économie reprendre sa modalité physiologique. La preuve en est que les hypérémies hépatiques contractées par les Européens sous les hautes températures de l'Algérie guérissent moyennant le seul retour des sujets dans les régions d'où ils sont natifs; d'ailleurs, ces hypérémies sont d'autant plus communes et dangereuses l'été que les différences nycthémérales sont moindres. La saison des chaleurs ne puise donc une portée nuisible que dans l'intensité acquise par celles-ci; et, avec M. Haspel, nous donnerons la qualification d'actives aux hypérémies qui se déclarent à cette époque de l'année.

Mais en Europe, dira-t-on, il est des localités où les températures estivales atteignent les mêmes maxima que dans le nord de l'Afrique; et cependant on n'y observe pas de suppurations endémiques du foie?

Remarquons d'abord 1° que les maxima de ces localités persistent peu chaque jour; 2° qu'ils se réitèrent moins longtemps qu'en Afrique; 3° que, chez les hommes qui ne sont pas habitués à les subir, eux aussi développent des accidents vers l'appareil biliaire; 4° enfin, que plus la latitude sous laquelle ils donnent naissance à ces accidents est australe, plus ceux-ci revêtent de gravité; c'est ainsi que sur le littoral du Languedoc, en Provence, en Piémont, en Lombardie, on rencontre déjà des hypérémies hépatiques lors de la saison des chaleurs; c'est ainsi qu'à Rome, dans notre armée d'occupation, l'on a signalé des cas d'abcès du foie durant la période que nous venons d'indiquer.

Par inverse, il existe en Algérie des points où les suppurations du viscère se manifestent avec moins de fréquence qu'ailleurs; ce sont ceux qui, par leur climat, se rapprochent des régions d'Europe; la différence est même d'autant plus tranchée que ces pays offrent des maxima thermométriques moins élevés et moins multipliés. Par exemple, à Médéah et à Milianah, où les hivers sont longs et où les étés ne comportent que de courts excès de température, les déterminations vers l'appareil biliaire sont rares et tardives. Elles sont plus rares et plus tardives encore à Tiaret, à Teniet-el-Haâd, à Boghar, où le climat ressemble presque à celui des montagnes centrales de la France. Mais sur la lisière septentrionale de la colonie, les déterminations dont il s'agit commencent à se montrer en grand nombre dès la fin des chaleurs, c'est-à-dire aussitôt que le thermomètre a atteint les maxima auxquels on les remarque en Europe; puis, à mesure que la chaleur réitère plus souvent son influence et devient plus forte, on les voit se traduire par un plus violent degré d'irritation : simple sentiment de souffrance, souffrances avec réaction lors de l'apogée thermométrique du jour, souffrances accompagnées de réaction continue, telles sont les expressions de plus en plus prononcées sous lesquelles elles répondent aux sollicitations croissantes du dehors, jusqu'à ce que le mouvement fluxionnaire d'où elles dérivent ait entraîné la fonte pyogénique.

Le décroissement de la température diurne, avons-nous dit, tend à ramener le foie vers des conditions normales. A son tour, l'accroissement du même modificateur, reproduisant chaque jour dans l'organe une irritation qui exigera pour disparaître une période plus longue que celle du décroissement ultérieur, les congestions liées à ce dernier état de choses détruiront, à force d'ajouter leurs effets les uns aux autres, le ressort du tissu viscéral, et rendront ce tissu apte à éprouver des turgescences démesurées par rapport à sa modalité physiologique. En pareil cas, lorsqu'un abaissement considérable de la température viendra à refouler brusquement les fluides circulatoires vers l'intérieur de l'économie, ceux-ci s'accumuleront sous des proportions insolites dans le foie, où leur masse, ne pouvant être élaborée qu'avec lenteur, ne tardera pas soit à rétablir le fond d'irritation, s'il s'était dissipé, soit à l'augmenter, s'il persistait encore. Les hypérémies de cette classe ont été très-heureusement désignées par M. Haspel sous le nom de passives; elles s'observent exclusivement chez les Européens qui ont subi à une époque récente l'action des chaleurs; le retour dans les contrées natales n'amène pas toujours leur guérison, en particulier quand ces contrées sont exposées à des variations rapprochées de température ou sont très-froides.

A l'égard des chiffres sous lesquels la fréquence des maladies susceptibles d'entraîner la fonte pyogénique du foie se dessine en Algérie pendant les différentes fractions de l'année, on peut parvenir à la fixer avec assez d'exactitude; mais, pour cela, quelques précautions sont indispensables. En premier lieu, la population des centres coloniaux ayant été vouée jusqu'ici à des fluctuations et à des échanges continuels, la statistique ne fournira matière à des conclusions légitimes qu'autant qu'elle portera sur plusieurs années successives et sur un grand nombre de localités. En second lieu, beaucoup de faits ne sauraient être utilisés au point de vue qui nous occupe; car les uns se rattachent à des suppurations dont le début ne s'est révélé par aucun symptôme; d'autres ayant commencé uniquement par des accidents intestinaux, on a regardé ces accidents comme étrangers à l'affection jécorale, et on a négligé de noter l'époque de leur invasion; pour d'autres, le diagnostic n'a pas été formulé avec des moyens suffisants de certitude, et on a omis de l'appuyer par l'examen nécroscopique; enfin, chez divers individus, on a rencontré simultanément des abcès proprement dits et des kystes hydatiques au sein du viscère, ce qui jette du doute sur l'origine de la suppuration. Il est donc nécessaire d'écarter les faits qui laissent ainsi à désirer; toutefois, nonobstant ces exclusions, le dépouillement des indications que nous avons recueillies nous permet encore d'embrasser un total de 274 cas, lequel se répartit comme le montrent les tableaux suivants:

I.

LOCALITÉS.	Janvier.	Février.	Mars.	Avril.	Mai.	Juin.	Juillet.	Août.	Septembre.	Octobre.	Novembre.	Décembre.	TOTAUX par LOCALITÉS.
	NOMBRE DES CAS DE SUPPURATION DONT L'INVASION A EU LIEU DURANT LES MOIS DE												
Alger, de l'année 1847 à l'année 1856. . . .	3	3	3	2	»	1	2	5	3	4	2	3	31
Blidah, de l'année 1845 à l'année 1854 . . .	3	3	1	2	1	2	5	7	6	4	2	1	37
Oran, de l'année 1841 à l'année 1857. . . .	3	3	4	3	2	3	3	13	9	7	9	4	63
Tlemcen, de l'année 1842 à l'année 1855 . .	2	3	4	2	1	4	6	9	7	4	3	5	50
Mascara, de l'année 1841 à l'année 1849 . .	1	2	2	»	»	1	2	3	3	1	»	2	17
Mostaganem, de l'année 1842 à l'année 1853.	1	1	1	1	1	2	3	2	1	1	2	1	17
Divers { Orléansville, Aumale, Médéah, Milianah, Cherchell, Douéra, Sidi-Bel-Abbès, Saïda, Lalla-Maghrnia, Constantine, Philippeville, La Calle, etc., de l'année 1840 à l'année 1852.	5	3	2	2	2	4	6	17	11	1	3	3	59
Totaux par mois	18	18	17	12	7	17	27	56	40	22	21	19	274

II. *Résumé du tableau précédent par saisons.*

LOCALITÉS.	NOMBRE DES CAS DE SUPPURATION DONT L'INVASION A EU LIEU DURANT				TOTAUX par LOCALITÉS.
	l'hiver.	le printemps.	l'été.	l'automne.	
Alger	9	3	10	9	31
Blidah	7	5	18	7	37
Oran	10	8	25	20	63
Tlemcen	9	7	22	12	50
Mascara	5	1	8	3	17
Mostaganem	3	4	6	4	17
Divers	10	8	34	7	59
Totaux par saison	53	36	123	62	274
	274				

III. *Résumé du premier tableau pour la moitié la moins chaude et la moitié la plus chaude de l'année.*

LOCALITÉS.	NOMBRE DES CAS DE SUPPURATION DONT L'INVASION A EU LIEU DURANT		TOTAUX par LOCALITÉS.
	la moitié la moins chaude de l'année.	la moitié la plus chaude de l'année.	
Alger	12	19	31
Blidah	12	25	37
Oran	18	45	63
Tlemcen	16	34	50
Mascara	6	11	17
Mostaganem	7	10	17
Divers	18	41	59
Totaux par périodes	89	185	274
	274		

Si on se bornait à comparer entre elles les séries propres aux différentes localités qu'ils embrassent, ces tableaux montreraient déjà : 1° que le plus grand nombre des suppurations hépatiques a pris naissance durant la saison des chaleurs; 2° que les mois pour lesquels on a noté le maximum absolu de fréquence ont été

le mois de juillet dans 1 localité ;
le mois d'août dans 4 localités et dans un groupe de localités ;
les mois d'août et de septembre dans 1 localité.

Mais il est possible de préciser davantage, en faisant porter l'examen sur les séries formées par les totaux mensuels. De la sorte, on arrive à reconnaître que, du mois de juin au mois d'août inclusivement, la fréquence des abcès du foie augmente de plus en plus, pour décroître ensuite jusqu'à la fin de mai, époque à laquelle elle atteint son minimum. Ascendante ou décroissante, cette progression correspond évidemment à celle sous laquelle la température de l'année se caractérise dans toutes les localités du pays. Or, 1° parmi les diverses conditions susceptibles de multiplier les cas d'abcès pendant l'été, on ne peut accuser que l'intensité acquise par le modificateur dont il s'agit; car c'est durant la saison des chaleurs que les variations thermométriques et l'humidité sont le plus faibles, qu'on exécute le moins de marches militaires et de travaux, et que l'immigration fournit le moins à la colonie; on est, par conséquent, autorisé à admettre une relation de cause à effet entre l'accroissement de la température annuelle et celui que la fréquence des abcès du foie éprouve simultanément; 2° à partir de l'automne les refroidissements brusques et étendus, les brouillards, les pluies se succèdent sans relâche; les campagnes militaires et les travaux extérieurs s'ouvrent sur une large échelle, l'immigration augmente, et néanmoins, malgré ces conditions, malgré l'aptitude avec laquelle, plus nombreux que jamais, les individus débilités contractent alors des hypérémies passives, la fréquence des abcès s'atténue progressivement comme la moyenne de température, c'est-à-dire comme le seul modificateur qui, durant cette période, soit en voie de décroître. Donc, dans ce deuxième cas aussi, on est amené à croire qu'il n'y a pas simple coïncidence, et qu'à l'exemple de ce qui a lieu pour le fait d'accroissement, il existe une étroite liaison entre le degré variable du modificateur et l'influence exercée par celui-ci sur l'économie.

Les maxima de température se montrant de plus en plus faibles après l'équinoxe d'automne, on se demande jusqu'à quel point il est rationnel de leur attribuer la production des hypérémies actives qui, pendant quelque temps encore, se développent après cette époque?

A cela nous répondrons de la manière suivante :

Après l'équinoxe d'automne les hypérémies actives cessent de s'observer dès que les maxima de la température diurne deviennent très-faibles; en outre, elles atteignent uniquement les individus qui ont déjà subi les températures d'un ou de plusieurs étés. Il est donc permis de croire qu'en automne il se passe pour le foie de ces sujets ce qui se remarque pour d'autres organes, quand un état fluxionnaire antérieur a rendu ceux-ci plus accessibles aux causes de maladie. Ainsi le poumon, lorsqu'il a été éprouvé par une irritation vive, reste très-sensible au moindre abaissement de température; les articulations qui ont été le siége d'une phlegmasie ne se prêtent sans douleur aux mouvements qu'au bout d'un temps fort long. Pourquoi le foie, cette fraction non moins importante du tout animé, laquelle puise ses ressources au sein des mêmes éléments, procède selon la même incitabilité, enfin réagit à l'aide des mêmes déterminations matérielles, pourquoi le foie, durant l'état de prédisposition où l'ont placé les hautes températures estivales, formerait-il une exception dans le cas où les modificateurs aptes à peser sur lui revêtent seulement un faible degré d'intensité?

Or, en Algérie l'automne est, comme l'été, beaucoup plus chaud qu'en Europe. Donc, puisqu'à des températures absolument trop élevées en succèdent d'autres qui, bien que moindres, dépassent encore celles auxquelles, par le fait de son origine, l'économie était d'abord vouée pendant la période correspondante de l'année, le foie se trouvera maintenu sous un degré excessif de sollicitation, et la susceptibilité qu'a développée en lui la chaleur estivale donnera à cette sollicitation la portée d'un agent pathologique.

Quant aux suppurations qui s'observent en hiver ou au printemps, leur développement ne saurait être rapporté à un excès de température; on doit l'expliquer de la manière suivante. Lorsque surviennent les basses températures, le sang est refoulé vers l'intérieur de l'économie; il n'afflue ensuite de nouveau vers la périphérie qu'autant que le thermomètre s'élève; or, les basses températures sont continues pendant tout le cours des saisons dont il s'agit. Mais durant les chaleurs, le foie a acquis une certaine susceptibilité et, de plus, une aptitude à recéler des quantités exubérantes de sang; dès lors, sous le poids du refoulement imprimé à ce fluide, congestion permanente du tissu viscéral dont nous parlons, irritation croissante dans l'intimité de son tissu, et, en dernier lieu, phlegmasie. Il en résulte qu'aux périodes extrêmes de l'année, les suppurations du foie reconnaissent toutes une origine passive.

Pour compléter ce qui précède, disons que les années dont les chaleurs sont très-intenses ne manquent jamais de fournir un plus grand nombre de cas d'abcès que les autres. Telles furent celles de 1843, 1847, 1853 et en particulier celle de 1849.

Sept indigènes figurent parmi les sujets qui nous ont offert des exemples de suppuration du foie; il semblerait donc que l'action du climat n'est pas constamment la source de la maladie. Mais ne voyons-nous pas chaque jour les indigènes d'autres pays contracter, comme les étrangers, des affections qui se rattachent à la seule influence du climat avec lequel ils sont familiarisés dès leur naissance? Cela suppose simplement ou que les modificateurs d'où a dérivé le mal ont acquis trop d'énergie pour les indigènes eux-mêmes, ou que l'organisme de ceux-ci a fléchi de manière à rendre toutes-puissantes les causes pathogéniques auxquelles ils avaient tenu tête antérieurement.

P. DIVERS.

Dans le nombre des individus pour lesquels nous avons recherché l'origine des accidents,

4 ont accusé l'influence de logements bas, humides et sans jour;

20 s'étaient fait remarquer par leur penchant à l'ivrognerie;

En dernier lieu, chez 6 autres la cause occasionnelle est restée absolument inconnue, et on doit présumer que l'apparition de la maladie s'est rattachée en entier à la seule action du climat, laquelle, s'ajoutant sans cesse à elle-même, aura fini par atteindre une portée suffisante.

THÉORIE GÉNÉRALE

DU MODE D'APRÈS LEQUEL LES SUPPURATIONS ENDÉMIQUES DU FOIE SE DÉVELOPPENT.

De l'analyse à laquelle nous venons de soumettre les données de l'observation il résulte qu'en Algérie les hautes températures estivales prédisposent à la suppuration du foie, et souvent la déterminent sans le concours d'aucune autre cause; recherchons de quelle manière elles développent leurs effets.

Les hautes températures agissent sur l'économie :

1° En adressant des sollicitations excessives à la surface cutanée, au système nerveux et aux sens;

2° En raréfiant les éléments nécessaires à l'acte respiratoire.

I. La sollicitation excessive que les fortes chaleurs adressent à l'enveloppe tégumentaire du corps, a pour effet d'imprimer aux fonctions sécrétoires de celle-ci une activité anormale; néanmoins le surcroît de dépense organique qui s'ensuit n'a pas de portée, attendu que les sécrétions internes se ralentissent d'autant.

De même l'excès de sollicitation que reçoivent le système nerveux et ses dépendances, se trouve compensé par un état de sédation dans lequel tombent les rayonnements viscéraux de ce système. Les sujets acclimatés en fournissent la preuve, car un épuisement prolongé s'empare d'eux, lorsqu'ils conduisent l'acte de la digestion à franchir des limites restreintes.

II. Plus graves sont les conséquences de la raréfaction subie par l'atmosphère.

L'air se raréfiant de 1/267e de son volume pour chaque degré dont sa température augmente, il semble au premier abord que cette atténuation doive être compensée si les mouvements respiratoires se multiplient sous une fréquence proportionnelle. Mais une accélération de ce genre ne saurait se continuer durant un temps suffisant, quelque faible qu'elle soit ; on voit alors se développer d'autres phénomènes.

α. Si le défaut d'oxygène est minime, l'économie refuse proportionnellement les dépenses qui ne contribuent que secondairement à son maintien, c'est-à-dire celles qui sont occasionnées par la sécrétion graisseuse.

β. Si le défaut d'oxygène est plus considérable, un mouvement fluxionnaire a lieu vers les parties qui servent d'une manière active et immédiate au maintien de l'économie. Ces parties sont : le système nerveux, les vaisseaux destinés à la vivification du chyle et à la formation de la fibrine, les glandes annexées au tube digestif, la rate, le poumon. Chez beaucoup de sujets elles cèdent toutes dans le cours d'une seule et même détermination morbide; mais, en ce cas, l'irritation réalise son maximum d'effet vers les glandes salivaires, vers les follicules intestinaux ou vers les ganglions mésentériques, selon les circonstances. Chez les sujets, au contraire, dont l'organisme a déjà été transformé par ce premier ordre d'atteintes, ou lui a échappé, une des parties qui nous occupent se conserve accessible à l'action de la température. Cette partie, c'est le foie; par quel mécanisme la raréfaction que les fortes chaleurs impriment aux couches atmosphériques arrive-t-elle à l'affecter? Quelques mots vont nous permettre une explication.

Du moment où la raréfaction de l'air cesse d'être compensée, il n'existe plus à la disposition de l'économie qu'une quantité de gaz insuffisante pour alimenter au point de vue de l'activité physiologique, d'un côté, les organes qui empruntent ces gaz uniquement au sang artériel; d'un autre côté, celui qui les puise simultanément dans ce dernier et dans le sang veineux. En un pareil état de choses, si l'incitation subie par les organes de la première catégorie les conduit à déployer toute l'activité dont ils sont capables à l'état normal, ces organes devront consommer la quantité de matériaux que ce degré nécessitera. Or, les éléments supplémentaires dont ils ont besoin alors, ils ne pourront les puiser qu'au sein des matériaux qui sont destinés à rester dans le sang veineux pour continuer la vie propre de ce fluide jusqu'au moment où un nouveau contact avec l'air viendra combler les pertes subies. Par suite, si la constitution du sang veineux se trouve tellement modifiée qu'elle soit hors de proportion avec les fonctions sécrétoires du foie, c'est-à-dire avec les conditions de vitalité de cet organe, celui-ci réagira, et comme il aura été le seul sur lequel le défaut d'éléments ait pu s'exagérer, car seul il est voué à emprunter des éléments de vitalité au sang veineux, il sera aussi le seul à réagir.

Quant à spécifier d'une manière absolue quels sont les matériaux dont l'insuffisance ultime se révèle de la sorte, nous répondrons : 1° que l'atténuation subie par l'air est fréquemment sans effet marqué, au moins pendant une certaine période, sur la proportion de ceux d'entre ces matériaux qui sont composés, fibrine, albumine, etc.; 2° que beaucoup de sujets sont pris de suppuration jécorale sans que ces matériaux composés aient varié en quantité; 3° que beaucoup d'autres individus lui échappent, tandis que les matériaux dont il s'agit se sont altérés ou ont diminué de proportion. En conséquence on arrive par voie d'exclusion à ne pouvoir accuser que le défaut d'éléments gazeux. Or, si l'incitation organique entraîne une plus grande consommation d'éléments, elle fera appel aussi bien à l'acide carbonique qu'à l'oxygène, puisque les recherches de Magnus nous montrent qu'une certaine quantité de cet acide disparaît durant le cours de la nutrition intime.

Néanmoins, quelles que soient les exigences de celle-ci, le sang artériel n'est jamais dépouillé complétement par elle ni de l'acide carbonique ni de l'oxygène qu'il possède; dès lors, semblerait-il, le foie peut encore puiser dans ce que le sang veineux renferme de ces gaz. Mais une telle ressource serait des plus précaires; car le surcroît d'emprunt adressé au sang veineux n'étant pas susceptible de compensation, la quantité des gaz dont nous parlons éprouverait en un temps très-court une réduction incompatible avec la prolongation de l'existence.

Une seconde objection serait que la raréfaction opérée par les seuls effets de l'altitude devrait conduire de même à une détermination fluxionnaire vers le foie. Mais ici il y a à tenir compte de circonstances particulières; car, tandis que la raréfaction produite par les températures les plus élevées modifie peu la pression barométrique à laquelle l'économie était déjà pliée, la raréfaction inhérente à de grandes altitudes s'accompagne toujours d'une diminution considérable dans le poids de la colonne d'air. Or, cette diminution de poids permet aux fluides circulatoires d'abandonner les régions profondes de l'organisme pour affluer à la périphérie du corps, ce qui abaisse d'autant l'incitabilité viscérale et prévient toute chance d'engorgement congestif interne.

En résumé, l'irritation qui envahit le foie durant la saison des chaleurs nous paraît dépendre de ce que cet organe est celui auquel le sang, sous l'influence de la raréfaction imprimée à l'air par le haut degré de la température, apporte le moins d'éléments gazeux. Des conditions secondaires l'accroissent chez la plupart des malades.

Ce sont d'abord celles qui font affluer une quantité surabondante de sang vers l'intestin et par conséquent vers le foie, où déjà, en développant un état d'hypérémie, cette quantité disproportionnée a créé une gêne dans la marche des fluides circulatoires. Ainsi agit la susceptibilité que l'intestin contracte si souvent à l'époque des chaleurs, et qui se réveille plus ou moins vivement lors de chaque digestion; ainsi agit l'irritation occasionnée vers ce tube membraneux par les excès de nourriture ou de boisson, par les aliments de mauvaise qualité.

C'est ensuite la congestion pulmonaire liée aux fatigues physiques, à l'usage des spiritueux ou seulement à la raréfaction démesurée de l'air, laquelle congestion, entravant le retour du sang veineux vers le cœur, grossit encore l'accumulation de ce sang dans le parenchyme jécoral.

Devant un semblable faisceau de causes pathogéniques on conçoit que le mouvement fluxionnaire survenu au sein du foie puisse s'élever au point de déterminer soit une extravasion capillaire lente, permettant à un dépôt plastique de s'opérer en même temps qu'elle; soit une extravasion capillaire assez rapide pour devancer la formation de ce dépôt; soit une rupture du tissu lâche et délicat des lobules. Or, de ces lésions à celles qui caractérisent la fonte pyogénique il n'y a plus qu'un degré à franchir, et ce degré l'est infailliblement pour peu que l'économie continue à subir l'action de hautes températures.

Pendant que ces phénomènes s'accomplissent dans le foie, l'irritation en soulève de non moins saillants vers les premières voies intestinales et vers le gros intestin : à quoi faut-il rapporter cette particularité?

L'attribuer à des effets de réflexion nerveuse ou de sympathie, ce serait alléguer une cause dont l'impression devrait se faire sentir dans tous les cas, et persister aussi longtemps que l'irritation jécorale, ce qui n'est pas.

L'attribuer à l'impression de substances alimentaires? Mais très-souvent le malade s'est abstenu de nourriture depuis le début du mal.

L'attribuer à un état congestionnel du système veineux porte (Mouret, *Thèse*, p. 22, Paris 1853)? Sans doute cet état joue le rôle de cause prédisposante; mais il resterait à dire pourquoi aucun phénomène morbide ne se développe jamais ni vers le jéjunum, ni vers l'iléon, qui, comme les autres sections du tube digestif, envoient tout leur sang au système veineux dont il est question.

A notre sens la particularité qui nous occupe se rattache à ce que la bile arrive sous une proportion et avec des propriétés anormales dans l'intestin ; donnons quelques explications à cet égard.

1° Pendant tout le cours des déterminations qui, lors de l'hépatite, surgissent vers les premières voies, il existe une hypersécrétion biliaire, révélée par des vomissements verts, verdâtres ou jaunes, et, simultanément, par des selles possédant une couleur analogue à celle des matières vomies. A en juger encore par la nature des selles, la même hypersécrétion existe toutes les fois qu'une dysenterie s'ajoute à la phlegmasie hépatique.

2° Durant cette phlegmasie, il n'y a pas simple coïncidence fortuite entre l'hypersécrétion de bile et les signes de complication intestinale ; car, que ceux-ci se localisent vers le gros intestin ou vers les premières voies, ils se montrent toujours réunis à l'hypersécrétion, et réciproquement. Par contre, l'aptitude fonctionnelle des premières voies ainsi que celle du gros intestin diminuent dès que la sécrétion biliaire se réduit ou cesse.

3° Dans le cours de l'hépatite, l'hypersécrétion biliaire n'est pas l'effet d'une irritation des premières voies, du moins exclusivement ; car elle accompagne d'une manière constante cette irritation ; elle est fort active ; elle affecte une persistance spéciale, toutes choses qu'à beaucoup près on n'observe pas lorsque le mal se limite à la seule irritation dont nous parlons. Ici, d'ailleurs, le fait d'une hypersécrétion biliaire s'explique infiniment mieux par les conditions matérielles survenues au sein du tissu jécoral que par les traces phlegmasiques, généralement très-minimes alors, des premières voies. Quant à en rechercher la cause dans l'irritation du gros intestin, nous répondrons que très-souvent elle se déclare avant celle-ci, témoin les sujets chez lesquels son début s'annonce uniquement par des phénomènes issus vers les portions supérieures du tube digestif.

L'hypersécrétion biliaire doit donc être considérée comme un effet de l'irritation du foie. Maintenant, remarquons le rapprochement suivant :

Du côté des premières voies, persistance peu prolongée de l'épanchement de bile, surexcitation fonctionnelle peu prolongée de ces voies intestinales;

Du côté des voies inférieures, persistance prolongée de l'épanchement biliaire, surexcitation fonctionnelle prolongée du gros intestin.

Or, la surexcitation fonctionnelle des diverses parties du tube digestif se traduit par deux faits inséparables, savoir : par des contractions réitérées outre mesure et par une sécrétion muqueuse répétée aussi souvent que les contractions.

D'autre part, la sécrétion muqueuse, que son produit soit normal ou altéré, s'accomplit aux dépens de la muqueuse elle-même.

En conséquence, si la sollicitation adressée à l'organe par l'arrivée d'une surabondance de bile est éphémère, la dépense matérielle qui s'y rattachera n'excèdera pas notablement les limites prévues pour la nutrition physiologique, et il n'en résultera que des lésions faciles à réparer. C'est ce qui a lieu dans les premières voies, où l'on ne trouve jamais que des traces d'hypérémie après la mort.

Si, au contraire, cette sollicitation ajoute pendant longtemps ses effets les uns aux autres, la dépense matérielle s'exagèrera de plus en plus, il y aura déperdition croissante de substance, et, finalement, ulcération.

Ceci posé, le rapport qui existe entre la vitalité de l'intestin et la sécrétion biliaire n'est-il que l'expression d'une sympathie viscérale, ou bien dépend-il d'une influence exercée directement par le produit de ladite sécrétion?

Pour admettre le fait de sympathie, il faudrait que ce dernier fût constant dans chacun des cas où l'hypersécrétion s'est déclarée. Or, 1° du côté du gros intestin, il manque quand l'excès de bile est rejeté en entier par le vomissement, comme on le voit dans un grand nombre d'affections organiques du foie ou de l'estomac, dans beaucoup d'embarras gastriques, d'états bilieux, de péritonites, etc. Ici encore le fait de sympathie manque durant la période d'état de ces hypérémies jécorales qui, en même temps qu'elles n'entraînent aucune altération du côté des selles, s'accompagnent d'un ictère annonçant que la sécrétion de bile est exagérée. En revanche, lors de ces cas d'hypérémie, il survient presque toujours un flux de dysenterie bilieuse à la période où le mal débute, c'est-à-dire avant que l'irritation, déjà assez forte pour occasionner la sécrétion d'un excès de bile, le soit trop pour empêcher ce fluide d'arriver en quantité surabondante dans l'intestin ; une particularité analogue s'observe après que l'irritation a décru suffisamment pour permettre le retour de toute la sécrétion biliaire dans l'intestin, mais pas assez pour que cette sécrétion se soit réduite à des proportions normales. 2° Du côté des voies supérieures le fait de sympathie manque dans les cas où l'excès de la sécrétion biliaire est rejeté par les selles; la dysenterie bilieuse fournit des exemples péremptoires à cet égard.

La production des accidents intestinaux semble donc se rattacher à ce que, sous l'influence du mouvement fluxionnaire inhérent à la formation ou à la marche des abcès, la bile est versée en quantité trop grande dans les portions extrêmes du tube digestif, lesquelles, d'ailleurs, se trouvant déjà congestionnées et irritées par la gêne qu'éprouve leur circulation veineuse, doivent être d'autant moins aptes à supporter l'impression de ce fluide.

Ajoutons qu'on ne rencontre jamais de désordres ni vers le jéjunum, ni vers l'iléon, dont les fonctions ne paraissent point modifiées par la présence d'un excès de bile.

Mais, dans les cas où la surabondance de celle-ci résulte d'une simple hypertrophie du foie, ou bien se rattache à un mouvement fluxionnaire peu prononcé, il ne se produit pas de troubles intestinaux : il faut, en conséquence, admettre que l'activité exceptionnelle sous laquelle le mouvement dont il s'agit se développe et persiste chez les individus atteints d'hépatite, donne à la bile la propriété d'occasionner une irritation sur les points extrêmes du tube digestif.

Maintenant, à l'époque où la phlegmasie du foie soulève ses plus forts symptômes, une constipation opiniâtre, coïncidant avec une suspension de la sécrétion biliaire, remplace constamment soit les signes issus vers les premières voies, soit le flux abdominal ;

Et, lorsque cette phlegmasie s'est dissipée, les accidents intestinaux qui avaient pu surgir s'effacent à leur tour, non sans qu'au moment où la détente est arrivée à un certain degré, un flux abdominal ait succédé à la constipation.

Il s'ensuit que la nature des signes offerts par le tube digestif exprime fidèlement la marche et l'intensité du mouvement fluxionnaire qui a envahi le foie.

TRAITEMENT.

I. PROPHYLAXIE.

Il suffit de jeter un coup d'œil sur les causes énumérées ci-dessus pour comprendre le rôle que l'hygiène est appelée à jouer dans la prophylaxie des abcès du foie. Aussi nous bornerons-nous à exposer rapidement les mesures relatives à cette dernière.

a. *Circumfusa.*

Rechercher comme lieux d'habitation temporaire ou définitive les points à la fois découverts et quelque peu élevés par rapport à ceux d'alentour, telle est la première précaution qu'il importe de prendre. On fuira les expositions au nord et à l'ouest, expositions auxquelles se rattachent des refroidissements brusques et étendus. Quoique précieuse durant l'hiver, l'exposition australe ne vaut guère mieux que les précédentes durant l'été, attendu le libre accès qu'elle donne aux vents les plus chauds et à l'influence solaire. Exempte de ces divers inconvénients, l'exposition à l'est doit toujours être préférée.

On s'attachera à ne fixer aucune habitation dans le voisinage des lieux marécageux, quand bien même on aurait pour soi la direction des vents régnants ; car, pendant le calme des nuits d'été, les vapeurs fournies par les eaux dormantes s'y disséminent en tout sens, et y stagnent jusqu'au moment où le soleil se rapproche du zénith. Les travaux à exécuter dans les contrées de ce genre seront réservés autant que possible pour la saison froide ; et, si on est obligé de les accomplir à une autre époque de l'année, on s'abstiendra de les commencer avant le milieu de l'après-midi, de manière qu'on n'ait à redouter ni les brouillards qui couvrent chaque matin les nappes insalubres, ni la plus forte chaleur du jour.

En dehors des travaux qui ne doivent pas se prolonger ; en dehors du temps exigé pour la fondation des centres et les expéditions militaires ; en dehors des cas d'épidémie infectieuse ou d'encombrement, on évitera d'employer la tente comme moyen d'habitation, car elle ne prémunit que très-imparfaitement contre les variations de la température atmosphérique. Elles-mêmes, les barraques et autres constructions légères, ne peuvent être acceptées que provisoirement.

b. *Applicata.*

L'une des nécessités hygiéniques de l'Algérie, nécessité aussi promptement comprise en ce pays qu'elle l'est peu en France, c'est que la surface du corps soit toujours convenablement protégée. A cet égard rien ne saurait remplacer de minces tissus de laine interposés à cette surface et aux vêtements du tronc ; outre qu'ils préviennent avec efficacité les chances de refroidissement, ces tissus ont encore l'avantage de rendre supportables les transpirations développées par les hautes températures. Une seconde nécessité du climat, c'est l'usage de bains frais, de bains tièdes ou de bains de mer, selon la nature des individus. Il est enfin une règle capitale à observer pour le sommeil de nuit : c'est que si, durant le cours de l'été, l'organisme repousse instinctivement l'accumulation de moyens protecteurs trop nombreux sur le corps, la prudence n'en impose pas moins l'obligation de le garantir contre le décroissement auquel la température extérieure est vouée après le coucher du soleil.

c. *Ingesta.*

Pour ce qui concerne les ingesta, nous dirons qu'en Algérie on est généralement loin de s'astreindre pendant la saison chaude à une alimentation sobre et légère : les viandes lourdes, les mets de haut goût, les légumes secs, les vins, les spiritueux y figurent trop fréquemment alors sur les tables. Alors aussi on accorde une trop large place à certains fruits, dont beaucoup, pour être mangés sans inconvénient, auraient besoin d'une cuisson préalable. Durant la même saison, il serait avantageux de limiter à trois le nombre des repas de chaque jour. Le premier de ces repas aurait lieu de très-bonne heure, et ne comprendrait que des aliments à la fois toniques et de digestion aisée. Le second, qui serait le plus substantiel et le plus stimulant, aurait lieu de neuf à dix heures du matin, afin que la digestion stomacale fût très-avancée au moment où le maximum de température se fait sentir. Le dernier repas s'effectuerait à sept heures du soir : moins fourni d'excitants que le second, il se composerait outre cela d'aliments plus légers et pris en moindre quantité; sinon, il préparerait pour la nuit une digestion pénible ou un mauvais sommeil, car, à la suite des chaleurs du jour, les forces de l'estomac demandent à être respectées comme celles des organes appartenant à la vie de relation.

Quant à la quantité absolue d'aliments que devra comprendre chaque repas, elle sera établie d'après la dépense à laquelle l'économie se trouvera soumise. Ainsi, tandis que le soldat en garnison ou l'homme exerçant une profession peu fatigante réparent aisément leurs forces à l'aide d'une médiocre ration, ceux dont les travaux ne s'accomplissent qu'au prix d'une grande activité physique ont besoin, comme partout ailleurs, d'une plus abondante nourriture.

Proscrivons l'abus du café, des alcooliques, des épices; proscrivons également l'abus des boissons aqueuses, en particulier celui des boissons aqueuses très-froides, abus auquel tant de personnes se laissent entraîner durant la saison des chaleurs, et qui presque toujours occasionne des troubles intestinaux graves sans jamais désaltérer; déjà pendant la même période, l'usage modéré de ces dernières boissons devient la source de transpirations énervantes. De l'aveu des hommes qui ont vieilli dans les climats chauds, le meilleur moyen d'obvier à la soif qu'éveillent les hautes températures estivales, le meilleur moyen aussi de faciliter les fonctions de l'estomac, c'est de prendre à la fin du deuxième repas une infusion aromatique chaude ; aux heures subséquentes, il faut s'abstenir de toute espèce de boissons, car, froides ou chaudes, celles-ci rendraient la digestion pénible.

d. *Gesta, percepta.*

Si, durant les chaleurs, le défaut d'exercice plonge inévitablement l'économie dans un état de langueur profonde, il y a lieu néanmoins de restreindre le degré d'activité dont elle est capable sans inconvénient à d'autres époques. Dès lors, on s'attachera à diminuer les fatigues liées à certaines professions ou entreprises, et il y aura grand avantage à renvoyer les travaux de tout genre aux heures extrêmes de la journée ; on accordera au sommeil un temps suffisamment long ; et, pour les soldats, la condition de travailleur devra dispenser du service de garde.

e. *Excreta.*

Les principales fonctions excrétoires ne sauraient jamais être surexcitées sans péril : en effet, la sollicitation qui en résulterait à l'adresse des forces digestives serait au-dessus des ressources de l'économie.

Telles sont les mesures prophylactiques à adopter. Ainsi que nous l'avons fait ressortir en parlant des causes, c'est à leur oubli ou à l'impossibilité de les exécuter que se rapporte habituellement la suppuration du foie. Par contre, en multipliant de plus en plus les moyens de les mettre en pratique ; en multipliant aussi l'expérience, sans laquelle l'homme se plie rarement aux conseils d'autrui, le progrès local a rendu évident le bénéfice qu'elles permettent de réaliser.

II. TRAITEMENT CURATIF DE LA PHLEGMASIE QUI DONNE LIEU A LA FORMATION DES ABCÈS.

Si de simples règles d'hygiène suffisent pour prévenir la phlegmasie d'où dérive la suppuration du foie, l'existence de cette phlegmasie requiert une thérapeutique rigoureuse et dont les moyens doivent varier selon la forme revêtue par le mal.

1. *Hépatite aiguë.*

PREMIÈRE VARIÉTÉ.

Forme active.

Une constitution pléthorique, robuste, bien conservée ; l'absence d'accidents intestinaux ou bilieux graves ; l'origine récente de l'affection, une ampleur très-caractérisée du pouls exigeront que l'on pratique une ou deux saignées générales dans les vingt-quatre heures. On secondera avantageusement l'emploi de ce moyen en appliquant à l'anus un certain nombre de sangsues que l'on remplacera à deux ou trois reprises au fur et à mesure de leur chute. On combattra les douleurs locales à l'aide de ventouses scarifiées et de cataplasmes. Mais si la maladie attaquée de la sorte se maintenait sans amendement, il ne faudrait pas insister sur les déplétions sanguines, de quelque espèce qu'elles fussent ; car elles n'aboutiraient qu'à débiliter le sujet : l'agent auquel il y aurait lieu de recourir alors serait le calomel.

Le mode d'administration de ce composé ne saurait être le même pour tous les individus. Chez les sujets faiblement impressionnables, on peut le prescrire d'emblée à la dose d'un gramme chaque matin pendant plusieurs jours de suite ; seulement il importe de ne le donner qu'en pilules ou en électuaires, et non pas délayé dans un liquide aqueux. C'est sans doute pour n'avoir pas tenu compte de la perte liée à ce dernier mode d'administration, que des praticiens ont cru avoir employé longtemps sans inconvénient des doses supérieures à la précédente. Chez les natures faciles à émouvoir il est nécessaire de fractionner la dose journalière d'un gramme en trois ou quatre parties, que l'on administre à six heures d'intervalle l'une de l'autre. En aucune circonstance il n'est besoin de pousser l'usage du médicament jusqu'à salivation.

Souvent il est convenable de n'employer le composé mercuriel qu'après avoir fait prendre au sujet un purgatif moins énergique. Cette précaution se trouve particulièrement indiquée à l'époque où l'appareil morbide est encore réduit à de simples prodrômes. L'huile de ricin, le sulfate de soude, le citrate de magnésie rendent alors de grands services, sous la condition cependant d'être réitérés plusieurs jours de suite. A ces agents auxiliaires nous eussions ajouté volontiers l'eau de Sedlitz et la rhubarbe ; mais elles sont si mal supportées parfois, qu'il vaut mieux ne point les prescrire.

Il est une deuxième circonstance dans laquelle l'emploi du calomel, tout en étant indispensable, n'offrirait à lui seul aucune chance de succès. Cela a lieu quand les signes réactionnels revêtent beaucoup de violence. En pareil cas l'influence médicatrice que l'on veut provoquer se réalise d'ordinaire trop tard ; le moyen de hâter son développement, c'est d'associer la digitale au composé mercuriel, en ayant soin de diminuer la dose de celui-ci. A cet égard le mode d'administration qui nous a paru le plus sûr est de faire prendre un décigramme de digitale et une égale quantité de calomel toutes les six ou huit heures, jusqu'à sédation marquée. Cette dernière obtenue, on éloignera peu à peu les doses, pour arriver ensuite à les supprimer.

Après avoir abattu le mouvement fébrile, on prescrira avec fruit de grands bains tièdes. D'autre part, quelques lavements émollients ou laxatifs seront indiqués si, malgré l'emploi du calomel, il y a constipation, ou si cet agent détermine de fortes coliques sans pousser d'une manière active aux selles. A la période dont nous parlons il sera inutile de continuer l'usage du sel altérant ; elle-même, la persistance des douleurs n'en imposerait pas la nécessité ; presque toujours l'action des opiacés, ainsi que celle de larges vésicatoires appliqués sur le siége qu'elles occupent, achèveront la cure.

Quoi qu'il en soit, le traitement institué de la sorte n'atteindra son but qu'autant qu'à ses effets on joindra ceux d'un régime sévère. En conséquence, la diète sera de rigueur pendant toute la durée de la fièvre ; et lorsque le moment sera venu de l'interrompre, on ne permettra d'abord que des potages légers ou des bouillons. On défendra les boissons excitantes ; seules, des tisanes mucilagineuses, gommeuses ou lactées serviront à désaltérer le malade.

On a préconisé les vomitifs contre la forme d'hépatite qui nous occupe : ils peuvent effectivement réussir au début des accidents ; mais, hors de là, leur action est trop infidèle pour mériter la moindre confiance. On parvient à des résultats plus positifs quand on unit 5 ou 10 centigrammes d'émétique à un purgatif salin, au sulfate de soude, par exemple. Toutefois il y a prudence à n'user de ce moyen qu'au début de la phlegmasie ; en le prescrivant à une période ultérieure, on court le risque d'éveiller un mouvement d'irritation très-grave dans le tube digestif.

Divers praticiens, oubliant qu'en Algérie les chaleurs développent une susceptibilité démesurée vers l'estomac et l'intestin, ont voulu étendre au traitement de l'hépatite aiguë l'emploi de l'émétique à haute dose. Si leurs tentatives ont fourni des succès, elles ont été répétées avec trop peu d'avantage par d'autres personnes pour que nul aujourd'hui songe à les renouveler.

La thérapeutique dont nous venons de tracer les règles doit subir des modifications dans certains cas.

α. Ainsi, chez un assez grand nombre de sujets, une sensibilité excessive de l'épigastre ou d'opiniâtres vomissements annoncent que l'embarras des premières voies s'accompagne d'une irritation très-forte. Or, le calomel ne manque jamais d'exaspérer ces accidents : il faut dès lors en ajourner l'emploi jusqu'à l'époque à laquelle une ou plusieurs applications de sangsues auront rétabli la tolérance du viscère.

β. Si les symptômes bilieux prédominent, il sera nécessaire de débuter par l'administration d'un vomitif; on n'ouvrira même la veine qu'autant que la réaction se prolongera sous un caractère intense. Encore observera-t-on une grande réserve à l'égard des déplétions sanguines ; car c'est surtout dans les conditions de ce genre que leurs effets sont disposés à s'exagérer, tandis que, en insistant sur l'emploi des purgatifs salins, on prépare habituellement des voies soit à l'influence thérapeutique du calomel, soit à une guérison directe.

γ. Si, enfin, l'affection se trouve compliquée d'un flux dysentérique, on repoussera à la fois les saignées générales, les vomitifs et les purgatifs. D'autre part, le calomel administré seul comme altérant ne serait point supporté, et il y a contre-indication à ce que l'on prescrive d'une manière exclusive l'opium. En semblable circonstance on commencera par promener des ventouses scarifiées sur le trajet du gros intestin; on fera une application de sangsues à l'anus et, après avoir tenu le malade plongé quelque temps dans un bain tiède, on veillera à ce que l'abdomen reste recouvert d'un large cataplasme émollient. Durant les périodes ultérieures on poursuivra le cours du traitement à l'aide des pilules d'ipécacuanha, calomel et opium, prises au nombre d'une, toutes les cinq ou six heures d'abord, puis à des intervalles de plus en plus longs, si le mouvement dysentérique s'achemine vers un terme favorable. Quant à la composition de ces pilules, on l'établira d'après la formule qu'en a donnée Segond ; c'est encore sous les proportions indiquées par ce médecin qu'on les voit réussir le mieux. Sans doute telles qu'elles sont constituées alors, elles déterminent aisément le ptyalisme mercuriel; mais dans la plupart des cas le succès se rattache en partie au développement de ce dernier.

Il pourra arriver que, malgré le traitement ainsi conçu, le flux abdominal passe à l'état chronique. On remédiera à cet inconvénient en administrant par les voies supérieures une certaine quantité d'opium ou bien des substances astringentes opiacées.

Forme passive.

La forme passive de la variété d'hépatite dont nous parlons exclut l'emploi du calomel à dose altérante et les déplétions sanguines. Au début, quelques purgatifs doux, de grands bains tièdes, des boissons émollientes, puis, immédiatement après qu'on a abattu la fièvre, deux ou trois doses un peu élevées du composé mercuriel suffisent ordinairement pour ouvrir des chances à la guérison.

Deux circonstances cependant motivent parfois une médication différente : ce sont, d'un côté, l'exagération des symptômes bilieux ; de l'autre, le flux abdominal qui, assez souvent, se joint à cette forme du mal. La première de ces complications disparaît d'habitude sous l'influence de l'ipécacuanha prescrit à dose vomitive ; mais pour peu qu'elle se montre réfractaire, il ne faut pas insister sur l'emploi de ce moyen, qui débiliterait sans profit le sujet ; il vaut mieux s'en tenir à celui de simples purgatifs, dont l'action est alors toute-puissante.

A l'égard du flux abdominal qui, constamment ici, affecte une marche presque atonique, il n'y a lieu de s'en occuper qu'autant qu'il survit au traitement institué contre la phlegmasie jécorale. Dans ce cas on doit recourir aux pilules de Segond, avec réserve néanmoins, afin de ne pas susciter un ptyalisme qui pourrait être dangereux, vu la forme de la maladie ; on administrera ensuite les astringents opiacés ou l'opium, dès que le mouvement réactionnel sera tombé.

DEUXIÈME VARIÉTÉ.

Hépatite franche.

En raison de la constitution propre aux individus qu'elle atteint ; en raison de la période durant laquelle on l'observe ; en raison aussi de son caractère hautement inflammatoire, cette seconde variété, toujours de forme active, impose l'obligation d'ouvrir plus largement la veine que dans les cas précédents. Outre cela, chez les sujets pléthoriques, on appliquera des sangsues en permanence sur les points où la phlegmasie a concentré son maximum d'intensité; chez les autres, les saignées locales n'ayant pas besoin d'être copieuses, il sera préférable d'employer des ventouses scarifiées, lesquelles ont l'avantage de soulager plus rapidement les douleurs. De concert avec ces moyens on prescrira du calomel, d'abord sous des doses assez fortes pour pousser aux selles, puis sous des doses réduites, sans cependant faire descendre celles-ci à moins d'un décigramme chacune. La réaction éteinte, on se comportera comme nous l'avons dit à propos de la forme active particulière à la première variété.

Dans l'hépatite franche les saignées révulsives et les purgatifs salins sont généralement dépourvus d'effet ; il est même indispensable chez beaucoup de sujets d'associer un drastique végétal au calomel, afin de vaincre la constipation. Quant aux vomitifs, la violence des douleurs s'oppose à ce qu'ils soient mis en usage.

2. *Hépatite subaiguë.*

Forme active.

Dans cette nouvelle forme d'hépatite, les émissions sanguines ont pour résultat constant de produire un état de faiblesse et d'anémie d'où les malades ne sortent qu'avec beaucoup de peine; il faudra donc recourir à une thérapeutique différente. Lors du début du mal, celle-ci consistera à administrer en premier lieu un éméto-cathartique, et ultérieurement des purgatifs doux. A l'action de ces derniers on joindra celle de bains tièdes répétés ; un régime ténu sera de rigueur jusqu'à l'arrivée de la convalescence.

Si, au moment d'instituer contre elle une médication, la phlegmasie avait dépassé la période de début, ou si, attaquée à temps par les moyens que nous venons d'indiquer, elle ne s'amendait pas, on mettrait en usage soit le calomel à la dose d'un décigramme toutes les six heures, soit des pilules de Segond, suivant qu'il y aurait absence ou complication d'un flux abdominal. En l'un et l'autre cas on ne devrait pas craindre de prolonger le traitement jusqu'au ptyalisme, car celui-ci annonce d'habitude la résolution prochaine du mal. On achèverait enfin la guérison à l'aide de l'opium,

Les douleurs vives qui se déclarent parfois dans la forme d'hépatite dont il s'agit, cèdent avec facilité à l'emploi de ce narcotique et à l'application simultanée d'un large vésicatoire sur le point qu'elles ont envahi.

Forme passive.

Le traitement de cette seconde forme est rendu très-simple par la marche atonique de la dysenterie qui l'accompagne si souvent, et par l'absence d'accidents notables vers les premières voies. 15 décigrammes de calomel administrés en trois fois de six heures en six heures ; puis, aussitôt que l'effet purgatif de ce médicament se sera suspendu, 5 centigrammes d'opium qu'on réitérera matin et soir jusqu'à disparition des principaux signes morbides : tels sont les seuls moyens nécessaires pour acheminer promptement la maladie vers une heureuse issue.

Les cas de cette espèce sont ceux qui offrent le plus de prise à l'action thérapeutique du calomel. Cependant ils exigent qu'on ne pousse pas l'emploi de ce moyen jusqu'à déterminer la salivation, sous peine de porter à l'économie des atteintes trop fréquemment irrémédiables.

3. *Hépatite chronique.*

Dans l'hépatite chronique la chute de l'économie est si profonde que le praticien doit toujours se conduire comme si la maladie avait un caractère passif. En outre il y a pour lui obligation de varier le traitement : 1° selon que les sécrétions intestinales ne sont pas troublées ou le sont seulement à un faible degré ; 2° selon qu'il existe de la constipation ; 3° selon enfin que le malade est atteint de dysenterie.

1° Lorsque les sécrétions de l'intestin s'opèrent sans trouble appréciable ou ne sont que peu modifiées, les bains tièdes réitérés et de légers purgatifs salins produisent d'excellents résultats. L'amélioration une fois confirmée, on se trouve généralement bien de prescrire des infusions amères soit seules, soit alternativement avec la rhubarbe administrée à dose tonique. Un dernier moyen peut servir à compléter l'action de ceux qui précèdent : c'est le sous-nitrate de bismuth donné en petites proportions. Ce médicament est surtout utile quand les douleurs ressenties par les malades simulent celles d'une gastralgie.

A l'égard du calomel, on n'y recourra point ici; car, à quelque dose qu'on le fasse prendre, il a pour suite immédiate le développement d'accidents gastro-entéritiques fort difficiles à maîtriser.

2° Le calomel est au contraire indiqué lorsque le cours des selles se ralentit ; mais en pareil cas on ne saurait en régler l'usage qu'à l'aide de tâtonnements. En effet, toutes choses égales d'ailleurs, il n'agit qu'à forte dose chez les uns, tandis que chez d'autres il a besoin d'être employé sous des proportions plus ou moins réduites. Assez souvent il y a opportunité de faire alterner l'influence de la morphine avec la sienne; et si à la constipation se joint un dépérissement notable, c'est exclusivement à l'aide de ce narcotique qu'il faut essayer d'obtenir la guérison du malade.

Dans un grand nombre des cas de cette classe le foie est le siége d'un engorgement dur ; il y a lieu d'attaquer cet engorgement dès qu'il est reconnaissable. Quant aux moyens à mettre alors en usage, le meilleur consistera à appliquer des cautères, et, mieux encore, des moxas le long des insertions du diaphragme, ainsi que sur les points où le viscère forme tumeur. Ces révulsifs possèdent une efficacité rare; mais pour que celle-ci se réalise, il est nécessaire de les multiplier largement. En aucune circonstance on ne pourrait les remplacer par de simples vésicatoires ou par un séton.

3° Chez les malades atteints d'hépatite chronique, l'existence d'une dysenterie impose, elle aussi, l'obligation d'employer le calomel; seulement ici cet agent ne doit être donné ni à trop petites doses, ni d'une manière continue, et il importe généralement de faire succéder à son action celle des opiacés. Par exemple, le premier et le deuxième jour, on administrera 5 décigrammes de calomel au commencement de la matinée, et une dose semblable à six heures de distance; dans la soirée le malade prendra 2 centigrammes d'un sel de morphine; puis il restera à l'usage exclusif de ce sel les deux jours suivants. Le cinquième jour on reviendra au calomel sans le réitérer le lendemain, mais d'un autre côté, sans cesser de prescrire la morphine. Enfin, le septième jour, on tentera une dernière fois l'action du composé mercuriel, de même que celle narcotique; et, si on n'en obtient pas une amélioration solide, on aura recours aux pilules de Segoud, aux astringents opiacés et aux bains.

Sous quelques dehors que se présente l'hépatite chronique, sont traitement requiert un régime doux et réparateur; des aliments lactés, de légers potages, des légumes frais, des viandes blanches, des fruits cuits, telles seront les bases de ce régime. On ne s'astreindra pas, néanmoins, à le rendre invariable; après la gastralgie, l'hépatite chronique est peut-être l'affection dans laquelle les malades changent le plus souvent de goût, et il y a presque toujours avantage à le satisfaire, en tant que leurs désirs ne s'écartent pas trop des règles qui précèdent.

Quand l'hépatite chronique se montre réfractaire aux méthodes curatives que nous venons d'exposer, il est inutile, sinon dangereux, d'insister sur celles-ci. La seule chance de salut qu'on ait encore, consiste à envoyer les sujets dans leur pays natal; et, ultérieurement, aux eaux thermales si, depuis une longue période, le fond inflammatoire de la maladie a cessé de s'exprimer par des signes de réaction locale. A l'égard de ces eaux, la préférence doit être donnée à celles de Vichy, de Bourbonne ou de Baréges; mais on ne saurait les employer indistinctement contre toutes les formes de la phlegmasie. Ainsi, les eaux de Vichy, qui produisent d'heureux résultats lorsqu'il n'existe pas d'accidents intestinaux ou que ces accidents ont disparu sans retour, ces eaux, disons-nous, sont nuisibles chez les personnes dont le tube digestif a conservé quelque susceptibilité. En revanche, les eaux de Bourbonne et celles de Baréges peuvent être prescrites dans des limites moins restreintes : il suffit pour cela que les accidents intestinaux, s'il s'en était développé, soient descendus à une marche atonique ou paraissent entièrement subordonnés aux conditions anormales du foie. En ce qui concerne les autres eaux thermales, en ce qui concerne également l'eau de mer, elles ne réussissent pas d'une manière assez générale pour qu'on soit autorisé à les recommander.

III. TRAITEMENT NÉCESSITÉ PAR LA FORMATION DES ABCÈS ET PAR LEUR MARCHE.

A. *Période durant laquelle l'abcès se forme.*

Si l'on n'a pu prévenir la suppuration, le traitement sera basé désormais sur une stricte réserve. La nature du travail qui se développe en pareil cas, travail comportant à la fois modification dans le tissu du viscère et sécrétion d'un fluide anormal; en second lieu, les difficultés inhérentes soit à l'élimination du pus, soit à l'établissement d'une cicatrice; en troisième lieu, l'existence antérieure d'accidents intestinaux; finalement, la lenteur avec laquelle le foie recouvre son aptitude fonctionnelle après la guérison, toutes ces conditions réunies exigent de la part de l'organisme un surcroît de dépense qu'accuse un état sensible d'épuisement. On s'attachera donc à ménager le sang et les forces des malades; moins que jamais l'invasion d'un mouvement fébrile ou de vives douleurs légitimerait l'ouverture de la veine; à peine ces dernières autoriseraient-elles l'emploi de ventouses scarifiées ou de sangsues. Heureusement le calomel et la digitale, administrés dans la proportion de 1 décigramme à deux ou trois reprises chaque jour, auront bientôt abattu tout ce que les symptômes dont il s'agit offriront d'accessible.

Néanmoins il ne faudrait pas outrer ici l'emploi des altérants; si, à la fin du deuxième jour, les accidents auxquels on veut remédier n'ont pas été réduits, on le suspendra pour ne prescrire que de légers sédatifs, tels que la digitale associée à de menues doses de morphine, l'eau de laurier-cerise, les préparations cyaniques, etc. On cherchera en même temps à soutenir l'économie par la nourriture qu'elle supportera le mieux; indépendamment de cela, les toniques amers, le quinquina, les ferrugineux et aussi certains stimulants modérés, comme le café ou les boissons vineuses, trouveront leur place chez beaucoup d'individus. Mais tout en accordant à l'ensemble les moyens de se reconstituer, le médecin ne cessera de prévoir l'éventualité d'un flux dysentérique ou d'une rechute de celui-ci; et si, par hasard, sa sollicitude était surprise, ce ne serait plus au calomel ni aux astringents qu'il demanderait des effets curatifs: seuls, les opiacés réussiraient à faire face aux indications qui naîtraient alors.

B. *Période durant laquelle le pus s'achemine vers l'extérieur.*

Pendant cette nouvelle période les données exposées ci-dessus sont encore généralement applicables; trois circonstances toutefois exigent l'emploi de moyens spéciaux. La première est celle où le pus, s'acheminant à travers le poumon, suscite des accidents graves; la seconde, celle où l'abcès vient à s'ouvrir dans une des cavités séreuses du voisinage; à l'égard de la troisième, elle se rapporte au fait de l'arrivée du pus à proximité de la région hépatique extérieure.

1° En mettant à part les sujets dont les forces ont déjà profondément fléchi, de très-vives douleurs pleurétiques, l'étendue considérable de l'inflammation pulmonaire, une réaction intense, obligent d'habitude à ouvrir la veine. Mais ici plus que jamais il importe de procéder avec modération; si une saignée de 400 à 500 grammes ne remplit pas le but qu'on a en vue, il est préférable de se rejeter sur d'autres moyens. Ainsi, le calomel administré à dose altérante rendra d'utiles services; souvent la digitale lui sera associée avec succès. Quant au tartre stibié, il devra être exclu de la pratique; outre qu'il a peu de prise sur la pneumonie survenue dans de semblables conditions, l'énergie avec laquelle il impressionne le tube digestif pourrait avoir des suites dangereuses. Chez les sujets affaiblis les émissions sanguines sont contre-indiquées d'une manière absolue; elle-même, l'opportunité de prescrire le calomel est environnée d'incertitudes; aussi, pour plus de sûreté, s'efforcera-t-on de réduire le mal par le seul emploi de la digitale.

Après que la fièvre aura été abattue, on essaiera l'application de larges vésicatoires sur le siége des accidents locaux, si ceux-ci persistent sous une forme inquiétante. Mais dans les cas dont il s'agit ces topiques sont loin de posséder la même efficacité que chez les sujets atteints de pneumonie primitive; ils ne constituent guère que des palliatifs, à l'insuffisance desquels il est nécessaire de remédier par l'administration de la morphine ou de l'opium.

2° Quoique rien ne démontre la possibilité de voir les malades survivre à l'irruption du pus dans le péritoine, cet accident n'en impose pas moins l'obligation de tenter une dernière ressource. Dans ce but on fera prendre aux malades 5 centigrammes d'opium d'abord toutes les heures jusqu'à effet sédatif, puis de deux heures en deux heures, mais assez longtemps cette fois pour amener du narcotisme. Ce nouvel effet produit, on cherchera à l'entretenir pendant plusieurs jours consécutifs; et lorsque le moment de l'interrompre sera arrivé, on aura soin de ne supprimer le médicament que d'une manière progressive.

Si le pus épanché dans l'abdomen venait à former une tumeur appréciable au dehors, on pourrait, à l'exemple de M. Cambay (*loc. cit.*, p. 225), lui donner issue avec un trois-quarts. En pareil cas, malheureusement, les désordres sont si étendus qu'il faut peu compter sur une terminaison favorable.

A l'administration de l'opium il serait utile de joindre l'influence du décubitus dorsal, ainsi que celle de l'immobilité; mais l'agitation où l'on trouve les malades se rattache de trop près à leurs souffrances pour cesser sous l'empire de la volonté; et, quant à y mettre un frein par l'emploi des anesthésiques, l'état misérable où est alors plongée l'économie empêche de recourir à l'action déprimante de ces moyens.

L'épanchement du pus dans la plèvre nécessite une médication analogue. Toutefois, ses suites n'exigent pas qu'on élève autant que ci-dessus la consommation journalière de l'opium. De plus, chez les sujets dont l'état général ne se trouve pas profondément altéré, il y a indication de pratiquer la thoracentèse dès que la plèvre renferme assez de liquide.

3° Aussitôt que l'acheminement du pus vers la région hépatique extérieure est reconnaissable, le médecin doit se demander s'il n'y a pas lieu d'en abréger la durée par l'intervention manuelle de l'art. Le motif en est qu'à l'époque où on commence seulement à distinguer la fluctuation, les abcès possèdent souvent déjà un volume considérable. Différer davantage leur ouverture, c'est s'exposer à les voir acquérir un développement démesuré, auquel se rattacheront, après qu'on aura créé un passage au liquide, soit les dangers d'une suppuration trop étendue, soit la formation d'un kyste épais, résistant, et par conséquent propre à gêner l'établissement d'une cicatrice; c'est s'exposer à ce que le travail morbide intéresse au loin le tissu glanduleux, ou bien conduise l'abcès à s'ouvrir dans le péritoine; enfin, c'est multiplier les chances de résorption purulente. Par inverse, les guérisons les plus nombreuses et les plus promptes se rapportent aux sujets chez lesquels on a donné de bonne heure une issue à l'abcès.

Il résulte de là que quand l'acheminement du pus vers le dehors peut être reconnu dès l'origine, les circonstances susceptibles de faire ajourner l'ouverture d'un abcès du foie se réduisent à deux, qui sont la présence de complications très-graves et un épuisement excessif. Ces conditions exceptées, rien ne saurait empêcher le praticien d'agir.

Maintenant, chez beaucoup d'individus, en particulier chez ceux dont les abcès tendent à s'ouvrir dans la région épigastrique ou dans le dos, l'acheminement du pus vers le dehors est toujours décélé à temps par la fluctuation; mais lorsque les collections occupent l'extrémité droite du viscère, on éprouverait souvent des mécomptes si, pour se fixer, on attendait que le phénomène qui vient d'être indiqué fût réalisable, ou au moins qu'un gonflement œdémateux se produisît. Par bonheur, en pareil cas, l'expérience autorise à regarder la proximité de l'abcès comme suffisante du moment où, aux signes de la suppuration jécorale, se sont ajoutés les suivants: *a*) développement considérable du viscère; *b*) voussure exagérée, écartement plus grand des fausses côtes droites; *c*) distension et dépressibilité des parties molles qui unissent ces os; *d*) très-forte matité dans les points ainsi modifiés. A une telle réunion de signes correspondent soit un empyème concomitant de l'hépatite, soit le refoulement occasionné par la présence d'un abcès qui, de la grosse extrémité du foie, aurait débouché contre la paroi costo-diaphragmatique. Or, s'il y a empyème, une opération, quoique à peu près sans utilité relativement au fond de la maladie, n'aura rien d'irrationnel en elle-même; s'il y a simplement abcès du foie, on trouvera un adossement intime du diaphragme à la paroi costale, disposition qui, assurée d'habitude par des adhérences, conduira celles-ci à s'établir autour de l'ouverture artificielle, dans le cas où leur formation n'aurait pas eu lieu plus tôt.

Un dernier principe auquel il faut encore subordonner l'application d'un traitement chirurgical, c'est que ce traitement permette de prendre toutes les précautions nécessaires pour éviter qu'au sortir de l'abcès le pus ou d'autres liquides s'épanchent dans la cavité du péritoine. Sans doute quand, la tumeur étant fixe, les téguments qui la recouvrent ont contracté un aspect phlegmoneux; quand, outre cela, des douleurs superficielles éclatent à son centre, il est à croire que la paroi abdominale fait corps avec ceux des points du foie qui sont soulevés par l'abcès; mais il y aurait imprudence à se baser sur des probabilités de ce genre pour ouvrir la tumeur à la manière d'un abcès des parties molles extérieures. Nous ne saurions trop le redire, on doit, avant de livrer issue au pus, s'être prémuni contre la possibilité d'un épanchement intra-péritonéal.

Divers procédés ont été imaginés en vue d'atteindre ce but.

Dans les uns, le pus ne trouve accès au dehors qu'autant que des adhérences ont réuni la tumeur à la paroi abdominale. Dans les autres, le foie est ouvert immédiatement après qu'on a incisé cette paroi ; et, en attendant que des adhérences se soient établies, on a recours à des moyens mécaniques pour empêcher le pus de gagner la cavité péritonéale.

1° Au nombre des procédés comportant formation préalable des adhérences, on distingue d'abord celui que nous allons exposer et qui a été proposé par Bégin.

α. Les limites de la tumeur ayant été déterminées aussi exactement que la diminution d'épaisseur des parois abdominales et la fluctuation en fournissent la facilité, le sujet est couché dans son lit, les membres inférieurs relevés vers le ventre, la tête soutenue par des oreillers. Le chirurgien pratique ensuite sur la partie la plus saillante de la tumeur une incision de 6 à 8 centimètres, laquelle comprend successivement la peau, le tissu cellulaire sous-cutané, enfin les couches musculaires et aponévrotiques. A son tour, le péritoine est ouvert comme s'il s'agissait de pénétrer dans un sac herniaire ; puis il est incisé sur une sonde selon une étendue égale à celle de la plaie externe. Si des vaisseaux sont divisés, on les lie aussitôt pour éviter que du sang ne s'écoule dans l'abdomen.

Ce premier temps achevé, on panse à plat avec un linge fenêtré, de la charpie, quelques compresses et un bandage de corps. L'appareil n'est levé que le troisième jour ; au bout de ce terme le foie adhère solidement aux lèvres de la plaie. On peut alors inciser en toute sûreté les parois de l'abcès dans la limite des adhérences et provoquer la sortie du pus. Si on le juge convenable, une canule est placée à demeure entre les lèvres de l'ouverture, afin de la maintenir béante jusqu'à ce que les parois de l'excavation se soient rapprochées.

Le procédé ainsi conçu est applicable à la généralité des abcès qui ont déterminé le soulèvement de la paroi abdominale. Mais, avec M. Haspel, nous croyons qu'on ne saurait l'employer quand la poche purulente ne forme aucun relief sensible au dehors ; car dans les conditions de cette espèce, il pourrait arriver que la poche ne vînt point s'engager entre les lèvres de la plaie extérieure, et, par conséquent, ne possédât point l'immobilité nécessaire à l'organisation des adhérences. On n'hésitera pas toutefois à l'utiliser lorsque, l'abcès ayant envahi l'extrémité droite du viscère, celle-ci s'est épanouie largement contre la paroi costo-diaphragmatique; seulement le procédé opératoire devra subir certaines modifications. Ainsi, on commencera par inciser la peau, le tissu adipeux, les couches musculaires et la plèvre dans l'étendue de 4 à 5 centimètres entre les côtes. Si de la sorte l'on tombe sur un épanchement circonscrit par le sac pleural, on ne poussera pas plus loin l'opération. Mais si, adossés aux côtes, les plans du diaphragme se présentent sous l'instrument, on pansera la plaie de manière à leur permettre de contracter adhérence avec les lèvres de l'incision; puis on les divisera à leur tour aussitôt qu'ils se seront réunis à ces dernières. Par mesure de précaution, on agira de même dans le cas où, pour atteindre ces plans musculaires, il aura fallu se faire jour à travers des pseudo-membranes. Ce second temps ayant été terminé par l'incision du péritoine, on continuera comme pour le procédé exposé d'abord.

L'opération à laquelle ces détails sont relatifs ne comporte aucune difficulté; elle est surtout rendue aisée par l'adhérence presque constante du diaphragme à la paroi costale; et, quoique nous n'ayons eu encore occasion de la pratiquer que sur le cadavre, elle nous semble appelée à prendre rang au nombre des voies thérapeutiques définies.

β. Tandis que les faits démontraient les avantages du procédé de Bégin, la crainte de voir des accidents succéder à l'incision du péritoine conduisait Graves à proposer un autre mode opératoire. Ce nouveau mode consiste à inciser la paroi abdominale couche par couche jusqu'à 3 millimètres de la séreuse; on maintient ensuite la plaie béante en la remplissant de charpie. Grâce à ces dispositions la poche purulente parvient à soulever peu à peu le fond de la solution de continuité, s'acumine au centre de celle-ci, et finit par se rompre. Ce procédé, qui ne garantit pas suffisamment la formation des adhérences, est à peu près abandonné aujourd'hui.

γ. De son côté, Récamier crut reconnaître dans l'emploi des caustiques le meilleur moyen d'ouvrir les collections liquides du foie. Pour se servir de son procédé, on applique 20 ou 30 centigrammes de potasse caustique sur le milieu de la tumeur, afin d'y produire une escarre de 3 à 4 centimètres de diamètre. Cette escarre s'étant détachée, ou bien ayant été excisée, on réapplique au fond de la perte de substance un petit morceau de potasse, et ainsi de suite à trois, quatre, cinq reprises si cela est nécessaire pour arriver jusque dans le foyer. Lentement corrodées par le caustique, la paroi abdominale et la poche deviennent chacune le siége d'un mouvement inflammatoire qui détermine leur réunion.

Combattu par Boyer et par M. Velpeau comme susceptible d'entraîner une péritonite générale, l'emploi du caustique est loin de justifier les récriminations dont il a été l'objet. A cet égard, les expériences de M. Cruveilhier sur les animaux fournissent des preuves péremptoires ; et tels sont les résultats obtenus depuis dans la pratique médicale, que ce mode opératoire est regardé aujourd'hui comme le plus inoffensif. Malheureusement il est inapplicable lorsque l'abcès tend à se faire jour entre les côtes ; et on peut lui reprocher d'occasionner une large déperdition de tissus en des régions où ceux-ci ont besoin d'être respectés.

δ. En remplaçant la première application du caustique par une incision, Vidal de Cassis n'a pas apporté au procédé de Récamier une modification assez utile pour constituer un perfectionnement.

ε. La ponction simple est praticable lorsque le liquide a dépassé le feuillet superficiel de l'aponévrose abdominale ou les muscles intercostaux ; hors de là, il y a plus qu'imprudence à la mettre en usage.

2° Les procédés appartenant à la seconde catégorie sont ceux dont voici les détails :

α. M. Horner incisait les tissus couche par couche jusqu'au

foie, réunissait cet organe aux bords de la plaie par quelques points de suture, et ouvrait immédiatement après la collection. Décrire ce procédé, c'est en révéler tout le danger.

β. Dans un autre mode opératoire proposé par M. Cambay, on arriverait d'abord jusqu'au viscère en employant le procédé de Bégin ; puis, au lieu d'attendre les effets d'une inflammation adhésive, on plongerait immédiatement dans la tumeur un poinçon revêtu d'une canule en caoutchouc. Le poinçon retiré, on laisserait la canule à demeure au moyen de bandelettes agglutinatives et de liens. En admettant qu'il fût facile de se servir de cet appareil instrumental, surtout si l'abcès était entouré d'un kyste résistant, on n'aurait pas moins à craindre que le retrait du foie ne conduisît l'air à pénétrer dans le sac péritonéal, ou n'empêchât la production des adhérences. D'un autre côté, on ne saurait donner une fixité suffisante à la canule ; l'affaissement de la poche, le déplacement des liens ou des bandages, enfin les mouvements respiratoires pourraient déterminer la chute de ce tube avant que le viscère se fût réuni aux lèvres de la plaie extérieure.

En résumé, le procédé de Bégin et celui de Récamier méritent seuls d'être conservés. Le premier a l'avantage de ne faire éprouver aucune perte de substance à la paroi abdominale ; le second, lui, expose peut-être moins aux chances d'une péritonite étendue ; mais son emploi occasionne une destruction assez considérable de la paroi dont il s'agit, et il est d'une exécution lente quand une forte épaisseur de tissus recouvre l'abcès. Rien dès lors n'autorise à attribuer une supériorité absolue à l'un de ces procédés sur l'autre ; le choix à établir entre eux sera subordonné aux indications offertes par les malades.

L'abcès ouvert, on favorisera l'écoulement du pus au moyen d'une pression légère ; on abandonnera ensuite l'expulsion de ce liquide aux effets de la rétraction musculaire et de la position. Le malade se tiendra couché. Il évitera les mouvements brusques, violents ou inutiles ; dans le cas d'un abcès ouvert artificiellement à l'épigastre, M. le docteur A. Minvielle a vu les adhérences se rompre sous l'influence des efforts que le malade, placé debout devant une table, imprimait au tronc pour hacher des herbes comestibles; une mort prompte fut le résultat de cet accident. Les pansements consisteront dans l'application de larges cataplasmes jusqu'au moment où le pus aura pris un aspect séreux; cette époque arrivée, on se bornera à recouvrir la plaie avec des gâteaux de charpie. Si la fonte morbide a creusé au loin le viscère, on exercera une compression permanente sur la base du thorax et sur l'abdomen à l'aide de deux bandages de corps. Alors aussi il conviendra d'injecter à chaque pansement une certaine quantité d'eau tiède dans la cavité, de manière à remplir celle-ci. Cette pratique hâtera la marche des choses vers un terme favorable; mais elle nécessitera beaucoup de précautions, faute de quoi on rendrait possible une rupture des adhérences, ainsi qu'on en a un exemple. On secondera l'emploi des injections en mettant deux ou trois fois par semaine les malades au bain, et laissant l'eau de ce dernier pénétrer librement dans la cavité purulente.

A l'égard du traitement interne, il devra être calculé en vue de faire face à la dépense qu'exigera le travail réparateur. Des aliments légers, des viandes blanches, des potages seront d'abord accordés suivant la latitude qu'en donneront soit l'état général du malade, soit la présence d'une complication; plus tard, quand l'économie se sera relevée, on prescrira une nourriture substantielle et en rapport avec les sollicitations de l'estomac. Si la suppuration est abondante et que le tube digestif ait recouvré ses conditions normales, il sera bon d'associer à l'alimentation les vins austères, les ferrugineux, les amers; mais chez un grand nombre de malades ces moyens n'agiront qu'autant que l'on administrera de concert avec eux une certaine quantité d'opium.

Malgré toutes les mesures qu'on aura prises, il se pourra que le travail réparateur cesse prématurément, de telle sorte qu'aux abcès survivront des cavités plus ou moins larges et profondes, d'où s'écoulera un fluide séro-purulent. Indices qu'un fond d'engorgement persiste au sein du foie, ces conditions nouvelles ne sauraient être modifiées ni par les altérants, ni par les effets de révulsion que déploieraient les purgatifs, les vésicatoires ou les moxas, ni par les injections balsamiques, iodées ou autres. Le seul moyen d'en triompher sera de soumettre les malades à l'usage des eaux thermales sulfureuses administrées à l'intérieur et à l'extérieur. Les eaux de Bourbonne et du Mont-Dore ne manqueraient pas non plus d'utilité, si le tube digestif se montrait exempt d'altérations.

C. *L'abcès s'est ouvert spontanément au dehors.*

a. *Abcès ouverts en l'un des points de la région hépatique extérieure.*

Qu'elle ait été produite par l'amincissement des enveloppes tégumentaires ou de la gangrène, l'ouverture spontanée de l'abcès sur l'un des points de la région hépatique extérieure demandera les mêmes soins que celle qui aurait été obtenue à l'aide du bistouri ou du caustique. L'issue par laquelle elle se sera opérée devra toujours être regardée comme suffisante; néanmoins, il y aura lieu de recourir à l'intervention manuelle de l'art si, aux abords de cette issue, le pus avait disséqué la peau, les couches aponévrotiques superficielles ou le muscle grand dentelé. On attaquera alors les décollements sous-cutanés et ceux qui seraient sous-aponévrotiques par des incisions poussées jusqu'à l'extrémité des vides que l'on rencontrera. A l'égard des décollements sous-musculaires, leur siége empêchera d'y remédier avec l'instrument tranchant; il ne restera donc à employer contre eux que les bandages compressifs et la position, ressources d'autant plus efficaces que ces nouvelles lésions sont toujours situées au-dessus du point par où la cavité de l'abcès débouche au dehors.

b. *Abcès ouverts dans le tube intestinal, l'appareil excréteur de la bile ou le rein droit.*

Si l'abcès a débouché dans l'un des points du tube intestinal, dans les voies biliaires ou le rein, les malades rechercheront la position qui comportera le moins de souffrances, car ce sera celle qui favorisera le plus l'écoulement des fluides fournis par l'abcès. Outre cela, ils s'efforceront de garder l'immobilité durant les premiers temps qui suivront l'ouverture de la poche purulente. On s'abstiendra d'exercer aucune compression sur le thorax ou l'abdomen, pour peu qu'elle soit mal supportée. Enfin, le traitement général sera le même que dans le cas qui précède.

Ici, comme lorsque le foyer s'est ouvert à la surface de la région hépatique extérieure, le travail réparateur est susceptible de rester incomplet, et la sécrétion du pus ne saurait être tarie que par l'usage des eaux thermales.

c. *Abcès ouverts dans les bronches.*

On se basera sur des règles analogues pour procéder à une médication chez les individus dont l'abcès aura débouché dans les bronches. Toutefois, l'expérience prouve qu'il sera nécessaire d'administrer chaque jour à ces malades une certaine quantité d'opium ou de morphine, jusqu'à l'époque à laquelle les crachats cesseront de renfermer du pus. Elle prouve encore que l'emploi de ces narcotiques à dose un peu élevée constituera le meilleur moyen d'arrêter la fonte du tissu du poumon, si une expectoration sanguinolente vient à dénoter que celle-ci se prolonge ou se réitère après la formation de l'issue.

Quant à la phlegmasie chronique dont la plèvre et le poumon seront le siége, on essaiera d'en débarrasser les malades au moyen des révulsifs cutanés, des diurétiques et des iodurés. Mais pour cela il faudra attendre que le moment soit arrivé de ne plus administrer d'opium, c'est-à-dire que les crachats aient dépouillé tout aspect purulent ; car avant cette période l'emploi des agents dont nous parlons serait complétement illusoire. Encore, avant d'y recourir, devra-t-on s'assurer que les forces n'ont pas trop fléchi ; s'il en était autrement, il y aurait obligation de laisser la phlegmasie perdre toute aptitude à se réveiller sous une marche aiguë, puis on prescrirait les eaux thermales d'Amélie-les-Bains, de Cauterets ou de Bonnes. On tiendrait une conduite semblable dans le cas où la médication indiquée en premier lieu resterait infructueuse. Ajoutons que, lorsqu'elles ne sont pas accompagnées d'un épanchement pleurétique considérable ou d'hépatisation pulmonaire étendue, les traces de la phlegmasie qui nous occupe se dissipent presque toujours d'elles-mêmes avec le temps.

IV. TRAITEMENT DES MALADIES QUI PEUVENT COEXISTER AVEC LA SUPPURATION DU FOIE.

Très-peu grave en général, la phlegmasie développée vers le poumon et vers la plèvre soit par l'extension du mouvement fluxionnaire qui a surgi au sein du foie, soit par le refoulement qu'ont éprouvé le premier de ces organes et le diaphragme, cette phlegmasie, disons-nous, guérit spontanément après la cicatrisation de l'abcès ; il serait donc inutile d'en faire l'objet d'une thérapeutique spéciale. Pour des motifs analogues, la péritonite et la pleurite auxquelles l'acheminement du pus vers l'extérieur aura donné naissance, ne préoccuperont pas davantage l'homme de l'art.

D'autres maladies sont des complications réelles ; un mot sur les principes qu'on doit observer à leur égard.

α. Lorsqu'il lui arrive de se joindre accidentellement à la suppuration jécorale, la pneumonie ne saurait être traitée par les antimoniaux comme dans les cas où elle existe seule ; l'état du tube digestif s'y opposerait. Mais on emploiera contre elle avec succès le calomel à dose altérante, surtout si on a la précaution d'associer à cet agent une certaine quantité de digitale. Quant aux émissions sanguines, on se montrera très-circonspect à leur égard ; en revanche, on retirera d'excellents effets du vésicatoire à l'époque où la résolution commencera à s'opérer.

β. Le traitement interne que nécessitera l'affection jécorale, constituera le meilleur moyen de réduire l'engorgement dont la rate se trouverait atteinte. Néanmoins, si cet engorgement était douloureux, il y aurait lieu d'instituer un traitement local, qui consisterait dans l'application de ventouses scarifiées, puis de larges vésicatoires sur le point des souffrances.

On procéderait d'après les mêmes règles chez les individus qui offriraient les signes d'une albuminurie.

γ. Un troisième ordre de complications obligera d'ajouter à la thérapeutique des abcès du foie celle qu'elles exigent lorsqu'elles se montrent isolément. Ces complications sont l'apoplexie pulmonaire, la péritonite occasionnée par l'extension du mouvement fluxionnaire dont le foie se trouve le siége ou par une cause fortuite, les fièvres intermittentes, et enfin la cachexie qui succède à ces fièvres, toutes maladies dont il serait superflu de rappeler le traitement curatif.

δ. Les altérations chroniques de l'estomac, celles de l'intestin grêle, la présence de tubercules et le choléra épidémique forceront à bannir du traitement l'emploi des émissions sanguines, ainsi que celui des substances altérantes. Aux complications liées à un mauvais état du tube digestif on essaiera de remédier à l'aide d'un régime doux et réparateur, à l'aide des bains tièdes et par le changement de pays. De leur côté, les affections tuberculeuses comporteront l'usage habituel de l'opium, moyen qui est fréquemment indiqué dans le cas où le parenchyme hépatique récèle tout le mal; ajoutons que, si l'on croit devoir prescrire contre ces affections les huiles réputées spécifiques ou les iodurés, l'administration de ces médicaments réclamera beaucoup de prudence, vu la susceptibilité de l'intestin. Pour ce qui aura trait à la complication choléra, le génie épidémique et le degré plus ou moins avancé de la maladie révèleront la meilleure thérapeutique à suivre : ce seront donc tantôt l'opium, les stimulants diffusibles, les frictions, l'administration des astringents par les voies inférieures; tantôt les évacuants, tels que le sulfate de soude stibié, l'émétique, l'ipécacuanha; ce seront, en dernier lieu, les moyens appropriés à la forme du mouvement réactionnel. L'orage dissipé, on ne reviendra qu'avec réserve au traitement de l'affection du foie, afin de ne pas s'exposer à accroître la débilité qui, pendant si longtemps, survit aux atteintes cholériques.

V. TRAITEMENT DURANT LA CONVALESCENCE.

La cicatrisation de l'abcès réalisée et les accidents qui ont pu le compliquer disparus, tout ne sera pas terminé pour cela; il restera encore à relever l'économie de l'épuisement où l'ont plongée l'invasion du mal, la marche de ce dernier, ainsi que l'emploi de certains agents curatifs. Mais, en semblable circonstance, ce ne sera plus à la matière médicale ni au régime que l'on demandera le complément de la guérison; seule une autre ressource permettra désormais de rendre aux forces organiques la liberté d'essor dont elles ont été privées. Cette ressource consistera à ramener les sujets dans le milieu auquel ils ont été naturellement adaptés par le fait de leur origine, sauf à seconder l'action de ce moyen par celle des eaux thermales de Baréges, de Bourbonne, de Plombières, Vichy, etc., selon les conditions de l'état général, selon aussi les antécédents créés par la maladie.

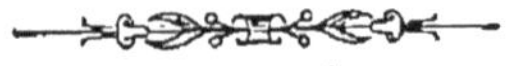

OBSERVATIONS.

OBSERVATIONS.

Observation Ire.

Hépatite chronique avec abcès; suppuration commençante de deux noyaux d'engorgement.

M. G...., né en 1808 dans le département de la Sarthe, et attaché à l'armée en qualité d'officier sans troupe, séjourna une première fois en Algérie durant plusieurs années consécutives. A un tempérament lymphatique-sanguin s'alliait chez lui une constitution médiocre; aussi, dès le début, supporta-t-il assez mal le climat de la colonie. Vers 1841, il fut rappelé en France, où sa santé resta précaire. Dirigé de nouveau sur l'Afrique au bout de dix-huit mois, il y prit part à des expéditions non moins pénibles que réitérées. Pendant longtemps, G.... put tenir tête à ses fatigues; mais, en 1846, il finit par contracter une fièvre intermittente et une dysenterie qui, l'une et l'autre, se montrèrent rebelles aux ressources de l'art.

Bien que miné par ces deux maladies, G.... n'en continua pas moins de remplir des obligations multipliées. Il arriva de la sorte à être détaché dans le courant de 1848 à la Maison carrée, poste situé non loin de la mer, au sein des débouchés marécageux de la Mitidja.

Là, G.. ., écrasé de chagrins, et livré d'ailleurs à des excès de boisson, voit bientôt sa santé se compromettre tout à fait. De plus, au commencement d'avril 1849, les accidents abdominaux, qui jusqu'alors avaient suivi une marche atonique, se réveillent sous une certaine acuité: le ventre acquiert de la sensibilité et se distend; des douleurs lombaires, des coliques, du ténesme, surviennent par intervalles, et il se produit journellement sept ou huit selles, tantôt séro-muqueuses, tantôt analogues à de la lavure de chair. De son côté, l'habitude extérieure dénote de l'épuisement : la taille est voûtée, les membres inférieurs ne soutiennent qu'avec difficulté le reste du corps ; il y a de la lenteur dans les mouvements, dans le regard, dans la perception, dans la parole. La peau, sèche et amincie, possède un teint blafard. Les chairs sont visiblement atrophiées; mais, en revanche, l'enveloppe cutanée est soulevée par une accumulation graisseuse très-marquée, ce qui donne à la face une expression spéciale, due au relief plus considérable et plus arrondi des pommettes, à une excavation prononcée des tempes, des orbites et des joues, enfin à l'effacement complet des rides.

Réduit à ces conditions, G.... se décide à entrer à l'hôpital de Blidah où, à l'aide des astringents et des opiacés, on réussit à modérer son flux dysentérique ; mais, au moment d'achever la cure radicale de cette maladie, il se refuse à un plus long traitement, et rejoint son poste.

Le 10 juin 1849. Depuis trois semaines règnent des chaleurs extraordinaires, accompagnées d'une stagnation presque absolue de l'air. Indépendamment de cela, dans la nuit du 15 au 16, le vent du sud se lève avec ses plus brûlantes ardeurs, puis souffle sans interruption pendant onze jours. Malgré d'aussi redoutables intempéries, G.... ne cesse ni de se livrer à l'abus des spiritueux, ni d'accomplir un service exigeant une grande dépense de forces. Le 19, il se rend à Blidah, pour y résider. A cette date, sa dysenterie a revêtu de nouveau un caractère atonique : toute trace de douleur a disparu ; l'abdomen a recouvré ses dimensions normales : les selles, moins fréquentes, ont un meilleur aspect. Mais l'habitude extérieure s'est conservée la même, et, depuis quelque temps, des accidents d'un autre ordre témoignent que l'état du malade est loin d'avoir éprouvé un amendement : c'est d'abord une fièvre légère qui se manifeste chaque soir sous forme d'un mouvement irrégulier de chaleur ; ce sont ensuite de petites sueurs nocturnes, de l'insomnie; c'est, en dernier lieu, un sentiment de gêne vers la base de la poitrine.

Le 22. L'hypochondre droit est le siége de douleurs gravatives, que la commotion du foie exaspère, et à travers lesquelles se dessinent des élancements aigus. Le foie descend derrière la paroi abdominale jusqu'à une ligne obliquement étendue de la douzième côte droite à l'extrémité de la septième côte gauche; en outre, la matité de son lobe droit remonte jusqu'au niveau antérieur de la cinquième côte. Il existe un peu de constipation ; les selles sont sèches et décolorées. Quant aux accès de fièvre, ils s'annoncent aujourd'hui par des frissons qui persistent plusieurs heures, et auxquels succède une forte chaleur diaphorétique. Prescription : diète, infusion de tilleul, 1 gramme de sulfate de quinine opiacé.

Le 23. Même état, même prescription.

Le 24. La fièvre a pris une marche continue. Pouls à 85, large, dur; peau chaude, moite; prostration, insomnie. L'appétit est nul, le malade commence à maigrir. Prescription: diète, infusion de tilleul.

Le 25. Dans le milieu de la matinée, violent frisson ; de midi à deux heures, alternatives de chaleur et de diaphorèse, pouls à 110, large, résistant. De trois à sept heures du soir, nouvel accès semblable au précédent, si ce n'est que la sueur finit par s'établir d'une manière régulière. En dehors de ces mouvements réactionnels, pouls à 80, petit, dur. De temps à autre, les élancements se font sentir avec violence; le bord inférieur du foie atteint presque l'ombilic, et soulève la paroi abdominale. Prescription : du bouillon, infusion de tilleul, 1 gramme de sulfate de quinine.

Le 26. La fièvre reparaît sous la même forme qu'hier; douleurs au même point. Même prescription.

Le 27. Apyrexie imparfaite; pouls à 85, dur, petit. Les souffrances de l'hypochondre se sont assoupies. On suspend l'emploi de la quinine.

Sur le soir, léger ressentiment fébrile.

Le 28. Pouls comme hier, déjection excessive des forces,

accablement soporeux. Le malade prend volontiers quelques cuillerées de vin de Bordeaux.

Le 29. Deux accès subintrants se déclarent l'un à midi, l'autre à trois heures ; à l'issue du second, syncope, de laquelle le malade ne revient que pour tomber dans la stupeur. Prescription : infusion de tilleul ; une potion émulsive opiacée, avec 1 gramme de sulfate de quinine et 3 décigrammes de camphre.

Le 30. Continuation de la stupeur, rêvasseries, pouls petit, dur, variant de 100 à 110.

Le 1er juillet. Adynamie extrême, respiration rare et haute. Mort le 2.

Autopsie, vingt-quatre heures après la mort.

Le foie présente en longueur 30 centimètres, en plus grande largeur 22, en plus grande épaisseur 13. Sa couleur est d'un rouge ocreux indélébile. Son tissu se montre induré et friable, si ce n'est en arrière, où il a une consistance normale. Les lobules ont augmenté d'épaisseur.

Sous sa face antérieure, à 7 ou 8 millimètres seulement de profondeur, l'organe renferme un abcès qui admettrait le poing.

Derrière cet abcès il en existe un semblable, qui s'ouvre dans le précédent par une perforation ayant environ 4 centimètres de diamètre. Tous deux sont tapissés par une membrane pyogénique épaisse de 3 millimètres, jaunâtre et d'aspect velouté. Cette membrane adhère directement au parenchyme, ainsi qu'à une foule de tractus fibro-celluleux qui la pénètrent sans dépasser sa superficie interne. Les deux foyers réunis contiennent 800 grammes d'un pus crêmeux, ayant la même teinte que la pseudo-membrane.

Non loin de ces excavations morbides, on voit dans la grosse extrémité du viscère deux noyaux arrondis, séparés par un intervalle d'un centimètre. Très-nettement délimités, ces noyaux ont le volume d'une châtaigne. A leur circonférence, ils sont colorés en brun violet ; mais, à partir de là, leur teinte pâlit progressivement jusqu'à leur centre, où elle est jaunâtre. Enfin, ils ont subi un ramollissement qui, comme leur décoloration, va croissant de leur circonférence à leur portion centrale, où ils semblent presque réduits en un deliquium purulent.

Après lavage, le foie pèse encore 2000 grammes.

Les autres organes n'ont pas été examinés.

Observation II.

Hépatite chronique, suivie de la formation d'abcès multiples et considérables dans le foie.

I....., journalier, originaire du département du Var, âgé de vingt-deux ans, et en comptant trois de séjour en Afrique, entre à l'hôpital de Blidah le 26 décembre 1849. Sous un tempérament lymphatique-nerveux il possède une constitution robuste ; d'autre part, son habitude extérieure dénote un embonpoint remarquable, mais qui date de quelques mois seulement. Le 10 novembre dernier, dans le cours d'une santé florissante, il est pris brusquement d'un flux de dysenterie subaiguë. En vain alors le soumet-on à l'emploi de l'opium, ainsi qu'à celui des pilules de Segond ; la maladie passe à l'état chronique, puis se réveille le 21 décembre sous la marche qu'elle avait d'abord affectée. Bientôt après, des douleurs sourdes envahissent l'hypochondre droit ; un affaiblissement rapide se déclare. Le 26 décembre, jour de l'entrée à l'hôpital, abdomen douloureux à la pression, ballonné, tendu ; coliques continuelles. Chaque jour, douze ou quinze selles semblables à de la lavure de chair. L'hypochondre droit est le siége d'une sensation de gêne que la commotion change en angoisses ; outre cela, ses parois offrent une voussure plus forte que dans les conditions normales. De la douzième côte droite au cartilage de la huitième gauche, on distingue une sorte de vive-arête qui, au toucher, se dessine sous forme d'un rebord sinueux et tranchant. Ce rebord constitue la limite inférieure d'une saillie dure, unie et immobile, laquelle est moulée sur la paroi de l'abdomen. La matité du lobe droit du foie se prolonge en avant et en haut, jusqu'à la cinquième côte, en avant et en bas, sur l'entière étendue de la saillie dont il s'agit; en arrière son développement vertical a augmenté d'un tiers. Pouls à 86, petit, faible; débilité excessive. Prescription: diète, tisane gommeuse tiède, 25 grammes de sulfate de soude.

Le 27. Hier, après s'être multipliées davantage, les évacuations alvines ont diminué de fréquence, et il n'y en a eu que deux dans la nuit; mais comme elles n'ont pas cessé d'être séro-sanguinolentes, on insiste sur l'emploi du sulfate de soude.

Durant l'après-midi, sept selles muco-bilieuses.

Le 28. Aucune selle cette nuit; les coliques se sont suspendues. Pouls à 80, presque normal. Prescription : diète, tisane gommeuse, deux potions opiacées.

Le soir, deux selles analogues aux précédentes.

Le 29 et le 30, même état, même prescription.

Le 31. Vers la fin de la nuit, le malade est pris de selles douloureuses avec excrétion de sang pur. A la visite, nous le trouvons dans un état de sidération complète; les selles se réitèrent chaque quart d'heure, et n'amènent qu'une petite quantité de mucus séreux. Pouls extrêmement réduit, faible, à 110; peau froide, sèche; coliques intenses, accompagnées de ténesme recto-vésical; urines rares et claires. Le ventre, toujours sensible et ballonné, a perdu de sa sonorité sur le trajet du gros intestin. L'embarras de l'hypochondre s'est changé en douleurs vagues. Prescription: diète, tisane gommeuse tiède, 5 centigrammes d'extrait d'opium de six heures en six heures.

Le 1er janvier 1850. Depuis hier matin, dix-neuf selles séro-muqueuses. Les coliques se sont modérées de nouveau, ainsi que le ténesme; prostration moindre; le pouls s'est relevé et ralenti. En regard de ce mieux, les douleurs de l'hypochondre ont acquis plus d'intensité. Prescription: du lait, infusion de tilleul, un lavement avec 3 décigrammes d'azotate d'argent.

Le 2. Abdomen moins sensible, moins ballonné; coliques et

ténesme nuls; sept selles simplement muqueuses. Nonobstant cela, pouls à 85, dépressible, notablement réduit. Les souffrances de la région hépatique se sont exaspérées; pongitives, sourdes, superficielles ou profondes, elles sont devenues une gêne pour la respiration, dont le malade cherche à faciliter les mouvements en se tenant couché sur le dos, la tête défléchie. Le rebord perçu dans l'hypochondre droit et à l'épigastre soulève davantage la paroi abdominale; en outre, depuis la première mensuration, il s'est encore éloigné des cartilages costaux, de telle sorte qu'aujourd'hui sa moitié droite est presque de niveau avec l'ombilic; la matité jécorale a descendu d'autant. Au milieu d'accidents si graves l'embonpoint du sujet n'a nullement diminué. Prescription: du lait, tisane gommeuse, 5 centigrammes d'extrait d'opium matin et soir.

Le 3. Sept selles muqueuses verdâtres. L'abdomen, à peine sensible sous la pression, a perdu son ballonnement; mais, quoique ayant recouvré sa chaleur normale, la peau est toujours sèche; bien que plus abondantes, les urines sont très-foncées en couleur. Pouls au même point. Les douleurs de l'hypochondre se sont concentrées en élancements dans la moitié droite de l'épigastre, à quelques centimètres au-dessus du rebord précédemment signalé. Prescription: une crême de riz matin et soir, tisane gommeuse, continuation de l'opium.

Le 4. Aucun changement dans la nature des selles ni dans l'état général. L'excès de voussure de l'hypochondre droit a fortement augmenté. Une tumeur dure et aplatie se dessine dans la moitié droite de l'épigastre, au point où éclatent les élancements. Dès le soir cette tumeur est le siége d'un empâtement manifeste. Même prescription.

Le 5. Même état, même prescription.

Le 6. Quatre selles séro-bilieuses; appétit nul, faiblesse extrême; pouls petit, dépressible, à 82. La tumeur a acquis l'étendue de la paume de la main, et bombe davantage; le malade n'y perçoit plus que de rares élancements. Même prescription.

Le 7. Dans la journée d'hier, deux selles féculentes; durant la nuit, léger mouvement de diaphorèse. La tumeur présente une fluctuation obscure. Continuation du traitement.

Le 8. Après quelques selles accompagnées de coliques, le malade a éprouvé dans la nuit un frisson prolongé, puis d'abondantes sueurs. A la visite, stupeur marquée; pouls petit, irrégulièrement accéléré, sans résistance. La voussure de l'hypochondre se conserve sous l'ampleur qu'elle a acquise en dernier lieu; le rebord perçu de cette région à celle du côté opposé soulève plus nettement que jamais la paroi de l'abdomen; la fluctuation est devenue très-superficielle. Prescription: diète, infusion de tilleul, une potion éthérée.

Le 9. Les selles se sont suspendues, mais la nuit il y a eu de nouveau des frissons et des sueurs. Respiration rare, courte, anxieuse; pouls misérable. La tumeur s'acumine à son centre. Même prescription.

Le 10. Orthopnée accompagnée de sueurs froides. Le malade tombe vers midi dans une adynamie profonde, et meurt à cinq heures du soir, sans avoir rien perdu de son embonpoint primitif.

Autopsie, quarante heures après la mort.

Dans toute l'étendue de la tumeur, la peau, les feuillets aponévrotiques, le péritoine et une couche de la substance du foie sont soudés en un mince écusson à peu près homogène. Cet écusson ne possède que la cohérence du tissu fibro-celluleux. La couche de substance hépatique qu'il comprend n'a que 2 millimètres d'épaisseur et recouvre un abcès assez vaste pour admettre une orange. Deux autres abcès plus considérables encore et non moins superficiels, se voient dans l'extrémité droite du viscère. Ces trois foyers ont une configuration exactement sphéroïdale. Un quatrième, situé derrière le premier, mais beaucoup moins grand, puis un cinquième qui, commençant au-dessus du lobe de Spigel, vient occuper tout le lobe gauche, ont une forme irrégulière: en effet, leur développement se rapporte à la fusion de vides arrondis, lesquels débouchent plus ou moins largement les uns dans les autres, ou sont représentés par de nombreuses dépressions, offrant tous les degrés de concavité, depuis celui de l'hémisphère jusqu'à celui de simples facettes. Les anfractuosités des foyers du second ordre ont, ainsi que les grands abcès, une surface unie. De même également que ceux-ci, elles sont tapissées par une pseudo-membrane forte de 2 ou 3 millimètres. Dans les foyers sphéroïdaux cette pseudo-membrane est très-résistante, sa teinte rappelle celle du beurre frais, et sa surface reproduit la disposition du velours d'Utrecht; dans les autres foyers elle n'a qu'une cohérence médiocre, sa teinte est d'un blanc crêmeux, et sa surface ne porte aucune apparence de prolongements capillaires. En la disséquant on reconnaît : 1° qu'elle reçoit du parenchyme jécoral une multitude d'expansions fibrillaires, avec lesquelles elle fait corps; 2° que sous elle les ramifications des vaisseaux afférents, ainsi que celles des conduits biliaires, sont oblitérées et aplaties en rubans grisâtres ; 3° que les veines sus-hépatiques ont été nettement détruites dans l'entière étendue des foyers, et que leur lumière, restée béante, est simplement recouverte par la pseudo-membrane.

Les expansions fibrillaires dont il a été question ci-dessus se rattachent, d'une part, aux prolongements de la capsule de Glisson, de l'autre, aux vaisseaux afférents et biliaires. Au point où elles émergent du parenchyme, elles sont d'abord feutrées en un lacis imperméable, puis elles se dissocient en villosités. Leur longueur, qui est en raison de la capacité du foyer où on les examine, varie de 2 à 4 millimètres. Dans les grands foyers, ces expansions, plus longues que la membrane pyogénique n'a d'épaisseur, dépassent sur tous les points la superficie de cette membrane, et lui donnent ainsi l'aspect velouté que nous avons signalé précédemment.

Quant au foie en lui-même, il atteint en longueur 38 centimètres ; en largeur, 26 centimètres à son lobe droit et 16 centimètres à son lobe gauche ; en épaisseur 14 centimètres. Ses débris réunis pèsent encore 1900 grammes. Sa coloration est d'un rouge brun très-pâle ; son tissu ramolli, friable ; sa tunique péritonéale a acquis une certaine opacité. Dans la moitié droite de l'échancrure sous-sternale, le rebord inférieur de ce viscère descend jusqu'au niveau de l'ombilic ; c'est ce rebord qui, pendant la vie du malade, constituait la vive-arête sinueuse perçue dans l'échancrure dont il est question.

Il s'est écoulé du foie environ 2200 grammes de pus parfaitement élaboré et de couleur blanc jaunâtre.

La rate, d'un poids de 187 grammes, n'a subi aucune altération.

Le gros intestin, long de 1 mètre 40 centimètres seulement, s'est rétréci d'un tiers. Ses parois ont 4 millimètres d'épaisseur, si ce n'est au rectum, où elles en possèdent 6. Sa muqueuse, privée de cohérence, a contracté une teinte rouge brun, et offre de nombreuses ulcérations qui toutes pénètrent jusqu'au tissu cellulaire sous-jacent. Dans le cœcum ces ulcérations sont confluentes ; leur forme, très-irrégulière, se circonscrit sous quelques millimètres d'étendue; leurs bords sont rouges, décollés, recroquevillés; enfin leur fond se montre filamenteux et jaunâtre. Éparpillées par groupes, les ulcérations du colon et de l'*S* iliaque sont orbiculaires ; leur grandeur est la même que celle des ulcérations du cœcum ; mais leur fond, entouré de bords adhérents, porte comme ceux ci l'empreinte 'un travail réparateur. Dans le rectum, les ulcérations, d'abord clairsemées, puis de nouveau confluentes, ont aussi une forme arrondie; leur diamètre varie de celui d'une lentille à celui d'une pièce d'un franc ; leurs bords, disposés en talus, sont, ainsi que leur fond, hérissés de villosités grisâtres.

Dans l'intervalle des ulcérations, le tissu cellulaire sous-muqueux, devenu opaque et friable, est partout le siége d'une forte infiltration séreuse. Outre cela, son réseau vasculaire se trouve extraordinairement développé, en particulier aux abords des pertes de substance. (Cette observation est la même que celle dont M. le docteur Dunuthier a résumé les détails dans sa *Thèse inaugurale*, p. 17 et 18. — Voy. Thèses de Paris pour 1851, n° 98.)

Observation III.

Hépatite subaiguë avec abcès.

E........, cultivateur, originaire des Basses-Pyrénées, et âgé de trente-six ans, entre à l'hôpital de Blidah, le 18 septembre 1850. Sous un tempérament lymphatique-nerveux, il a possédé une constitution assez forte jusqu'au début de sa maladie actuelle. La durée de son séjour en Algérie ne date que du mois de juin dernier, époque à laquelle il a quitté son pays natal pour venir habiter le village d'El-Afroun dans la Mitidja. A peine installé, il contracte un flux de dysenterie indolore qui, caractérisé par l'excrétion journalière de six ou huit selles muco-bilieuses, se complique au milieu d'août d'une fièvre intermittente quotidienne. Les accès de cette fièvre sont simples ; mais ils commencent à neuf heures du matin pour ne finir que le soir, la série ne peut en être interrompue que par l'administration de plusieurs doses élevées de quinine, et le 27 août ils se reproduisent avec la même ténacité que la première fois. Au milieu de ces péripéties, le flux abdominal n'a pas cessé de poursuivre son cours ; de plus, un sentiment de gêne s'est développé vers la base de la poitrine. Bientôt après l'épigastre est graduellement envahi par une tumeur dure, aplatie, immobile, qui, en haut, semble se perdre derrière les cartilages costaux, et qui, inférieurement, se termine par un rebord étendu de la douzième côte droite à la huitième côte gauche. La matité jécorale se prolonge sans interruption sur cette tumeur, et remonte à droite jusque dans le cinquième espace intercostal. Le 8 septembre, on remarque sur la portion par laquelle la tumeur correspond au centre de l'épigastre, une autre saillie assez prononcée pour soulever légèrement la paroi abdominale. Les jours suivants, cette nouvelle saillie devient de plus en plus marquée et diminue de consistance. Le 15, elle arrive à bomber au-dessus de l'abdomen sous une étendue égale à celle de la paume de la main. A cette époque, le sentiment de gêne perçu à la base de la poitrine s'est évanoui peu à peu;

mais les selles continuent d'être liquides, et l'habitude extérieure dénote un dépérissement avancé. Le 18 septembre, jour de l'entrée à l'hôpital, la saillie épigastrique est le siége d'une fluctuation appréciable à l'œil; les pieds offrent des traces d'infiltration. Bien que cet état déplorable porte en lui-même l'indice d'une fin prochaine, on cherche néanmoins à modérer les accidents intestinaux à l'aide de l'opium et des pilules de Segond. Malgré l'emploi de ces moyens, les selles ne tardent pas à se multiplier outre mesure, le dépérissement s'accroît avec rapidité, et le malade succombe le 30 dans le marasme.

Autopsie, vingt-quatre heures après la mort.

La tumeur perçue dès l'origine à l'épigastre est constituée par la région antéro-inférieure du foie; indépendamment de cela, le lobe droit de ce viscère dépasse de plusieurs centimètres à gauche la ligne médiane, et se trouve creusé de ce côté par un abcès volumineux. Cet abcès, dont la configuration est sphéroïdale, a 11 centimètres d'étendue en tout sens; c'est son relief que dessinait la saillie molle notée sur la tumeur pendant l'existence du malade. Il renferme 800 grammes d'un pus jaunâtre et crêmeux; ses parois sont tapissées par une pseudo-membrane blanche. Quant à celle-ci, elle n'existe à l'état de feuillet proprement dit que dans ses portions profondes; superficiellement elle se décompose sous l'eau en une foule de villosités qui lui donnent l'aspect du drap à longs poils. A l'intérieur elle offre jusque dans le moindre de ses détails l'aspect séreux des formations pyogéniques récentes; mais, en réalité, son tissu est de nature fibro-celluleuse; d'un autre côté, elle se rattache à l'élément interlobulaire du parenchyme ambiant, et une dissection attentive permet d'y reconnaître la trace d'une disposition feutrée. Au devant de l'abcès il n'existe plus du tissu viscéral qu'une couche d'un millimètre à peine, laquelle fait intimement corps avec la paroi de l'abdomen. Dans la même circonscription les divers feuillets de cette paroi se sont confondus en un écusson homogène, mince et médiocrement cohérent.

Considéré dans son ensemble, le foie atteint en plus grande largeur 24 centimètres, et en plus grande épaisseur 13 centimètres pour 30 centimètres de longueur. Inférieurement il arrive jusqu'à 3 centimètres de l'ombilic; à droite, sa convexité culminante est de niveau avec la cinquième côte. Ses débris réunis donnent un poids de 2000 grammes, lequel s'explique par un certain degré d'hypertrophie que les lobules ont éprouvé. Aux abords immédiats de l'abcès, son tissu prend insensiblement une teinte brun violet; dans ces derniers points encore, plusieurs branches de la veine porte se sont changés en cordons fibro-cartilagineux pleins, qui gagnent obliquement la membrane pyogénique pour se perdre ensuite au milieu de son tissu.

La rate, d'un poids de 320 grammes, est indurée et friable.

En beaucoup de places, les villosités de l'iléon paraissent atrophiées ou détruites. La valvule iléo-cœcale n'est plus qu'un bourrelet irrégulièrement boursoufflé.

Le gros intestin, long de 1 mètre 15 centimètres seulement, est rétréci d'un tiers. Ses parois ont doublé d'épaisseur; noirâtre et peu cohérente, sa tunique muqueuse se trouve criblée d'ulcérations dont le diamètre varie de celui d'une lentille à celui d'une pièce de cinquante centimes. Les ulcérations les plus circonscrites sont éparpillées en groupes confluents dans le cœcum, le colon transverse et l'*S* iliaque; hors de là, elles sont peu multipliées. Toutes ont atteint le tissu cellulaire sous-muqueux; leurs bords sont rouges, décollés, recroquevillés; leur fond se montre uni et grisâtre. A l'égard des ulcérations d'un diamètre supérieur, il n'en existe qu'une quinzaine, disséminées dans l'*S* iliaque et le rectum. Comme celles qui précèdent, elles atteignent encore le tissu cellulaire sous-jacent à la muqueuse; mais leur apparence est différente: elles ont uniformément l'aspect de petits godets granuleux.

Dans l'entière étendue de l'intestin dont nous parlons, le tissu cellulaire sous-muqueux se présente gorgé de sang et épaissi; de plus, aux abords ainsi qu'au-dessous des ulcérations, il est transformé en une couche compacte, dont la cohérence est presque lardacée.

Observation IV.

Hépatite chronique avec abcès.

F...., né dans le département de Saône-et-Loire, âgé de trente trois ans, et servant en qualité de cavalier au 1er régiment de spahis, entre à l'hôpital de Blidah le 14 août 1851. Son tempérament est nerveux, sa constitution bonne. Il compte treize années de présence sous les drapeaux, et six de séjour en Algérie. Bien qu'adonné aux excès, il n'a pas eu à souffrir de l'influence du climat avant la maladie qui l'amène près de nous. Vers le milieu de janvier dernier, il a été pris d'une légère diarrhée bilieuse. En même temps il a perdu l'appétit; sa bouche est devenue sèche, amère; de vagues douleurs ont envahi l'hypochondre droit. Promptement enrayés au moyen du sulfate de soude stibié, ces signes morbides n'ont pas tardé à se reproduire; puis, ils ont cédé de nouveau comme la première fois, à l'exception du flux abdominal qui, bientôt après, est passé à l'état de dysenterie chronique. Au commencement de mars, ce flux avait déjà porté une atteinte notable aux forces du sujet, quand tout à coup il fait place à de sourds mouvements réactionnels. Ceux-ci se manifestent le soir; précédés de frissons erratiques, ils sont suivis d'un sommeil lourd, mêlé de sueurs. Par intervalles, ils revêtent la forme d'une fièvre quotidienne franche; mais malgré cela, ils résistent opiniâtrement à l'action de la quinine, et continuent de se reproduire chaque jour jusqu'au mois d'avril pour s'évanouir ensuite définitivement d'eux-mêmes. Leur cessation néanmoins n'arrête pas le dépérissement; en outre, dans la nuit du 7 au 8, le flux abdominal récidive sous une marche subaiguë, et telle est au bout de quelques jours sa violence, que le malade se trouve contraint d'entrer à l'hôpital.

Le 14 avril. Habitude extérieure amaigrie; peau sèche, rugueuse; traces de suffusion ictérique générale. Une infiltration légère soulève les téguments de la face; voix rauque, à demi-étouffée; faiblesse excessive. L'abdomen est rétracté, tendu;

un point douloureux s'est récemment développé dans les profondeurs de l'hypochondre droit ; de plus, en avant de cet hypochondre, la matité jécorale s'élève jusqu'à la cinquième côte, et descend jusqu'à un rebord immobile et dur, qui, caché derrière la paroi abdominale, longe à 20 millimètres de distance, la ligne des cartilages costaux. Le jour, sept ou huit selles sérobilieuses; le double pendant la nuit. De temps à autre, coliques vagues, ténesme. Pouls à 80, petit, dépressible. Prescription : du lait, tisane gommeuse tiède, une pilule d'opium matin et soir.

Le 18. Aucun mieux sensible ; on augmente d'une le nombre des pilules.

Le 22. Mêmes conditions encore qu'au début ; on insiste sur le traitement.

Le 23. Dans la journée d'hier, quinze selles séro-sanguinolentes; dans la nuit, dix autres. La douleur de l'hypochondre irradie au loin en élancements sourds. Prescription : du bouillon, tisane gommeuse, quatre pilules d'opium.

Le 24. Adynamie prononcée; les selles, toujours de mauvais aspect, se réitèrent à chaque instant. Même prescription.

Le 25. Le malade vomit les boissons qu'on lui donne. Exaspération notable des douleurs. Aucun changement dans la nature et la fréquence des selles. Continuation du traitement.

Le 26. Même état, même prescription.

Le 27. Pouls misérable, adynamie absolue, selles involontaires ; mort le 28 à quatre heures du matin.

Autopsie, vingt-quatre heures après la mort.

L'estomac et l'intestin grêle sont sains.

Le gros intestin, long de 1 mètre 20 centimètres, présente en périphérie 23 centimètres au cœcum, et 17 centimètres dans le reste de son étendue. Son tissu cellulaire sous-muqueux s'est transformé en une couche compacte et rougeâtre, forte de 3 à 4 millimètres. Enfin, sa muqueuse, notablement épaissie et ramollie, a pris une coloration violacée, sur laquelle se dessinent de nombreuses ulcérations. Celles-ci affectent une disposition transversale, et atteignent toutes le tissu cellulaire sous-muqueux. Leur longueur varie de 5 à 60 millimètres pour une largeur proportionnelle d'un tiers ou de moitié. Dans le cœcum, elles sont de forme ovale, et se montrent granuleuses à l'exception de quelques-unes, dont le fond est pultacé. Dans les colons, l'S iliaque et le commencement du rectum, elles ont une circonscription irrégulière; simplement tomenteux, leur fond est entouré de bords décollés par places et recroquevillés; aucune d'elles ne porte la marque d'un travail réparateur. Dans les deux tiers inférieurs du rectum, on rencontre de nouveau des ulcérations orbiculaires et granuleuses, dont beaucoup se sont comblées au point d'avoir seulement l'aspect d'érosions superficielles.

Le foie possède une teinte brun fauve; pour une longueur de 28 centimètres, sa plus grande largeur atteint 21 centimètres, sa plus grande épaisseur 11 centimètres. En avant, il est extraordinairement bombé; d'autre part, sa face postérieure se trouve refoulée contre les organes adjacents, de telle manière que l'extrémité supérieure du rein droit en est devenue presque inséparable, et se présente aplatie d'un quart. Ainsi modifié dans sa configuration, le viscère renferme au sein de son grand lobe un abcès d'où s'écoule un demi-litre de pus. La cavité de cet abcès est irrégulière; à sa surface, on remarque une pseudo-membrane grisâtre qui, douée d'une cohérence fibro-celluleuse, se rattache à l'élément interstitiel du tissu glanduleux ambiant. Soumise à une macération prolongée, la pseudo-membrane dont nous parlons se change en une couche creusée de vacuoles miliaires. Sur elle s'implantent une foule d'expansions villeuses qui, longues de 1 à 5 centimètres, flottent dans la cavité sous l'aspect d'une pluche très-fine. Ces expansions sont demi-transparentes; leur tissu est extrêmement mou. Dans leur épaisseur se voient des traînées blanches ramifiées, véritables axes fibreux dont la base se relie au paquet des vaisseaux afférents et biliaires du voisinage.

L'abcès constitué de la sorte s'arrête en avant à 5 millimètres de la face concave du viscère; mais en arrière ainsi qu'inférieurement, il n'est séparé des organes en contact avec ce dernier que par 2 ou 3 millimètres de tissu glanduleux. Le pus qui s'en est écoulé a une coloration grisâtre ; il retient de plus en suspension un certain nombre de grumeaux floconneux. Recouverts d'une matière cendrée, dont on aperçoit également une couche légère à la superficie de la pseudo-membrane, ces grumeaux se réduisent sous l'action d'un jet d'eau en un squelette fibrillaire, semblable à celui qu'on remarque dans l'épaisseur des expansions.

Après lavage, le foie pèse encore 2200 grammes ; sa densité est de 1,067. Ces conditions se rapportent évidemment à un degré marqué d'hypertrophie qu'ont éprouvé les lobules.

Le rein droit n'a subi d'autre altération que celle qui a été notée ci-dessus ; il pèse comme son congénère 135 grammes.

La rate, un peu résistante, pèse 165 grammes, et possède une densité de 1,133.

Observation V.

Hépatite chronique avec abcès.

M. A......, lieutenant au 54e de ligne, et originaire du département de la Meurthe, vint pour la première fois en Algérie au mois de mars 1854. Il comptait alors trente-six ans d'âge et dix-huit ans de services ; néanmoins, à cause de son tempérament lymphatique-nerveux, de sa médiocre constitution et d'un embonpoint considérable, il possédait peu d'aptitude à supporter les exigences de la vie militaire sous le climat qu'il abordait. Aussi, ayant été envoyé à Lalla-Maghrnia, poste en fondation sur la frontière du Maroc, y contracta-t-il dès le début des chaleurs une fièvre intermittente compliquée de dysenterie subaiguë. Après diverses récidives, la première de ces affections céda sans retour à l'emploi combiné du calomel, de la quinine et de l'opium ; mais aucun moyen ne put empêcher la deuxième de passer à l'état chronique, et force fut bientôt de l'abandonner à son propre cours. Tout à coup, vers la fin de septembre, une constipation passagère se déclare; le sommeil disparaît, le sujet tombe dans un état de malaise continu. De plus, au bout de quelques jours, des douleurs gravatives se déclarent dans l'hypochondre droit; l'épaule correspondante est envahie par un sentiment de gêne, et il survient une forte fièvre qui, chaque soir, éprouve une exacerbation marquée, puis est remplacée par d'abondantes sueurs. Mises sans retard en usage contre ces symptômes, les saignées générales, aidées de l'action du calomel, arrivent promptement à dissiper les souffrances d'épaule et la fièvre; mais elles ne modifient en rien la douleur de l'hypochondre; à leur tour, les révulsifs cutanés, de même que l'opium restent impuissants contre celle-ci; et le malade, repris de sa dysenterie lente, ne tarde pas à offrir le cachet d'un dépérissement progressif.

Dans les derniers jours de novembre, des signes plus fâcheux encore achèvent de dévoiler la gravité du mal: ainsi, la respiration est insensiblement frappée d'embarras; les efforts prolongés de phonation, les mouvements brusques, la marche, s'accompagnent de suffocation et d'angoisse; l'appétit se perd. En présence de cet ordre de choses, le malade se fait transporter à l'hôpital d'Oran.

Le 8 décembre 1854. Habitude extérieure amaigrie, débilité excessive, sommeil nul. Dans les vingt-quatre heures, il se produit cinq ou six selles muco-bilieuses; respiration lente, courte; par intervalles, toux sèche à demi-contenue. Le flanc droit est le siége d'une douleur sourde, à laquelle s'ajoutent des élancements concentrés vers la portion antérieure du septième espace intercostal; lors de la commotion, douleur et élancements acquièrent un haut degré de violence. Extraordinairement prononcée, la matité du foie a envahi le tiers supérieur de l'épigastre, tandis que, dans l'hypochondre droit, elle embrasse en avant tout l'intervalle compris du bord supérieur de la cinquième côte à la base du thorax, et en arrière celui qui s'étend du bord supérieur de la huitième côte à 2 centimètres au-dessous de la douzième, soit un intervalle de

10 centimètres. D'autre part, la matité du rein droit descend également à 2 centimètres plus bas que celle du rein gauche. Pouls à 76, dépressible, petit. Prescription : le quart, tisane gommeuse, une potion avec 25 milligrammes de chlorhydrate de morphine.

Le 15. Toux moindre, facile ; selles féculentes ; la douleur de l'hypochondre a diminué. Les élancements étant devenus superficiels, il est procédé à une application de caustique de Vienne sur le point où ils se prononcent le plus. Même prescription.

Le 26. Dans la région épigastrique, la matité jécorale occupe tout l'espace compris du sommet de cette région à 6 centimètres de l'ombilic ; dans l'hypochondre droit, elle remonte jusqu'au niveau antérieur de la quatrième côte, et descend en avant aussi bas qu'à l'épigastre, en arrière jusqu'à 3 centimètres au-dessous de la douzième côte. A la base du poumon droit, légère obscurité de son, crépitation diffuse. La matité du rein correspondant s'est abaissée de toute la quantité dont s'est accrue celle du bord postérieur du foie. Sommeil mauvais ; pouls à 78, petit, dépressible ; faiblesse croissante ; les membres inférieurs commencent à s'infiltrer. Prescription : mêmes aliments, infusion de tilleul ; deux pilules contenant chacune 5 milligrammes de chlorhydrate de morphine et 5 centigrammes de digitale.

Le 31. Abdomen et poitrine au même point. Infiltration très-forte du scrotum ; diminution marquée d'appétit. Prescription : deux panades, infusion de feuilles d'oranger, une potion avec 25 milligrammes de chlorhydrate de morphine.

Le 6 janvier 1855. Au niveau du cautère, les élancements ont fait place à un simple sentiment de gêne ; mais ils sont venus se fixer immédiatement au-dessous de l'aisselle, dans le sixième espace intercostal. De plus, en ce nouveau point, la peau est soulevée par une infiltration appréciable. Même prescription.

Le 10. Les élancements continuent avec vivacité dans la région où ils ont transporté leur siége ; en outre, l'infiltration qui a pris naissance à leur niveau s'est prononcée davantage, et gagne actuellement le creux axillaire. A droite, la base du thorax a acquis une voussure assez considérable pour que les cartilages des trois dernières côtes soulèvent sensiblement la paroi abdominale. Même prescription.

Le 16. Après s'être momentanément dissipé, l'œdème des membres inférieurs s'est reproduit. De temps à autre, douleurs poignantes dans la région hépatique. Les selles ont contracté un aspect séreux. Pouls à 85, petit, dur ; facies hippocratique, insomnie. Même prescription.

Le 17. Dans les vingt-quatre heures, cinq selles séro-sanguinolentes ; pouls à 115, dur, très-réduit. L'œdème des membres inférieurs s'est dissipé une deuxième fois ; mais celui du flanc a acquis une consistance extrême. Même prescription.

Le 18. Sept selles semblables aux précédentes. Pouls comme hier ; sentiment d'oppression insurmontable. Les élancements ont presque disparu. Prescription : infusion de tilleul, une potion éthérée.

Le 19. Prostration mêlée de stupeur ; pouls à 80, faible. Mort à une heure de l'après-midi.

Autopsie, vingt-quatre heures après la mort.

L'évasement inférieur de la moitié droite du thorax offre d'avant en arrière un excès de voussure qui s'élève à 3 centimètres. Les cartilages des fausses côtes correspondantes sont déjetés en dehors.

Le foie occupe les deux hypochondres en entier. Extraordinairement renflé et comme globuleux, son lobe droit atteint par sa convexité culminante le niveau antérieur de la quatrième côte, et descend en avant jusqu'au bas de l'épigastre, en arrière jusqu'à 3 centimètres au-dessous de la limite du thorax. Ce même lobe est creusé d'un énorme abcès.

Celui-ci présente une forme sphéroïdale. Son développement est de 17 centimètres en tout sens. En haut et en dehors, dans l'étendue de quelques travers de doigt, il arrive jusqu'au dessous des tuniques de l'organe. Ses parois, constituées par le tissu glanduleux, sont doublées d'une pseudo-membrane forte de 2 à 3 millimètres. Cette pseudo-membrane est blanche; quoique douée de la cohérence propre au tissu fibro-celluleux, elle semble amorphe en dehors de quelques traînées flocon-neuses qui, sous l'eau, prennent l'aspect d'une pluche très-fine. Dans son épaisseur viennent se perdre de menus cordons fibreux; couchés entre elle et le parenchyme, ces cordons se rattachent çà et là aux gaînes où cheminent les vaisseaux afférents et biliaires du voisinage. Aux abords immédiats du foyer, le tissu glanduleux se montre plus cohérent et plus compacte, surtout inférieurement, où il a acquis d'autre part une teinte brun marron.

La quantité de pus que contenait le foyer s'élève à deux litres et demi, soit à 2700 grammes, et comprend deux portions distinctes. De ces portions, l'une, très-minime, ne diffère en rien du pus louable ordinaire; elle occupait les points où l'abcès est immédiatement sous-jacent aux tuniques de l'organe. La seconde portion, de beaucoup plus considérable, se présente sous forme d'un liquide mal lié, fort épais, et de coloration blanc sale; elle tient en suspension une foule de débris miliaires qui, malgré leur consistance pultacée, paraissent être de même nature que certains grumeaux, dans lesquels on retrouve des houppes vasculaires villeuses. Cette deuxième espèce de pus exhale une odeur fétide, que l'on croirait mêlée d'émanations aromatiques.

Avant l'ouverture de l'abcès, le foie atteignait :

en longueur	. . . .	41	centimètres.
en largeur	au lobe droit . . .	29	»
	au lobe gauche. . .	17	»
en épaisseur	au lobe droit . . .	18	»
	au lobe gauche. . .	5	»

Nous avons déjà dit qu'à droite il s'étendait depuis le niveau antérieur la quatrième côte jusqu'au voisinage de la région ombilicale; à gauche, il remonte jusqu'au niveau antérieur de la sixième côte, et descend à quelques centimètres plus bas que le rebord du thorax.

Après lavage, il donne encore un poids de 2200 grammes. De ses lobules, les uns ont conservé leur coloration rouge brun, les autres ont pris une teinte jaune d'or; mais, quelle que soit leur couleur, ces petits organes sont partout réduits au volume d'un grain de mil. En revanche, l'élément interstitiel se dessine en cloisons grisâtres et compactes qui, nulle part, n'ont moins de deux tiers de millimètre d'épaisseur; il a acquis en même temps une cohérence fibro-celluleuse.

Étroitement appliquée contre le lobe correspondant du foie, la moitié droite du diaphragme a été conduite par la dilatation de ce lobe à entrer partout en contact avec la portion du thorax qui s'étend de la sixième côte à la douzième. En outre, au niveau des points où l'abcès est le plus superficiel, le lobe dont il s'agit et le muscle sont réunis l'un à l'autre par une très-mince couche de tissu cellulaire séreux.

Sous l'influence de la même cause, le ligament suspenseur a été rejeté fortement à gauche du sternum.

Par l'effet encore de la dilatation du foie, le rein droit a été abaissé de 3 centimètres au-dessous du niveau qu'occupe le rein gauche; indépendamment de cela, le bord postérieur de l'empreinte selon laquelle le foie est moulé sur cet organe, s'est engagé derrière l'extrémité supérieure de celui-ci, et l'a recourbée fortement en avant.

La rate, d'un poids de 575 grammes, est très-cohérente; la dilatation du lobe gauche lui a fait subir un déplacement analogue à celui qu'a éprouvé le rein droit.

Retenue dans sa position normale par l'œsophage, la première moitié de l'estomac a été froncée par l'effet des mêmes causes en un étroit infundibulum qui admettrait à peine le pouce.

Les villosités de l'intestin grêle sont atrophiées ou détruites en divers endroits.

Le gros intestin, long de 1 mètre 5 centimètres, est réduit en périphérie à 11 centimètres dans le développement du cœcum, et à 7 centimètres dans le reste de son étendue. Ses parois n'ont que 2 ou 3 millimètres d'épaisseur. Sa muqueuse, dépourvue de mobilité, amincie, ramollie, a contracté une teinte d'un gris opaque; d'autre part, elle présente dans le cœcum, ainsi qu'à l'origine du colon ascendant, de nombreuses ulcérations lenticulaires, toutes garnies de bourgeons vermeils. Quant au tissu cellulaire qui double la membrane dont nous parlons, il est condensé ou atrophié selon les points; de plus, à partir de la limite où l'on cesse d'apercevoir des traces ulcéreuses, il offre une foule de taches noires, dont la grandeur varie de 1 millimètre à 15 ou 20. Ces taches circonscrivent de menues cicatrices laminaires, inséparables aussi bien de la muqueuse que de la tunique fibreuse. Multipliées surtout au milieu du colon ascendant, elles forment en cette région une sorte d'anneau, à la hauteur duquel l'intestin se montre sensiblement rétréci.

La base du poumon droit a éprouvé un tassement considérable, qui y rend tout accès impossible à l'air.

Observation VI.

Hépatite chronique avec abcès.

D....., chasseur au 1er bataillon d'infanterie légère d'Afrique, âgé de vingt-quatre ans, et en ayant séjourné trois dans cette contrée, entre à l'hôpital militaire de Toulon, le 16 décembre 1853. Son tempérament est lymphatique-nerveux, sa constitution usée. Depuis deux ans, il est atteint d'une dysenterie chronique, laquelle, après avoir résisté à tous les moyens de traitement, a fini par motiver l'évacuation du malade sur le dépôt des îles d'Hyères. Aujourd'hui, l'état de D..... se dessine sous les conditions suivantes: habitude extérieure émaciée, teint jaune paille; pouls petit, lent, dépressible; dégoût marqué pour les aliments. D'un jour à l'autre, il se produit quinze à vingt selles muco-bilieuses; le ventre est dur, rétracté, douloureux à la pression. Le foie, par son rebord inférieur, dépasse de beaucoup les cartilages costaux; de plus, il soulève fortement la paroi abdominale, et la région qu'il occupe est le siége d'un sentiment de pesanteur. A cet ordre de choses on cherche à opposer l'action de l'opium ; mais il n'en résulte aucun effet favorable. Le 2 janvier 1854, un mouvement irrégulier de fièvre se manifeste : la peau devient chaude et aride ; le pouls accéléré, dur. En même temps, l'hypochondre droit est envahi par des douleurs pongitives qui rayonnent vers les parties supérieures de la poitrine et retentissent dans l'épaule correspondante. A droite encore, la matité du foie arrive supérieurement au niveau de la quatrième côte, tandis que le bord inférieur du viscère descend jusque dans la fosse iliaque, pour gagner de là l'ombilic, puis le cartilage de la huitième côte gauche. Par suite de la disposition de ce bord, la paroi abdominale antérieure se trouve considérablement soulevée à droite et en haut, tandis que le reste de son étendue offre une rétraction excessive. Enfin, il existe une petite toux sèche, et, à la base du poumon droit, le murmure respiratoire ainsi que la sonorité sont extrêmement affaiblis. Les jours suivants, l'état du sujet s'aggrave de plus en plus ; la fièvre reparaît avec opiniâtreté sous forme hectique ; mort le 17, après une cruelle agonie.

Autopsie, vingt-quatre heures après la mort.

Le foie a une longueur de 38 centimètres sur 24 centimètres de plus grande largeur, et 13 centimètres de plus grande épaisseur. En avant il masque complétement l'estomac ; à droite son bord inférieur touche à la crête iliaque, et sa convexité culminante remonte jusqu'au niveau antérieur de la quatrième côte. Ainsi dilaté, l'organe se trouve intimement uni à la paroi abdominale. En outre, il est creusé d'un foyer purulent qui occupe les deux lobes, et autour duquel la substance glanduleuse ne constitue qu'une couche d'un demi-centimètre d'épaisseur. Cette énorme cavité renferme 4500 grammes d'un pus fétide, mais jaunâtre et homogène. Elle est tapissée par une membrane pyogénique blanche, laquelle se dresse sous l'eau en filaments veloutés, et ne saurait être mieux comparée qu'à un tapis d'algues marines. Quant à la substance glanduleuse, elle possède une teinte rouge brun foncé ; partout elle a augmenté de cohérence ; partout aussi elle porte la trace d'un tassement très-fort. Ses débris réunis forment encore un poids de 1800 grammes.

La vésicule biliaire est atrophiée, ratatinée ; on n'y rencontre qu'un liquide huileux et jaunâtre.

D'étroites adhérences unissent en avant et en arrière les deux poumons à la paroi costale. Le poumon droit, refoulé par l'abcès, est réduit au volume du rein ; son tissu ne se laisse plus distendre par l'insufflation.

La rate, ramollie et friable, pèse 290 grammes.

La muqueuse de l'estomac a diminué de consistance, et pris une teinte ardoisée. Une certaine induration se remarque autour du pylore. Soulevée en replis analogues aux valvules conniventes, la muqueuse du gros intestin a subi les mêmes altérations que celles de l'estomac ; elle présente de plus vers sa portion supérieure quelques menues ulcérations à bords turgescents, à fond grisâtre et inégal. Ces ulcérations arrivent jusqu'au tissu cellulaire sous-jacent à la membrane ; une forte injection sanguine pénètre ce tissu sur tous les points.

Observation VII.

Hépatite chronique suivie de suppuration ; destruction complète du lobe gauche du foie.

G....., chasseur au 2e bataillon d'infanterie légère d'Afrique, originaire du département de l'Ain, et âgé de vingt-quatre ans, entre à l'hôpital d'Aumale le 2 octobre 1852. Son tempérament est nerveux-lymphatique, sa constitution usée. Sur quatre années de services, il compte trente mois de séjour en Algérie. Envoyé dans la garnison naissante d'Aumale, il y contracte vers la fin de septembre dernier un flux de dysenterie subaiguë. Après quelques jours d'un traitement par les purgatifs salins, cette affection avait cédé complétement, lorsque, à la date du 11 octobre, le malade remarque dans ses urines une coloration foncée. La nuit suivante, il se réveille baigné de sueurs ; enfin, le 12, à midi, il est pris de frissons violents, puis d'une forte chaleur diaphorétique.

Le 13 octobre. Nuit mauvaise, agitée. A la visite, prostration extrême; pouls à 70, dépressible, un peu petit. La matité splénique qui, avant l'invasion des accès, offrait 9 centimètres de hauteur sur 7 centimètres de large, se trouve accrue aujourd'hui d'un quart en tout sens. Prescription : du bouillon, tisane gommeuse, 5 décigrammes de sulfate de quinine opiacé.

Au milieu de l'après-midi, nouveau mouvement de chaleur diaphorétique. Le soir, on administre une deuxième fois 5 décigrammes de sulfate de quinine.

Le 14. La nuit s'est passée sans sommeil. Ce matin, calme complet; la matité splénique a recouvré ses dimensions primitives. Prescription : deux panades, tisane gommeuse, une troisième dose de sulfate de quinine; un lavement émollient.

Le 15. L'amélioration se soutient; sommeil bon, aucun retour de fièvre ou de sueur. Le malade, qui est tombé dans un état d'anémie excessive, réclame avec instance des aliments. Prescription, continuée ultérieurement : le quart, tisane gommeuse, vin de quinquina.

Le 16. Mêmes conditions.

Le 31. La fièvre, récidivée le 19 et le 20, a abandonné spontanément le malade, non sans le laisser très-épuisé. D'autres accès survenus le 28 et le 29 ont cédé aux mêmes moyens que ceux employés à l'origine; mais ils ont augmenté la débilité. En désespoir de cause, le sujet est mis à l'usage d'une alimentation animale, de la décoction de quinquina, des ferrugineux, du café. Malgré cela, le 12 novembre, des sueurs nocturnes recommencent à se produire, et résistent avec opiniâtreté aux antipériodiques; en outre, le 16, on voit surgir des changements inattendus.

Le 16 novembre. Pendant la nuit, des élancements ont éclaté dans les profondeurs de l'épigastre. A la visite, les traits du malade sont affaissés; sa peau est chaude, moite; il existe une sorte d'accablement soporeux. La région hépatique est le siége de douleurs aiguës qui, disséminées au loin, s'exaspèrent avec violence quand on exerce une commotion sur les parois du thorax. Pouls à 92, petit, dur. Prescription : du lait, tisane gommeuse, une potion opiacée.

Vers le soir, le pouls tombe à 80, et reprend un peu de volume ; la tête du malade est baignée de sueurs.

Le 17. Nuit encore mauvaise. Ce matin, pouls à 90, petit, irrrégulier ; peau aride ; les douleurs se sont concentrées dans le creux de l'estomac. Ventre rétracté, faiblement sonore ; pas de selles depuis deux jours. Prescription : du lait, tisane gommeuse tiède, un lavement émollient.

Dans la journée, deux selles verdâtres, sèches et mal liées.

Le 18. Nuit calme, sommeil passable. A la visite, apyrexie; les douleurs se réduisent à des élancements rares et sourds. En regard de ce mieux, le sujet a considérablement dépéri, et sa peau revêt une légère coloration ictérique. Prescription : du lait, infusion de tilleul, deux potions opiacées.

Le 19. La nuit dernière, à la suite de quelques élancements très-vifs dans les profondeurs de l'épigastre, le malade est pris de douleurs lombaires et de coliques. Bientôt après surviennent coup sur coup six selles analogues à de la lavure de chair. Prescription : diète, infusion de tilleul, deux potions opiacées.

Dans la matinée, trois selles semblables aux précédentes. A la contre-visite, pouls à 88, petit, dépressible ; peau froide.

Le 20. Depuis hier, quatre selles séro-bilieuses ; pouls au même point ; abdomen moins rétracté, mais sensible à la pression et privé de sonorité. La suffusion ictérique s'est dissipée. Même prescription.

Le 21. Selles et état général comme hier. L'abdomen est envahi par des douleurs sourdes et permanentes. Prescription : diète, infusion de tilleul, une potion avec 3 centigrammes de chlorhydrate de morphine.

Le 22. Mêmes conditions locales. Pouls à 100, irrégulier filiforme ; adynamie absolue ; selles involontaires. Mort à sept heures du soir.

Autopsie, vingt-quatre heures après la mort.

La cavité abdominale renferme quatre litres de sérosité limpide. Un dépôt fibrineux y recouvre tous les viscères. Sous ce dépôt, auquel il adhère à peine, le tube digestif a pris extérieurement une coloration rouge brun. Ses tuniques se déchirent avec une grande facilité. Les parois de l'intestin grêle ont une épaisseur de 2 millimètres, due en grande partie à l'engorgement du tissu cellulaire sous-muqueux. En effet, ce tissu se montre compacte, friable, opaque; de plus, il est le siége d'une forte injection sanguine, qui lui donne une teinte gris rosé. Quant à la muqueuse, elle a perdu sa mobilité, son lustre et sa cohérence; en beaucoup de points, ses follicules isolés ont acquis un développement anormal assez caractérisé. Le gros intestin est rétréci d'un tiers; ses parois ont doublé d'épaisseur; son tissu cellulaire sous-muqueux a éprouvé les mêmes modifications que celui de l'intestin grêle; sa muqueuse, amincie et ramollie, possède une teinte violacée, sur laquelle se dessinent des ulcérations. De celles-ci, les unes, propres au cœcum, sont lenticulaires et atteignent le tissu cellulaire sous-jacent à la membrane; leurs bords sont rouges, boursouflés, décollés; leur fond est tomenteux, grisâtre. Les autres ulcérations se sont concentrées dans le tiers inférieur du rectum; analogues aux précédentes sous le rapport de leur circonscription et de leur profondeur, elles en diffèrent par l'aspect granuleux de leur surface et par leurs bords disposés en talus.

La rate, dure et cassante, a 8 centimètres de hauteur sur 7 centimètres de largeur et 4 centimètres d'épaisseur. Son poids est de 230 grammes.

L'hypochondre droit est rempli par une masse grisâtre, qui reproduit imparfaitement la configuration du foie. La première couche de cette masse est le sédiment fibrineux dont nous avons parlé, et qui, fort de 8 à 10 millimètres, adhère ici intimement aux parties qu'il recouvre. Sous elle, on ne retrouve du parenchyme jécoral que le lobe droit; à l'égard du lobe gauche, il a complétement disparu, laissant à sa place une vaste poche circonscrite, à droite, par le tissu glanduleux, et, ailleurs, par la capsule de Glisson épaissie. Cette poche renferme 900 grammes d'un pus en partie semblable à une bouillie claire de chocolat, et en partie verdâtre. Ses parois sont hérissées de houppes villeuses blanches, dont la longueur est de 5 à 6 millimètres environ. Par leur base, ces houppes se réunissent en une sorte de membrane qui, d'abord feuilletée, devient ensuite compacte pour se continuer avec l'élément interstitiel du tissu glanduleux là où celui-ci existe encore, et avec la capsule de Glisson là où cette dernière constitue les parois de l'abcès. Sur tous les points, les houppes et leurs intervalles sont tapissées par une très-mince membrane pyogénique, dont la texture est simplement séro-celluleuse.

Le lobe droit, un peu renflé, possède une coloration rouge brun très-pâle, mais qui résiste au lavage. Vidé de ses fluides, il pèse 1700 grammes. Sur sa face antérieure, à 3 centimètres au-dessus du bord inférieur, et à 10 du ligament suspenseur, se voit une plaque laiteuse, ayant la dimension d'une pièce de cinq francs. Cette plaque est formée par une mince couche de lobules décolorés; en l'incisant, on tombe dans une cavité aplatie, qui renferme 50 grammes de pus jaunâtre. Les parois de ce nouvel abcès sont doublées d'une membrane pyogénique blanche. Presque diffluente, celle-ci n'a guère que 1 millimètre d'épaisseur. Sous elle, le parenchyme a contracté une teinte brun marron qui, plus loin, s'atténue par degrés pour s'effacer entièrement à un travers de doigt de l'excavation purulente.

Les autres organes sont exempts d'altération.

Observation VIII.

Hépatite chronique avec formation d'abcès multiples dans le foie.

H......, gendarme, originaire du département de la Loire-Inférieure, et âgé de cinquante et un ans, entre à l'hôpital d'Oran, le 3 octobre 1855. Il compte trente ans de services, et dix-huit de séjour en Algérie. Son tempérament est nerveux-lymphatique, sa constitution usée. La maladie qu'il accuse date de huit jours, et consiste en un flux de dysenterie subaiguë. Caractérisée actuellement par l'excrétion journalière de quinze ou vingt selles séro-sanguinolentes, par une certaine rétraction de l'abdomen, et par de fréquentes coliques, elle a déterminé déjà un degré notable de maigreur et de faiblesse; d'autre part, il existe dans l'hypochondre droit une douleur sourde, à laquelle la commotion donne une intensité plus prononcée. Inappétence absolue; pouls petit, dépressible. Prescription: deux crêmes de riz, tisane gommeuse tiède, une pilule d'opium matin et soir.

Le 8. Amélioration marquée: ventre moins rétracté, souple; les selles, de moitié moins nombreuses, commencent à présenter un aspect muco-bilieux. Prescription: deux panades, tisane gommeuse, une pilule de Segond toutes les huit heures, une potion opiacée.

Le 15. Le flux abdominal a repris sa violence première, la débilité s'accroît. Les douleurs de l'hypochondre se sont concentrées en un point lancinant à l'extrémité antérieure du septième espace intercostal. Prescription: même régime, une potion avec 3 centigrammes de chlorhydrate de morphine.

Le 16. Le nombre des selles a diminué de nouveau; le malade n'excrète plus que des matières féculentes jaunâtres; les nuits sont passables. Toutefois les douleurs ne se calment pas. Même prescription.

Le 18. Adynamie complète, regard lent, voix éteinte. Pouls irrégulier, faible, à 80; selles involontaires. Les douleurs de l'hypochondre ont acquis une extrême vivacité.

Le 19. Même état; mort à cinq heures de l'après-midi.

Pendant toute la durée de la maladie, le décubitus a eu lieu exclusivement sur le côté gauche ou sur le dos.

Autopsie, quarante heures après la mort.

La valvule iléo-cœcale a été presque complétement emportée par un travail ulcéreux.

Le gros intestin, long de 1 mètre 30 centimètres, n'a plus

que 10 centimètres de circonférence au cœcum, et 7 aux extrémités du colon ascendant, à celles du colon descendant, à la fin de l'S iliaque, ainsi que dans l'entier développement du rectum. Aux mêmes points, ses parois ont doublé d'épaisseur et de cohérence; aux mêmes points encore, la muqueuse est ridée de plis vermiculaires. Dans le cœcum, cette membrane a contracté une coloration ardoisée, et sur diverses places, elle a éprouvé des pertes de substance. Ainsi, au cœcum et sur la valvule, il n'en reste que quelques îles; chacune des sections du colon offre une ulcération longue de 4 à 6 centimètres sur une largeur de moitié; indépendamment de cela, dans le colon transverse on remarque six autres ulcérations, ayant de 5 à 10 millimètres de diamètre; à son tour, l'S iliaque en renferme une qui embrasse presque toute la périphérie de l'intestin. Ces différentes pertes de substance s'arrêtent au tissu cellulaire sous-muqueux. Les plus petites ont une forme ovalaire, des bords disposés en talus et injectés, un fond confusément granuleux. Les plus étendues possèdent une circonférence irrégulière, à l'exception de celle du colon ascendant, laquelle est arrondie; leur fond se montre recouvert de gros bourgeons charnus, et leurs bords, simplement rougeâtres, sont très-minces. Quant au tissu cellulaire sous-muqueux, il s'est changé dans les parois du cœcum et au niveau du rétrécissement voisin, en une couche lardacée, douée d'une teinte noir brun. Dans les autres rétrécissements, sa cohérence est fibro-celluleuse, son aspect d'un gris soyeux. Sous les ulcérations autres que celle du cœcum, il constitue des écussons compactes, et qui, épais de 2 millimètres, ont une coloration gris rosé.

Le foie, long de 27 centimètres, atteint en plus grande largeur 18 centimètres, et en plus grande épaisseur 10 centimètres. Sa coloration extérieure est d'un brun violet. Sur sa portion culminante, immédiatement à droite du ligament suspenseur, existe une tache blanchâtre, ayant la dimension d'une pièce d'un franc. Cette tache correspond à un abcès sous-péritonéal.

En incisant le viscère, on le trouve partout creusé d'abcès. De ceux-ci :

1° Treize, extrêmement rapprochés entre eux, se sont développés dans le lobe droit, non loin de la face inférieure de ce lobe ; à l'exception du plus externe, qui est pisiforme, et du plus interne qui, situé immédiatement en avant du lobe de Spigel, admettrait un gros œuf de poule, ces abcès ont de 3 à 4 centimètres de diamètre en tous sens.

2° Deux autres abcès se sont développés encore dans le lobe droit, aux abords du ligament suspenseur. L'un d'eux, situé profondément en avant, logerait une petite noix. Le second, qui correspond à la tache notée sur la face convexe de l'organe, présente la capacité des abcès moyens dont il vient d'être question; autour du vide qu'il embrasse, et dans l'étendue d'un fort travers de doigt, la capsule de Glisson s'est décollée en une sorte de phlyctène, sous laquelle les lobules les plus extérieurs, outre que l'élément cellulo-vasculaire a disparu à peu près complétement entre eux, sont poreux à la manière de la moelle de jonc, hypertrophiés et friables.

3° Le lobe de Spigel, d'un volume double de celui qui lui est ordinaire, est réduit en une coque purulente, susceptible de recevoir un gros œuf de poule. L'abcès dont il est ainsi creusé se trouve situé dans l'angle que forment, d'une part, la veine cave, de l'autre, deux grosses veines sus-hépatiques qui, réunissant ici presque toutes les veines secondaires de cette catégorie, convergent dans le même plan horizontal vers un seul orifice de terminaison. La veine cave et ces deux veines sus-hépatiques ne sont séparées de la collection morbide que par 1 millimètre de tissu parenchymateux. Dans le prolongement du lobe qui nous occupe, un deuxième abcès, puis un troisième, lesquels pourraient loger une grosse noix, font immédiatement suite au précédent.

4° Deux derniers abcès se remarquent au centre du lobe gauche ; ils ont chacun 3 centimètres de diamètre en leurs différents sens.

Le viscère renferme donc au total vingt abcès. Configurés

en sphéroïdes, ceux-ci sont tapissés par une pseudo-membrane forte de 2 à 3 millimètres, opaline et d'aspect tomenteux. Dans le foyer pisiforme, comme aussi dans celui qui correspond à la tache superficielle du lobe droit, cette pseudo-membrane est dépourvue de cohérence ; dans les autres foyers elle a une ténacité fibro-celluleuse, et reçoit du parenchyme une foule d'expansions pénicillées qui, lorsque la pseudo-membrane a été conduite à s'affaisser sous l'influence d'une légère dessiccation, se conservent dressées à la manière de celles d'un velours d'Utrecht. Toutefois, dans le foyer du lobe de Spigel, la pseudo-membrane atteint une organisation plus solide ; elle est aussi plus compacte et plus unie. Un seul abcès contient du pus parfaitement homogène : c'est le deuxième de ceux que nous avons mentionnés à propos du lobe de Spigel ; encore le fluide qu'il recèle possède-t-il une teinte vert clair, qui paraît due à la présence d'une certaine quantité de bile. Dans les autres foyers, le pus est visqueux comme le serait un mucus très-épais ; il présente une teinte opaline, et se dissocie sous un filet d'eau en deux produits distincts, l'un analogue à de l'albumine limpide, l'autre jaunâtre et seul semblable à du pus élaboré. Dans quatre des abcès centraux du lobe droit se voient de grosses gouttes de bile jaune, qui sont restées en place au-dessous d'orifices qu'on aperçoit béants au milieu des expansions de la pseudo-membrane. Ces orifices ont une forme ombiliquée, et seraient susceptibles d'admettre une très-grosse épingle ; ils laissent écouler un fluide identique à celui des gouttes jaunes. En en disséquant le pourtour, on reconnaît qu'ils appartiennent au bout initial de canaux biliaires dont la continuité a été détruite par le travail de suppuration. Quant à la portion de ces canaux qui part des abcès pour rejoindre le conduit hépatique, son orifice est recouvert par la pseudo-membrane.

Noir brun aux abords immédiats des foyers centraux du lobe droit, le tissu glanduleux a une teinte brun violacé autour des autres collections. Là où il n'a que cette deuxième teinte, il est seulement un peu plus compacte ; mais là où il a acquis un aspect noir brun, sa cohérence et sa densité se sont notablement accrues. L'étendue sous laquelle il a subi ces changements est en raison du nombre des foyers qu'il englobe dans un espace donné ; limitée à un travers de doigt autour des abcès isolés, elle est trois et même quatre fois plus forte autour de la traînée confluente signalée ci-dessus. Son maximum se trouve là où s'est développée la teinte noir brun.

Dans la grosse extrémité du viscère, au sein du parenchyme resté intact, on rencontre un noyau de substance brun violet gros comme une noisette et nettement isolé. Ce noyau est libre de toute trace de suppuration. Sa cohérence et sa densité, plus considérables que celles du parenchyme ambiant, n'égalent cependant pas celles du tissu qui s'est transformé sous la même teinte aux environs des abcès.

Seuls, des vaisseaux sanguins d'un ordre secondaire ont été détruits dans leur continuité par la suppuration. Celles des branches de la veine porte qui ont ainsi souffert, sont bouchées par de petits cylindres fibrineux, longs de 10 à 15 millimètres et encore transparents. Ces cylindres ont le volume d'une aiguille à tricoter ; ils adhèrent aux parois de la veine par l'intermédiaire d'un enduit visqueux. Du côté de l'abcès, ils dépassent légèrement le vaisseau, et viennent faire corps avec la membrane pyogénique. Leur extrémité opposée est évidée en ménisque concave. Quant aux artères intéressées, elles sont fermées suivant un mode analogue, à cela près, toutefois, que leur caillot ne dépasse pas la terminaison du tissu glanduleux. Enfin, la gaîne qui entoure ces différents vaisseaux et les conduits biliaires, s'est fortement épaissie.

Dépouillé de ses fluides, le foie pèse seulement 1450 grammes; il contenait 350 grammes de pus.

La rate, d'un poids de 220 grammes, est cassante. A sa superficie se voient çà et là de petits écussons opalins, doués d'une dureté cartilagineuse.

Observation IX.

Hépatite chronique suivie de suppuration ; destruction presque complète du lobe gauche du foie.

D......, grenadier au 60e de ligne, et originaire du département de la Corrèze, entre à l'hôpital d'Aumale, le 24 septembre 1852. Il compte vingt-six ans d'âge, cinq de services et seulement quatre mois de séjour en Algérie. A son tempérament nerveux-sanguin s'associe une bonne constitution. Le 14 courant il a été atteint d'un léger flux dysentérique, auquel, le 21, sont venus s'ajouter des accès de fièvre intermittente quotidienne. Le 25, l'habitude extérieure dénote déjà un épuisement profond ; d'un autre côté, le ventre a subi une rétraction notable ; des coliques s'y font sentir à des intervalles rapprochés ; enfin, les selles, réitérées sept ou huit fois par jour, ont contracté un aspect séreux. Pouls petit, accéléré, dur ; peau sèche, d'un teint blafard ; urines foncées. Prescription : diète, infusion de tilleul, une potion avec 1 gramme d'ipécacuanha.

Vers la fin de la matinée, il se produit des vomissements, et les selles se multiplient outre mesure. L'après-midi, calme complet. A six heures du soir, sentiment prolongé de froid entre les épaules ; cyanose des lèvres et des extrémités ; pouls petit, faible, à 90. A sept heures, pouls large, résistant, à 100. A minuit, détente légère ; le malade s'endort. Bientôt après, sueur profuse qui persiste jusqu'aux approches du jour.

Le 26. Ce matin, pouls à 90, petit, dépressible ; peau chaude, sèche ; abdomen et urines au même point qu'hier. Prescription : diète, infusion de tilleul, 5 décigrammes de sulfate de quinine.

Dans la journée, sommeil lourd et agitée. Le soir, retour de l'accès.

Le 27. Cette nuit, sommeil paisible, quoique mêlé encore d'un peu de sueur ; une selle muqueuse jaunâtre. A la visite, pouls à 75, moins petit, plus résistant ; ventre moins tendu, indolore; peau naturelle; urines toujours foncées. Même prescription.

A sept heures du soir, léger frisson mêlé de bouffées de chaleur.

Le 28. Aucune selle depuis trente heures, pouls normal, ventre souple; seules les urines ne s'améliorent pas. Prescription: deux crêmes de riz, infusion de tilleul; 5 décigrammes de sulfate de quinine opiacé.

Le 29. Une selle féculente hier soir. État général satisfaisant. On cesse l'administration de la quinine.

Le 30. Avant le jour, le sujet a été pris de selles séreuses qui se sont renouvelées sept fois dans un court espace de temps. A la visite, ventre douloureux à la pression, rétracté, presque mat; coliques intenses; peau froide, urines rares et claires. Pouls à 85, faible, extrêmement petit. Prescription: diète, infusion de tilleul; toutes les six heures, une pilule d'opium.

Le 1er octobre. Depuis hier matin, neuf selles séreuses, accompagnées de ténesme. Aujourd'hui, les évacuations alvines ne consistent plus que dans l'excrétion parfois involontaire d'une petite quantité de mucus. De vives douleurs lombaires sont venues s'ajouter aux souffrances qui existaient déjà; le sujet a considérablement dépéri. Pouls au même point. Prescription: diète, tisane gommeuse; 5 décigrammes de calomel ce matin et à deux heures de l'après-midi.

Sur le soir, cinq selles indolores d'un noir verdâtre: on prescrit une potion avec 2 centigrammes de chlorhydrate de morphine.

Le 2. Les selles n'ont point reparu. Peau moins froide; pouls à 80, moins petit, moins dépressible; coliques et autres douleurs nulles. Prescription: deux panades, infusion de tilleul, deux potions chacune avec 2 centigrammes de chlorhydrate de morphine.

Le 3 et le 4. Même état. Continuation du traitement.

Le 5. Dans les vingt-quatre heures, six selles féculentes jaunâtres. Prescription: deux crêmes de riz, tisane gommeuse, 5 décigrammes de calomel à prendre ce matin.

Le 6. La nuit dernière, deux selles demi-consistantes et de teinte vert foncé; état général satisfaisant. Même prescription.

Le 7. L'amélioration semble se soutenir ; mais, d'autre part, de la onzième côte droite à la septième gauche, l'œil et le toucher distinguent le relief d'un bord sinueux et tranchant. Ce bord sert de limite inférieure à une tumeur aplatie, résistante, immobile, qui, en haut et latéralement, se perd derrière la paroi du thorax. La matité jécorale se prolonge sans interruption sur cette tumeur, et remonte à droite jusqu'au niveau de la cinquième côte. Enfin, la matité splénique donne en hauteur 11 centimètres et en largeur 7 centimètres. Prescription: une panade et deux œufs matin et soir, du lait, infusion de tilleul.

Le 8. Hier soir, une selle argileuse grisâtre ; urines abondantes, de couleur naturelle. Continuation du traitement prescrit en dernier lieu.

Le 9. Cette nuit, pendant le sommeil, sueurs profuses. A la visite, pouls à 86, petit, mou. La matité splénique donne en hauteur 12 centimètres, en largeur 10 centimètres. Urines troubles et foncées. Même prescription.

La journée se passe dans un malaise indéfinissable. A six heures du soir, accès de fièvre analogue à ceux qu'a déjà éprouvés le malade.

Le 10. Mêmes conditions qu'hier. Prescription : deux panades, infusion de tilleul; 5 décigrammes de sulfate de quinine opiacé.

Une heure après avoir été ingéré, le sulfate de quinine est vomi. Administré de nouveau un peu plus tard, il n'est pas mieux retenu. Le soir, retour de l'accès.

Le 11. La nuit s'est écoulée sans sommeil et au milieu d'une diaphorèse incomplète. Ce matin, pouls à 85, irrégulier, petit; une selle sèche et décolorée, urines au même point. Même prescription alimentaire, deux frictions avec la pommade au sulfate de quinine.

Dans la soirée, l'accès reparaît sans frissons ; il est suivi de sueurs durant toute la nuit.

Le 12. Pouls à 80, régulier, souple, de volume normal; urines plus claires. Même prescription. Déjection marquée des forces.

Le 13. La soirée d'hier s'est passée sans accès; mais le sommeil a été encore accompagné de sueurs. On insiste sur le traitement.

Le 14. Mêmes conditions.

Le 15. La débilité fait tout à coup de rapides progrès; l'appétit s'éteint, l'habitude extérieure porte le cachet d'un amaigrissement extrême. Prescription : du lait, infusion de tilleul.

Vers la fin du jour, pouls à 95, large, dur. Dans la soirée, mouvement passager de sueur.

Le 18. Les selles redeviennent séreuses et fréquentes. Même prescription avec deux pilules d'opium.

A six heures du soir, nouvelle agitation fébrile.

Le 19. Accablement mêlé de stupeur. Pouls à 105, irrégulier, faible. Sueurs visqueuses au front. Même traitement.

Le 20. Coma extatique, pouls misérable. Mort dans la matinée.

Autopsie, vingt-quatre heures après la mort.

Le gros intestin, long de 1 mètre 25 centimètres, a subi un rétrécissement d'un quart; ses parois ont doublé d'épaisseur. Sa muqueuse, privée de mobilité, mate, ramollie, est ridée de plis longitudinaux rapprochés. En outre, dans les colons et l'*S* iliaque, cette membrane a été emportée çà et là par des ulcérations qui pénètrent jusqu'au tissu cellulaire sous-jacent. Ces ulcérations sont miliaires ou lenticulaires; leurs bords, taillés presque à pic, se montrent granuleux ainsi que leur fond. Gorgé partout de sang, le tissu cellulaire sous-muqueux s'est changé en une couche compacte et rougeâtre dans les régions où se voient des traces ulcéreuses.

Au premier aspect, le lobe gauche du foie paraît avoir considérablement augmenté de volume; mais, en réalité, il n'en existe plus que la partie postérieure et l'extrémité; le reste de sa masse est remplacé par un vaste abcès d'où s'écoulent

600 grammes de pus. A gauche, en arrière et à droite, les parois de cet abcès sont formées par le tissu jécoral ; en haut, en avant et en-bas, elles se trouvent simplement constituées par les tuniques du viscère. Leur superficie est hérissée de lambeaux irréguliers et blanchâtres, dont la périphérie se décompose en franges tomenteuses et en villosités. Ces lambeaux ont une cohérence fibro-celluleuse. Leur longueur est de 6 ou 7 millimètres environ. Par leur base ils sont réunis en une couche feuilletée, que la présence d'un dépôt plastique rend compacte, et qui, forte de 1 à 2 millimètres, se continue d'une part avec l'élément interstitiel du tissu glanduleux là où celui-ci existe encore dans le voisinage ; de l'autre, avec la capsule de Glisson là où celle-ci constitue la paroi de l'abcès. Dans leurs divers détails, lambeaux et pseudo-membranes offrent un aspect séreux.

Outre cet abcès, le foie en renferme un deuxième dans la portion centrale de son lobe droit. Ce nouvel abcès est sphéroïdal ; il contient 100 grammes de pus. Sur ses parois on remarque une pseudo-membrane blanche, dont la nature est séro-celluleuse, et l'épaisseur de 2 à 3 millimètres. Dans l'intérieur de cette pseudo-membrane s'arrêtent une foule de prolongements fibro-celluleux qui, comme la couche feuilletée de l'autre abcès, se rattachent à l'élément interstitiel du parenchyme.

Exempt d'engorgement aux abords de ces excavations morbides, le tissu du foie y est néanmoins devenu friable. Quant à l'organe en lui-même, ses éléments constitutifs offrent partout des traces d'hypertrophie : aussi atteint-il 24 centimètres en plus grande largeur sur 15 centimètres en plus grande épaisseur, et paraît-il avoir eu 35 centimètres de long. Il s'en est écoulé en tout 700 grammes d'un pus jaunâtre et bien lié.

La rate, d'un poids de 210 grammes, se montre légèrement indurée.

Observation X.

Hépatite chronique avec abcès enkysté.

S..., soldat aux zouaves, et âgé de trente-six ans, entre à l'hôpital de Blidah, le 28 février 1851. Il compte douze ans de présence sous les drapeaux, et sept de séjour en Algérie. Son tempérament est nerveux-lymphatique; sa constitution, autrefois robuste, a beaucoup souffert des fatigues et des excès. De 1846 à 1848, il a été longuement traité pour une fièvre intermittente rebelle, dont il a subi de nouvelles atteintes l'automne dernier. Aujourd'hui il accuse une dysenterie subaiguë datant d'un mois; bénigne d'abord au point de n'occasionner par jour que sept ou huit selles muco-bilieuses, cette affection a revêtu au bout de trois semaines un caractère d'intensité sous lequel elle persiste encore.

Le 28 février. Abdomen douloureux à la pression, tuméfié. Dans les vingt-quatre heures, dix à quinze selles séreuses accompagnées de coliques. Urines rares, chargées. Peau d'un jaune blafard, légère infiltration de la face. Pouls à 80, concentré, dur. Prescription: diète, tisane gommeuse, une potion opiacée additionnée d'un gramme d'ipécacuanha, et à prendre par cuillerées d'heure en heure.

Le 1er mars. Dans la journée d'hier, cinq selles séro-sanguinolentes; le soir, vomituritions prolongées, auxquelles succède un sommeil passable. A la visite, coliques moindres; urines plus claires et plus abondantes. On réitère la prescription ci-dessus.

Le 2. D'une visite à l'autre, sept selles muqueuses. La tuméfaction de l'abdomen a diminué; suspension complète des coliques. Pouls moins concentré, assez souple. Prescription: deux crêmes de riz, tisane gommeuse, deux potions opiacées.

Le 3. Dans la soirée d'hier, une selle féculente. La nuit, sommeil calme et continu. Ce matin, état général satisfaisant. Même prescription.

Les jours suivants, le sujet se maintient dans des conditions analogues; on ajoute au régime quelques aliments légers. Enfin, le 10, on accorde le quart, et on réduit à une le nombre des potions opiacées.

Le 20. Les selles ont acquis une consistance presque normale ; cependant elles se répètent encore cinq ou six fois dans les vingt-quatre heures, et l'ensemble ne se répare pas. On insiste sur le traitement.

Le 22. La nuit a été troublée par des coliques. A la visite, affaissement marqué ; pouls à 90, petit, dur ; peau sèche, urines rares. Prescription : deux crêmes de riz, tisane gommeuse, deux pilules d'opium, un bain.

Le 23. La journée d'hier a été calme ; mais, pendant la nuit, neuf selles séro-sanguinolentes se sont produites coup sur coup au milieu de vives tranchées. A la visite, dépression excessive des forces ; pouls à 92, dur, petit ; peau froide ; ventre rétracté, faiblement sonore. Prescription : diète, tisane gommeuse ; 5 décigrammes de calomel à neuf heures du matin et à deux heures de l'après-midi.

Le 24. Quelques heures après la seconde prise de calomel, les coliques ont commencé à se dissiper ; un peu plus tard, il s'est produit des selles féculentes d'un vert noirâtre, puis le malade s'est paisiblement endormi. Nuit bonne. Aujourd'hui, pouls calme, moins petit, souple ; souffrances nulles ; peau chaude, moite. Prescription : deux crêmes de riz, tisane gommeuse, une potion opiacée.

Le 25. Quatre selles verdâtres, de consistance argileuse. Ventre moins tendu, urines normales ; retour non équivoque d'appétit. Prescription : deux panades, infusion de tilleul, une potion opiacée.

Le 26. Deux selles féculentes et d'un jaune bilieux. Même prescription.

Sous l'influence du traitement prescrit en dernier lieu, le mal semblait enfin s'acheminer vers un terme favorable, lorsque dans la journée du 31, le sujet est pris pour la troisième fois de selles séro-sanguinolentes multipliées. Le ventre redevient tendu, mat ; de vives coliques se développent ; des souffrances permanentes envahissent la fosse iliaque droite, l'hypochondre correspondant et la région lombo-sacrée. Au milieu de ce faisceau d'accidents, le pouls se montre irrégulier, petit, faible ; la langue sèche, effilée ; il existe une soif inextinguible ; la sécrétion urinaire est presque suspendue. Prescription : diète, tisane gommeuse tiède, une pilule d'opium toutes les six heures.

Le 1er avril. Dans la journée d'hier, il y a eu encore une vingtaine de selles ; mais les matières excrétées ont recouvré un aspect muqueux. Douleurs moindres, si ce n'est dans l'hypochondre où, d'autre part, la commotion retentit en angoisses, Pouls à 80, petit, dur ; épuisement extrême, insomnie. Même prescription, à laquelle on ajoute celle d'un large vésicatoire sur l'hypochondre.

Le 2. Dans les vingt-quatre heures, six selles muco-bilieuses. Les souffrances perçues dans la région lombaire ont cessé ; elles-mêmes, celles de l'hypochondre ne sont plus que vagues. Prescription : du lait, tisane gommeuse, trois pilules d'opium.

Le 3. Le mieux se soutient. Prescription : deux crêmes de riz, infusion de tilleul, une potion opiacée.

Le 7. Jusqu'ici les conditions pathologiques ont peu varié. Toutefois, les douleurs encore persistantes se sont assoupies au point de laisser le malade jouir pleinement de son sommeil chaque nuit. Prescription : le quart avec aliments légers, infusion de tilleul, une potion opiacée, un bain tiède.

Le 8. Quatre selles féculentes jaunâtres. Les douleurs de la fosse iliaque ont disparu ; en revanche, celles de l'hypochondre ont repris une certaine violence et se sont concentrées sur un point situé dans la portion antérieure du septième espace intercostal. Même prescription.

Le 9. Le point douloureux de l'hypochondre est le siége d'élancements. Pouls à 75, un peu dur, petit.

Dans la soirée, le malade éprouve des frissons, puis un fort mouvement de chaleur sèche. Pendant celle-ci, le pouls devient large, dur, intermittent, et marque de 90 à 100. Jusqu'à une heure, insomnie agitée ; le reste de la nuit s'écoule dans un sommeil très-lourd accompagné de sueurs profuses.

Le 10. Selles en même nombre et de même aspect que le 8. Pouls à 70, normal. Plus de douleurs ni d'élancements dans l'hypochondre, si ce n'est lors de la commotion imprimée à la portion correspondante du thorax. La fosse iliaque, restée jusqu'ici le siége de souffrances, est simplement sensible à la pression aujourd'hui. Prescription : deux panades, tisane gommeuse, 6 décigrammes de sulfate de quinine opiacé.

Le 11. Hier soir, nouveau mouvement de fièvre. Nuit agitée; encore quelques sueurs durant le sommeil. Même prescription.

Le 12. Les accidents de réaction ne se sont point reproduits; sommeil calme. Quatre selles féculentes. Abdomen souple et indolore. Prescription : le quart, une potion opiacée.

Jusqu'au 18, l'amélioration se soutient.

Le 18. Coliques assez vives cette nuit ; les douleurs de la fosse iliaque se sont aussi réveillées un instant. Pouls à 80, petit, faible. Prescription : trois panades, infusion de tilleul, une potion opiacée.

Le 19. Vers la fin de la nuit, cinq selles séro-muqueuses accompagnées de ténesme. A la visite, affaissement marqué. Même prescription, à laquelle on ajoute trois pilules contenant chacune 1 centigramme d'acétate de plomb cristallisé.

Le 20. Les accidents abdominaux se sont réitérés comme hier. Pouls à 80, petit, dépressible. Le nombre des pilules est porté à quatre.

Le 21. Depuis hier matin, il ne s'est produit que deux selles séro-muqueuses : on prescrit deux pilules de plus.

Le 22. Cette nuit, insomnie agitée ; cinq selles séro-sanguinolentes. A la visite, pouls faible, petit, à 110 ; accablement profond. Le malade est tombé dans un état de maigreur excessive. Même prescription.

Le 28. Malgré l'activité du traitement, l'état du sujet n'a pas cessé de s'aggraver. Les selles ont augmenté de fréquence au point de rendre tout repos impossible.

Le 29. Adynamie absolue, pouls filiforme ; mort à la fin de l'après-midi.

Autopsie, trente-six heures après la mort.

L'iléon présente par places, surtout vers sa terminaison, des plaques d'injection inflammatoire.

La valvule iléo-cœcale est transformée en un bourrelet épais, de teinte livide.

Le gros intestin, long à peine de 80 centimètres, n'a plus en périphérie que

10 centimètres au cœcum et au colon ascendant,
7 centimètres au colon transverse,
6 centimètres dans le reste de son étendue.

L'épaisseur de ses parois est de 4 millimètres, si ce n'est au rectum, où elle s'élève à 6. A l'intérieur, il est criblé d'ulcérations jusque dans son appendice cœcal. Ce qui reste encore de sa muqueuse, se présente sous l'aspect d'une couche rougeâtre et friable. Quant au tissu cellulaire sous-muqueux, il est partout le siége d'une injection sanguine ; au-dessous des débris de la muqueuse, il se montre fortement infiltré; enfin, autour ainsi qu'au fond des ulcérations, il est extrêmement compacte et se fait remarquer par une coloration d'un rouge intense.

Les autres tuniques n'ont pas souffert.

Les ulcérations dont nous avons parlé ci-dessus intéressent toutes sans exception l'entière épaisseur de la muqueuse. Leur forme est très-diversifiée. Dans l'appendice leurs dimensions sont lenticulaires; de la valvule à la seconde moitié du rectum leur grandeur varie de celle d'une pièce de vingt centimes à celle d'un écu de cinq francs; dans la seconde moitié du rectum elles se sont confondues entre elles de telle sorte que le tissu cellulaire sous-muqueux est mis ici à nu de toute part sous l'aspect d'une couche rouge cerise. En aucun point elles ne dépassent ce tissu ; mais quelques-unes l'ont intéressé jusqu'à une certaine profondeur, principalement vers la fin du rectum, où leur trace se dessine en larges dépressions unies.

Parmi elles, la plus considérable du cœcum et celles de l'appendice sont seules granuleuses.

La rate, d'un poids de 120 grammes, a subi une induration légère. La densité de son tissu est de 1,029.

Le foie comprend en longueur 27 centimètres, en plus grande largeur 18 centimètres, en plus grande épaisseur 10 centimètres. Dans l'étendue de 7 à 8 centimètres en tout sens, la portion antérieure de son lobe droit s'est transformée en un noyau brun violet. Ce noyau, très-nettement circonscrit, n'offre plus qu'une disposition lobulaire confuse. Sa cohérence est presque coriace. Il recèle un abcès arrondi, lequel admettrait un œuf de pigeon. En avant cet abcès arrive jusque sous la capsule fibreuse du viscère ; dans les autres points il est circonscrit par une coque fibro-cartilagineuse épaisse d'un millimètre et demi. Cette coque est formée d'un tissu blanchâtre ; elle se relie de la manière la plus évidente à l'élément interstitiel du parenchyme ambiant. A l'intérieur elle se termine en une surface unie, que tapisse une membrane pyogénique opaline et légèrement villeuse.

Le pus renfermé dans l'abcès qui nous occupe est louable ; sa coloration rappelle celle du beurre frais.

Après lavage le foie pèse 1,420 grammes ; il n'a éprouvé aucune lésion en dehors du noyau dont nous avons parlé. Les densités de son tissu, du noyau brun violet et de la coque s'expriment sous les chiffres suivants :

Tissu sain du viscère . . . . 1,039 ;
Tissu du noyau violet. . . . . 1,077 ;
Tissu de la coque fibro-cartilagineuse. . . 1,149.

Observation XI.

Hépatite chronique avec abcès enkysté.

M...., zouave, âgé de trente-deux ans, et originaire du département de la Meurthe, entre à l'hôpital d'Oran, le 7 décembre 1854. Son tempérament est nerveux, sa constitution moyenne. Débarqué en Algérie au commencement de mai dernier, il a été atteint presque aussitôt d'un flux de dysenterie lente qui, bien que se réduisant à l'excrétion journalière de trois ou quatre selles muco-bilieuses, a fini par déterminer un certain état de maigreur et de faiblesse. Traitée tour à tour par le calomel, l'opium, l'ipécacuanha, les pilules de Segond et les substances astringentes, cette affection se montre réfractaire. De plus, dans les premiers jours de février 1855, des souffrances vagues se développent sur le trajet du gros intestin; les selles deviennent séreuses, et se multiplient outre mesure; en même temps, il se manifeste à l'extrémité antérieure du huitième espace intercostal droit une douleur pongitive qui, parfois lancinante, acquiert lors de la commotion du foie un caractère d'angoisse. A ce nouvel ordre de choses on cherche à opposer l'emploi de l'opium; mais tout ce qu'on peut obtenir, c'est le retour des accidents intestinaux vers la forme atonique et lente qu'ils avaient eue d'abord. Au milieu de mars, le sujet voit sa constitution se détériorer entièrement; son teint revêt une coloration jaunâtre; la langue ainsi que le palais se dépouillent çà et là de leur épiderme, puis se recouvrent de menues pseudo-membranes; une abondante sécrétion séreuse s'exhale du pharynx. Cette troisième série d'accidents est le signal d'un déclin rapide; en outre, le flux abdominal ne tarde pas à s'exaspérer une seconde fois; et M...., vainement soumis à l'action des bains ainsi qu'à celle de la morphine, succombe le 9 avril dans le marasme.

Autopsie, vingt-quatre heures après la mort.

L'estomac et l'intestin grêle sont sains.

Le gros intestin n'a plus en longueur que 80 centimètres. Sa périphérie est réduite partout à 6 centimètres; de même, l'épaisseur de ses parois varie à peine de 3 à 4 millimètres. Sa tunique muqueuse a disparu en totalité. Quant au tissu cellulaire que la destruction de cette membrane laisse à nu, il s'est transformé en une couche lardacée et grisâtre, forte de 2 millimètres environ. A la tranche, ce tissu se montre compacte, et porte les traces d'un pointillé sanguin confluent; à sa superficie on voit se dessiner une disposition granuleuse confuse et quelques nappes vasculaires remarquables par leur teinte d'un rouge artériel. Ces nappes, de dimension miliaire ou lenticulaire, ne sont autres que de riches réseaux sanguins ; de leur circonférence partent en rayonnant, et sous la même couleur qu'elles, des traînées capillaires ramifiées qui disparaissent après un centimètre de parcours. Vers le milieu du colon transverse le tissu dont nous parlons renferme çà et là de petits noyaux muqueux, logés sans doute dans des sacs folliculaires profondément situés. Enfin, la tunique fibreuse, privée de son reflet soyeux, s'est épaissie et a contracté une teinte ardoisée.

La rate, d'un poids de 110 grammes, est très-consistante.

Le foie offre en longueur 28 centimètres sur 16 de plus grande largeur, et 10 centimètres de plus grande épaisseur. Son élément lobulaire est atrophié, son tissu très-lâche. A la portion antéro-inférieure de son extrémité droite, au centre d'un noyau brun violet, se voient deux abcès recouverts seulement par les tuniques du viscère, et circonscrits chacun par un kyste blanc. Le plus considérable de ces abcès a une forme sphéroïdale; il pourrait loger un œuf de pigeon. Doublé d'une membrane pyogénique blanche et floconneuse, il renferme un pus jaunâtre parfaitement élaboré ; son kyste, épais de 2 millimètres, possède une teinte fibro-cartilagineuse et se dissocie extérieurement en feuillets concentriques, lesquels alternent avec des couches non moins minces de tissu glanduleux. Le second abcès est pisiforme; il se trouve creusé à 5 millimètres au-dessus du précédent. Rempli d'un pus à la fois opalin et visqueux, il est doublé d'une membrane pyogénique ordinaire; son kyste, épais de 1 millimètre, n'a qu'une cohérence fibro-celluleuse, mais offre aussi l'apparence d'une stratification dirigée dans le sens de sa courbure. Outre cela, ce kyste présente à sa surface extérieure une foule de saillies miliaires pédiculées, dont le centre se rattache à la membrane pyogénique par un court linéament de même aspect que celle-ci. Autour des deux abcès dont nous parlons, le noyau d'engorgement a acquis dans l'étendue de quelques millimètres une consistance coriace et une teinte noir brun.

Une fois dépouillé de ses fluides, le foie pèse encore 1,300 grammes. Les divers tissus qu'on rencontre dans son intérieur possèdent les densités ci-après :

Tissu glanduleux sain. 1,044;
Tissu du noyau brun violet 1,073;
Tissu brun marron 1,068;
Tissu des kystes . . . . 1,126.

En avant du grand abcès, les enveloppes de l'organe sont unies à la paroi costo-diaphragmatique par quelques longues brides fibro-celluleuses, dont l'insertion extérieure correspond rigoureusement au siége des douleurs que le malade accusait dans l'hypochondre droit.

Observation XII.

Hépatite chronique suivie de suppuration ; le foie, transformé en une vaste coque purulente, se trouve séparé du diaphragme par un kyste pseudo-membraneux.

Athar, berger maltais, aujourd'hui sur la cinquantième année de son âge et dans la sixième de son séjour en Afrique, entre à l'hôpital de Blidah le 19 janvier 1851. Sous un tempérament nerveux-sanguin, allié à des traces d'idiosyncrasie hépatique, cet homme a joui d'une bonne constitution jusqu'à l'époque de sa maladie actuelle. Les faits relatifs à cette dernière s'échelonnent comme il suit. En décembre 1849, après un mouvement passager de dysenterie, Athar fut pris de douleurs pongitives dans l'hypochondre droit. En même temps survint une forte toux accompagnée de fièvre ; la respiration se trouva frappée d'une gêne notable, et il se produisit une abondante expectoration de crachats visqueux. Pour remédier à ces signes morbides, on eut recours à un certain nombre d'émissions sanguines générales, mais celles-ci n'amenèrent qu'un calme incomplet ; le sujet resta sous le poids de sourdes manifestations fébriles ; privées seulement de leur acuité, les douleurs se continuèrent sous forme d'une sensation d'embarras ; et de tous les accidents thoraciques la dyspnée seule parût s'être atténuée quelque peu. Au bout de trois semaines rien ne laissait prévoir de nouvelle amélioration, quand, sans l'intervention d'aucun moyen curatif, les choses commencèrent à se modifier. L'amendement fut surtout appréciable à la suite de sueurs que le malade éprouva pendant plusieurs nuits consécutives : en effet, à dater de cette époque, les manifestations réactionnelles suspendirent leur cours ; les douleurs s'évanouirent par degrés ; eux-mêmes, les symptômes issus du côté de la poitrine se réduisirent insensiblement à ceux d'un léger catarrhe. Toutefois, le mieux qui s'était ainsi opéré ne devait pas être le présage d'une guérison : le malade ne put sortir de l'épuisement où tant de causes l'avaient plongé ; outre cela, il ne tarda pas à dépérir davantage, et ce fut dans un état d'excessive maigreur qu'il traversa tour à tour l'été, l'automne et les premiers froids. Enfin, le 16 janvier dernier, les accidents thoraciques se réveillèrent avec l'intensité qu'ils avaient eue à l'origine ; la fièvre reparut, et le sujet tomba rapidement dans la condition déplorable où nous le voyons aujourd'hui.

Le 19 janvier 1851. Habitude extérieure émaciée ; parole étouffée, difficile ; faiblesse extrême. La peau a contracté une teinte ocreuse sur laquelle les veines se dessinent à peine en rubans rougeâtres. Dans le flanc droit existent de vives douleurs que la commotion change en angoisses. A droite encore, de la douzième côte au centre de l'épigastre, le bord inférieur du foie dépasse de 5 centimètres la limite du thorax et soulève fortement la paroi abdominale. Le son jécoral se retrouve sur les divers points de l'espace compris entre ce bord et le thorax ; mais plus haut, ainsi qu'en arrière, il a été remplacé, toujours exclusivement à droite, par une matité qui, sans traces d'élasticité ni caractères propres, remonte jusqu'à la quatrième côte. D'autre part, on ne rencontre au-dessus de cet os qu'un son pulmonal obscur. A ces signes l'auscultation du poumon droit permet d'ajouter les suivants : pour la portion sur laquelle se développe la matité, absence complète de bruit respiratoire, si ce n'est en arrière, où l'on perçoit un souffle bronchique doux ; pour la portion située au-dessus de la matité, murmure vésiculaire très-faible. Quant au poumon gauche, il offre partout un son clair, et la respiration y affecte un timbre puéril. Pouls petit, dur, et variant de 90 à 100. Prescription : du lait, tisane gommeuse tiède, une potion opiacée additionnée de 1 gramme d'alcoolé de digitale.

Le 20. Le pouls est tombé à 80. Léger soulagement du côté des douleurs. Même prescription.

Le 21. Un peu plus de liberté dans les mouvements respiratoires, sans autre amélioration. On insiste sur le traitement.

Le 22. La gêne de la respiration a reparu dans la nuit après quelques instants d'angoisse inexprimable. Pouls au même point. Prescription : du lait, infusion de tilleul, une potion opiacée.

Le 23. Le pouls, un instant ralenti dans la journée d'hier, s'est déprimé de nouveau, et marque 110 ; quelques selles séro-muqueuses. Même prescription.

Le 24. Conditions semblables à celles d'hier.

Le 25. Les douleurs ont repris leur vivacité ; d'autre part, les selles devenues séreuses, se répètent presque toutes les heures au milieu de fortes coliques. Pouls faible, irrégulier, extrêmement concentré. Peau froide, sèche. Même prescription.

Le 26. Selles involontaires, adynamie absolue, pouls misérable. Mort le 27 à huit heures du matin.

Autopsie, vingt-quatre heures après la mort.

La cavité pleurale droite renferme un demi-litre de sérosité citrine. Le lobe inférieur du poumon correspondant a subi dans ses trois quarts postérieurs le premier degré d'hépatisation, tandis que son quart antérieur s'est changé en une languette carnifiée rougeâtre ; outre cela, sa base est réunie par d'étroites adhérences au diaphragme.

Quant à ce muscle, sa moitié droite est soulevée en avant jusqu'au-dessus de la troisième côte, de telle sorte que ses plans antérieurs et latéraux, transformés en une couche mince, pâle et friable, sont accolés en entier à la paroi du thorax. Ce soulèvement est dû à ce qu'un vaste kyste pseudo-membraneux s'est circonscrit dans le repli que le péritoine envoie entre la voûte musculaire dont il s'agit et le lobe droit du foie. Les parois de ce kyste ont 2 millimètres d'épaisseur; leur cohérence est presque fibreuse. En arrière, elles appuient contre la portion antérieure du ligament coronaire; à gauche, elles s'accolent au ligament suspenseur; en avant et aussi à droite, elles se prolongent jusqu'à 6 centimètres du bord inférieur du foie. Délimité de cette manière, le kyste est solidement uni aux ligaments péritonéaux et au diaphragme; mais, sur le foie, ses adhérences sont moins intimes, et il est possible de le détacher en larges portions par le râclement. Il renferme 1000 grammes d'un liquide séreux, coloré en vert foncé; inférieurement, sa superficie interne est recouverte de grumeaux fibrineux, agrégés en une couche épaisse de 1 centimètre et déjà cohérente.

Au-dessous, ainsi que dans le voisinage de ce kyste, la séreuse abdominale a perdu sa transparence, et présente les traces d'une infiltration plastique ancienne.

Le ligament suspenseur, distendu par l'écartement que le parenchyme hépatique et le diaphragme ont subi l'un par rapport à l'autre, s'est élargi de 2 centimètres.

Le foie, long de 30 centimètres, atteint en plus grande largeur 18 centimètres, et en plus grande épaisseur 11 centimètres. Extérieurement, il possède une couleur rouge acajou. Son lobe gauche a un volume égal à la moitié de celui du lobe droit. Par l'effet de la formation du kyste, le lobe droit s'est abaissé au point que sa portion culminante atteint à peine la septième côte, ce qui a conduit sa portion inférieure à dépasser de 5 centimètres la limite correspondante du thorax. Par la même cause, le lobe gauche, basculant autour du ligament suspenseur, a été relevé jusqu'au niveau de la cinquième côte. Ce dernier lobe est sain; en revanche, le lobe droit, devenu convexe en tout sens, s'est changé en une coque purulente ovoïde, dont les parois ont seulement 15 ou 20 millimètres d'épaisseur. De dehors en dedans, celles-ci comprennent :

1° Une couche de tissu hépatique anémié et condensé. Douée d'une grande cohérence, cette couche constitue les trois-quarts extérieurs des parois de la coque.

2° Une couche fibro-cartilagineuse qui, forte de 3 à 4 millimètres, possède une coloration jaune d'écaille, et reluit à la coupe. En dedans, cette seconde couche est parcourue de loin en loin par des reliefs en vive arête, lesquels s'anastomosent en une sorte de réseau à larges mailles ; en dehors, elle est unie à la précédente par un lacis de prolongements dont on peut suivre les principaux jusqu'aux gaînes vasculaires d'alentour.

3° Une membrane fibro-celluleuse grise et très-lâche, qui, çà et là, se soulève en gros flocons sur les reliefs que nous venons de mentionner. Cette membrane est immédiatement en rapport avec le pus ; toutefois, avant d'arriver au contact de ce liquide, elle se réduit graduellement dans l'étendue de quelques millimètres en une substance onctueuse, remarquable par sa teinte cendrée.

La cavité circonscrite de la sorte est remplie par environ un litre d'une bouillie grisâtre. Cette bouillie exhale une odeur de lessive ; elle se compose de pus blanc ordinaire et de petits grumeaux cendrés analogues à des grains de semoule. Dans sa masse nagent aussi quelques autres grumeaux de même couleur que leurs congénères, mais beaucoup plus volumineux. Grands ou petits, ces grumeaux ont à peine la consistance d'une graisse figée. Dans les plus considérables, un filet d'eau débrouille des flocons tomenteux qui, à part, leur défaut de cohésion, ressemblent sous tous les rapports à ceux que présente la membrane interne du kyste.

Après avoir été dépouillé de ses fluides, le foie pèse encore 1700 grammes. Intact dans le lobe gauche, son système vasculaire a subi de profondes modifications dans le lobe droit. En effet, au sein de ce lobe, les vaisseaux qui cheminent aux abords immédiats du kyste se changent, les veines sus-hépatiques en filets imperméables, les faisceaux formés par la réunion de la veine porte, des conduits biliaires et de l'artère en cordons fibreux, sur la tranche desquels on distingue seulement la lumière de quelques ramuscules fournis par celle-ci ; puis filets et cordons se réunissent au kyste, et se perdent dans son tissu après un court trajet.

La rate, d'un poids de 105 grammes, est exempte d'altération.

Les densités propres au tissu restant du lobe hépatique droit, au tissu du kyste, à celui de la rate, et à la portion carnifiée du poumon, sont désignées par les chiffres ci-après :

Tissu hépatique . . . . 1,049 ;
Tissu de la couche fibro-cartilagineuse du foie 1,200 ;
Tissu de la rate . . . . 1,131 ;
Languette carnifiée du poumon droit . . . . 1,025.

L'intestin grêle est sain, si ce n'est aux abords de la valvule iléo-cœcale, où quelques plaques de Peyer sont le siége d'une turgescence inflammatoire.

Le gros intestin, long de 1 mètre 37 centimètres, a éprouvé un rétrécissement sensible. Ses parois sont légèrement épaissies. Ridée çà et là de plis décurrents, sa muqueuse possède une teinte rougeâtre, sur laquelle se dessinent une foule de petites érosions granuleuses, entourées chacune par un réseau d'injection sanguine. Enfin, le tissu cellulaire sous-jacent à cette membrane a diminué de transparence et de souplesse ; les veines qui le parcourent sont gorgées de sang.

Observation XIII.

Hépatite chronique avec abcès enkysté.

G....., cantinier, originaire du département de la Somme, et âgé de trente-huit ans, entre à l'hôpital de Blidah, le 1er février 1850. Sous un tempérament nerveux, cet homme, aujourd'hui usé, posséda jadis une constitution robuste. Débarqué en

Afrique au commencement de 1846, il vint s'établir au poste de la Maison carrée, près Alger, et y contracta presque immédiatement une fièvre intermittente double-tierce qui, nonobstant l'action de la quinine, se multiplia en récidives. En juin 1848, cette affection semblait s'acheminer vers un terme favorable, quand une nuit le malade fut pris de selles séreuses réitérées, de vives coliques et de ténesme. Malgré la violence de leur déchaînement, ces signes fâcheux ne tardèrent pas à se modérer : dès le lendemain les accidents de douleur avaient à peu près disparu ; les évacuations alvines, moins copieuses et moins fréquentes, ne se composaient plus que de mucosités jaunâtres; mais par aucun moyen on ne put obtenir que l'amélioration se prononçât davantage pour le moment. Fièvre et dysenterie continuèrent donc leur cours, la première sous forme d'accès diffus, la seconde sous une marche atonique et lente.

Au printemps de 1849, G..... guérit enfin de sa fièvre, et transporte sa cantine à Blidah. Là, toujours assiégé par son flux abdominal, il tombe dans un épuisement extrême. En outre, vers le milieu du mois d'août, il commence à ressentir dans l'hypochondre droit des douleurs sourdes, auxquelles s'ajoutent bientôt des signes réactionnels caractérisés comme il suit : le jour, aridité marquée des téguments, pouls à 80, petit, dur ; le soir, chaleur incommode à la peau, bouche sèche, pouls variant de 80 à 90, développé, de résistance irrégulière; la nuit, exacerbation de tous les accidents notés vers l'hypochondre et l'intestin, même pouls que le soir, sommeil mêlé de sueurs et agité. Un instant abandonnées à elles-mêmes, ces conditions se modifient ensuite sous l'influence du calomel : ainsi, le nombre des selles se réduit à deux ou trois par jour; le mouvement réactionnel cesse ; les douleurs diminuent. Toutefois, il est impossible d'obtenir aucun nouvel amendement ; de plus, le 26 janvier, le flux abdominal éprouve une recrudescence grave; et tel est à la date du 30 l'état du malade, que celui-ci se trouve obligé d'entrer à l'hôpital.

Le 1er février. Habitude extérieure émaciée, aspect sénile,

débilité excessive. Coloration universelle de la peau en un teint blafard. Abdomen sensible à la pression, rétracté ; sonorité intestinale faible. Dans les vingt-quatre heures, sept ou huit selles d'aspect séro-bilieux. L'hypochondre droit présente une voussure exagérée ; indépendamment de cela, il est le siége de douleurs tensives auxquelles la commotion donne un caractère d'angoisse. Du même côté, le foie dépasse de 3 centimètres la limite inférieure du thorax ; et son rebord, soulevant légèrement la paroi abdominale, oppose au doigt la résistance d'une saillie dure et immobile. A droite encore, la matité de ce viscère remonte jusqu'au milieu du cinquième espace intercostal. La percussion indique pour la rate un développement de 20 centimètres en hauteur sur 10 centimètres de large. Prescription : deux panades, décoction de riz gommée ; six pilules de Segond.

Le 5. Le nombre des selles a diminué de moitié ; les douleurs et les coliques ont disparu ; le malade témoigne un assez vif désir d'aliments. Prescription : deux panades et deux œufs matin et soir ; 250 grammes de lait édulcoré, même tisane, continuation des pilules.

Le 15. Les selles ont recouvré la consistance d'une bouillie. Un certain endolorissement des gencives oblige à suspendre l'emploi des pilules. Même prescription alimentaire, mêmes boissons, une potion opiacée, un bain tous les deux jours.

Le 1er mars. La condition du malade est stationnaire ; néanmoins on insiste sur la prescription précédente.

Le 17. Le nombre des selles s'est encore une fois accru jusqu'à quinze en vingt-quatre heures, et les déjections alvines ne comprennent que des mucosités bilieuses. Douleurs obtuses mais permanentes dans l'abdomen. Prescription : deux potages lactés, tisane gommeuse tiède, une pilule d'opium matin et soir.

Le 20. Même état ; même prescription, avec un large cataplasme sur l'abdomen.

Le 25. Les selles se comptent à peine, et n'amènent plus au dehors que des matières analogues à de la lavure de chair. Il y

aspect très-compacte et une forte cohérence. Les densités de chacune de ses parties se spécifient sous les chiffres ci-après :

Tissu rouge brun . . . . 1,043 ;
Tissu brun fauve . . . . 1,052 ;
Tissu noir brun . . . . 1,046.

Le pus qui s'est écoulé des abcès a une teinte jaunâtre ; il est d'ailleurs parfaitement élaboré. Sa quantité totale s'élève à 1200 grammes.

Dans l'étendue de 15 millimètres autour de l'ouverture qui met en communication l'un des abcès du lobe droit avec l'extérieur, le viscère est uni à la paroi abdominale par une mince zone d'adhérences. Ces pseudo-membranes sont encore amorphes ; néanmoins, elles possèdent déjà la ténacité du tissu fibro - celluleux. Sous elles, mais dans leur circonscription seulement, le péritoine se montre opaque et épaissi ; dans la même limite, le tissu cellulaire sous-séreux est le siége d'un dépôt plastique, qui en rend la tranche compacte ; un piqueté rougeâtre se dessine sur celle-ci. En dehors du cercle des adhérences, il n'existe ni sur la séreuse ni au sein des tissus sous-jacents la moindre trace de phlegmasie.

Unis l'un à l'autre ainsi qu'au foie par des pseudo-membranes analogues aux précédentes, le pancréas et l'estomac ne présentent aucune apparence d'engorgement ou d'usure aux abords de l'abcès qui a débouché contre leur surface : ils sont simplement refoulés sur eux-mêmes selon la courbure propre à la configuration du foyer.

La rate, indurée et distendue, pèse 340 grammes.

Épaissie et ramollie, la muqueuse du gros intestin a contracté une teinte opaque. Sa surface est parsemée de petites ulcérations granuleuses, dont plusieurs pénètrent jusqu'au tissu cellulaire sous-jacent à la membrane. A l'égard de ce tissu, il a perdu de sa souplesse, et se trouve gorgé partout de sang.

Observation XV.

Hépatite chronique suivie de suppuration ; un abcès du foie vient soulever l'épigastre, et s'ouvre par voie de sphacèle après avoir fusé en arrière dans la racine du grand épiploon (observation recueillie dans le service de M. le docteur Rodes, médecin-major).

M. P...., avocat, originaire du Puy-de-Dôme, et âgé de quarante et un ans, arriva pour la première fois en Algérie à la fin de 1852, et se fixa dans les environs d'Oran. Doué d'un tempérament nerveux et d'une bonne constitution, il paraissait n'avoir souffert encore d'aucune maladie grave, quand, en 1853, il fut atteint d'une néphrite calculeuse dont les suites résistèrent à tous les traitements. A cette affection se joignit, en décembre 1856, une dysenterie à marche lente ; peu de temps après, la base de la poitrine fut envahie par un sentiment de barre intérieure, et l'épaule droite devint le siége de douleurs tensives. Le 1er janvier 1857, le sujet commença à rejeter ses aliments aussitôt après leur ingestion ; puis, pendant huit jours consécutifs, cet accident se réitéra malgré l'emploi d'une foule de moyens, pour cesser ensuite de lui-même. A leur tour, les souffrances perçues à la base de la poitrine et dans l'épaule ne tardèrent pas à se dissiper ; mais, en regard du mieux qui se caractérisait de la sorte, on remarqua que le foie descendait jusqu'au tiers moyen de l'épigastre. Bientôt une tumeur dure, mate et aplatie, se développa graduellement au milieu de cette région. Le 25, cette tumeur égalait en volume la moitié d'une pomme de reinette, et on y distinguait une fluctuation assez évidente pour que le médecin crût devoir appliquer sur elle du caustique de Vienne en deux points très-circonscrits. Le 1er février, les escarres se détachèrent sans résultat ; la tumeur offrait alors le volume d'une moitié d'orange ; elle continuait d'ailleurs à être indolente, et ce ne fut pas sans étonnement que, le 9, on vit des traces de mortification se manifester à son centre. Les jours suivants, celle-ci gagna, dans l'étendue de 6 à 7 millimètres, toute l'épaisseur des téguments; et ces derniers, rapidement convertis en un écusson noirâtre, s'éliminèrent, laissant béante une ouverture infundibuliforme, par laquelle s'écoula une certaine quantité de pus rouge brun. Sur ces entrefaites, le flux abdominal, dont rien n'avait pu arrêter le cours, prit peu à peu une marche subaiguë; le malade, déjà fortement épuisé, tomba dans le marasme; mort le 18 mars.

Autopsie, vingt-quatre heures après la mort.

Les téguments extérieurs ont seuls été emportés dans l'étendue considérable que nous avons indiquée. Quant à l'ouverture centrale, elle appartient exclusivement aux tissus aponévrotiques de la ligne blanche, lesquels n'ont été détruits que dans l'espace d'une pièce de deux francs. Intérieurement, une zone d'adhérences fibreuses unit le rebord de la perforation, en haut, à la portion par laquelle la face antérieure du foie surmonte le sillon de la veine ombilicale; en bas, à l'évasement antérieur du ligament suspenseur, dont les feuillets ont subi un écartement de 30 millimètres au niveau du point où le cordon qu'ils recouvrent abandonne la paroi abdominale. Au centre de cet écartement, débouche un abcès du foie. Cet abcès est de forme irrégulièrement ovoïde; il admettrait environ une petite pomme. A droite, il envoie un prolongement qui chemine à quelques millimètres au-dessous de la face antérieure de l'organe, pour s'ouvrir derrière le pylore dans la racine du grand épiploon. Là, de très-solides adhérences ont circonscrit à son produit une petite poche dont les dimensions sont à peu près les siennes. L'abcès dont nous parlons, son prolongement, de même que la poche intrà-péritonéale où débouche celui-ci, sont tapissés par une membrane pyogénique noirâtre, peu cohérente. Dans la poche, cette pseudomembrane a 2 millimètres d'épaisseur et un aspect uni; dans l'abcès, elle est beaucoup plus mince, et se trouve soulevée en menus mamelons miliaires, comme le serait une peau de chagrin. En la faisant disparaître au moyen du râclement, on reconnaît que ses mamelons sont produits par le relief de petites expansions conoïdes et résistantes, dont la base se rattache à l'élément cellulo-vasculaire du parenchyme ambiant.

Aux abords de cet abcès, la substance du foie se comporte de la manière suivante : 15 millimètres avant d'atteindre la limite de l'excavation, l'élément cellulo-vasculaire commence à devenir plus cohérent et plus distinct, puis arrive à se dessiner sous l'apparence d'un réseau dont les cloisons, fortes d'un demi-millimètre en dernier lieu, ont contracté par degrés une teinte noirâtre. A mesure que ces cloisons augmentent d'épaisseur, les mailles qu'elles circonscrivent s'atténuent, de telle sorte que l'élément lobulaire est presque annihilé dans celles qui avoisinent immédiatement l'abcès. De leur côté, à mesure qu'ils sont réduits davantage, les lobules se présentent plus compactes et plus consistants ; on les voit également prendre une teinte noir brun d'autant plus foncée qu'ils sont situés plus près du foyer. Par l'effet des modifications dont ses éléments ont été ainsi frappés, le parenchyme glanduleux s'est changé en une couche dense et cohérente. A son extrême limite, toute trace de lobules a disparu : l'œil aperçoit seulement une enveloppe fibreuse épaisse de 1 millimètre, laquelle est formée par les cloisons les plus concentriques de l'élément cellulo-vasculaire. C'est de cette couche qu'émergent les menues expansions conoïdes notées sous la membrane pyogénique.

Ce premier abcès renferme un pus composé de matières brun chocolat et d'une sérosité noirâtre. Dans son voisinage, il en existe plusieurs autres qui, ressemblant à de petites cavités sphéroïdales, susceptibles de loger une noisette, ou à de longues digitations, recèlent un pus roussâtre, presque solide. Blanche et peu cohérente, la membrane pyogénique de ces nouveaux foyers se montre hérissée d'expansions villeuses, qui reproduisent l'aspect du drap à longs poils, et constituent avec le pus une sorte de masse butyreuse concrète. Avant d'atteindre la membrane dont il s'agit, la substance du foie acquiert progressivement, dans l'étendue de 6 à 10 millimètres, une teinte brun violet..

Quant au viscère en lui-même, il n'a que des dimensions normales, et pèse encore 1780 grammes. Hors de la circonscription des abcès, son tissu n'a pas souffert.

La rate, molle, turgescente, pèse 280 grammes.

Dans l'un des calices du rein droit sont contenus deux calculs pisiformes, composés uniquement d'urate d'ammoniaque.

Le gros intestin, long de 1 mètre 15 centimètres, est partout rétréci de moitié. Sa muqueuse, ramollie et presque entièrement privée de mobilité, a acquis par places une coloration noirâtre; en outre, elle est creusée çà et là par des ulcérations lenticulaires qui, configurées en petits godets granuleux, pénètrent jusqu'au tissu cellulaire sous-jacent à la membrane. A l'égard de ce tissu, il a partout augmenté d'épaisseur; de plus, autour ainsi qu'au-dessous des ulcérations, il s'est changé en une couche compacte et friable.

Observation XVI.

Hépatite chronique avec abcès : ouverture de l'abcès dans le flanc droit.

Mohammed ben Abd-er'Rhaman, journalier, originaire d'Alger, et âgé de quarante ans, entre à l'hôpital de Blidah le 8 août 1850. Cet homme, au teint hâlé, à la taille petite, aux formes grêles, possède un tempérament bilieux. Sa constitution paraît s'être usée sous le poids de la misère et des fatigues. La maladie qu'il accuse a commencé vers la fin de juillet par une douleur pongitive siégeant dans le flanc droit; bientôt après, cette douleur s'est accompagnée d'une petite toux sèche et de fièvre. En dernier lieu, la douleur ayant augmenté jusqu'à gêner les mouvements du thorax, le sujet s'est vu contraint de réclamer les secours de l'art.

Le 8 août. L'examen du côté fait reconnaître les particularités suivantes. Vers le sixième espace intercostal, douleur vive, qui s'exaspère lors des secousses imprimées au thorax. De la région claviculaire au niveau du mamelon, sonorité moins nette, murmure respiratoire faible ; du niveau du mamelon à la base du thorax, matité absolue, élasticité nulle, absence de murmure respiratoire et de vibrations. Les signes ainsi décelés par l'auscultation et la percussion se retrouvent en avant comme en arrière; de plus, dans ce deuxième sens, il existe une égophonie manifeste à la limite supérieure de la matité. Toux sèche arrivant par quintes. Pouls à 83, petit, dur. Prescription : diète, infusion de tilleul, une saignée de 500 grammes.

Le 9. La saignée est trouvée fortement couenneuse. Douleurs moindres, pouls à 76. Prescription : deux panades, infusion de lin nitrée.

Le 12. La douleur s'est dissipée ; mais les signes fournis par la percussion et l'auscultation n'ont éprouvé aucun changement. Même prescription à laquelle on ajoute celle d'un large vésicatoire destiné à embrasser en arrière l'entier développement de la matité.

Le 15. La matité a disparu en avant et dans le flanc ; sur ces points, aussi, on commence à distinguer le murmure respiratoire. Prescription : le quart avec aliments légers, même tisane, suppression graduelle du vésicatoire.

Le 17. L'amélioration n'a pas fait de nouveaux progrès. Fatigué du séjour de l'hôpital, le malade retourne chez lui, et reprend le cours de ses travaux.

A peine est-il rendu à ses occupations qu'un sentiment de gêne se déclare dans le flanc droit, puis envahit tout l'hypochondre. En même temps, les forces déclinent, et, chaque soir, il survient une sorte d'accablement fébrile. Vaincu par la débilité, le sujet rentre à l'hôpital le 10 septembre.

Le 10 septembre. A cette époque il est profondément amaigri. Sa face a contracté une coloration pain d'épices. La toux persiste quinteuse et incommode ; d'autre part, la matité a recouvré dans le côté droit de la poitrine le développement qu'elle avait d'abord ; et, à sa limite supérieure, on perçoit de nouveau en arrière une égophonie très-pure. Indépendamment de la gêne qui se fait sentir dans l'hypochondre, une douleur pongitive a pris naissance dans le flanc correspondant, vers le huitième espace intercostal. Le foie ne dépasse pas en bas les cartilages costaux ; mais la commotion réveille de fortes douleurs dans la région qu'il occupe. Selles rares, pénibles, composées de matières sèches. Pouls normal le jour, petit, dur, à 96 le soir. Nuits agitées. Prescription : le quart avec aliments légers, tisane gommeuse, réapplication du vésicatoire.

Le 15. Rien ne s'est modifié dans un sens favorable. On insiste sur le traitement.

Le 20. Même état. Le vésicatoire s'étant desséché sans pouvoir être rétabli, on a recours encore une fois à l'action du nitre.

Le 25. Une diurèse copieuse s'est produite. Néanmoins, les signes notés vers le thorax n'ont subi aucun amendement. Douleurs plus superficielles et plus étendues. Même prescription.

Le 27. Durant la nuit, le malade est pris de selles séreuses multipliées, de coliques et de ténesme. Le matin, continuation des mêmes accidents, pouls petit, faible, à 107 ; peau froide ; ventre rétracté, sensible. Persistance des manifestations pathologiques remarquées vers la cavité pleurale et l'hypochondre. Prescription : diète, tisane gommeuse, 5 décigrammes de calomel à neuf heures du matin et à deux heures de l'après-midi.

Le 28. Hier, il y a encore eu jusqu'au soir huit selles séreuses ; mais, depuis lors, celles-ci ont eu lieu à des intervalles plus éloignés ; leur consistance s'est sensiblement accrue ; enfin, elles ont acquis une coloration verte. Outre cela, les coliques se sont suspendues, et le malade a pu jouir d'un sommeil passable. A la visite, pouls moins petit, moins faible, à 80 ; peau chaude. Toutefois, le ventre continue d'offrir une rétraction assez prononcée ; les douleurs de l'hypochondre n'ont pas éprouvé de modification appréciable, l'épanchement pleurétique se maintient au même point. Prescription : deux crêmes de riz, tisane gommeuse, trois pilules d'opium, de 5 centigrammes chacune.

Le 29. Dans les vingt-quatre heures, sept selles portant toujours les traces de l'action du calomel. Prescription : un riz au lait et deux œufs matin et soir, tisane gommeuse, deux pilules d'opium.

Le 2 octobre. Les selles ne comprennent plus que des mucosités jaunâtres, coliques nulles, pouls normal. Le mouvement de réaction du soir s'est éteint dès l'arrivée du flux dysentérique; en revanche, l'amaigrissement s'est prononcé davantage. Même prescription.

Le 5. Aucun changement nouveau du côté de l'état général ou de l'abdomen. Sur le flanc droit, à la hauteur du huitième espace intercostal, on remarque une tumeur rénitente, possédant le volume d'une moitié de noix. La peau qui recouvre cette tumeur n'a pas cessé d'avoir un aspect normal. Même prescription.

Le 8. La tumeur, grandement accrue, se présente sous forme d'une saillie aplatie, ayant 10 centimètres de diamètre et 3 de relief. Ses téguments ont acquis un aspect opalin, mat, uni. A sa partie centrale existe une douleur vague, sur laquelle percent de temps à autre des élancements pongitifs. La nuit, agitation nouvelle, pouls dur, petit, irrégulier, à 80. Dans les vingt-quatre heures, cinq ou six selles muco-bilieuses. Prescription : le quart avec aliments légers, tisane gommeuse.

Le 10. La tumeur s'est acuminée à son centre; les élancements y sont aujourd'hui continus; enfin, son pourtour s'est œdématié, supérieurement, jusque sous l'aisselle, en bas, jusqu'à l'extrême limite du thorax, en avant et en arrière, jusqu'à plusieurs travers de doigt de distance. Accidents abdominaux et état général comme ci-dessus. Même prescription avec un bain.

Le 11. Cette nuit, agitation extrême; pouls, de 90 à 110, plus irrégulier que jamais. Ce matin, calme complet; le centre de la tumeur est dépouillé de son épiderme dans l'étendue de quelques centimètres. Les élancements sont très-superficiels. Du côté de la cavité pleurale et de l'abdomen, aucun changement. Même prescription.

Dans la journée, un étroit pertuis s'ouvre sur le point dénudé de la tumeur, et donne issue à un fluide séreux, tenant en suspension du pus couleur chocolat.

Le 12. En seize heures, le pertuis a fourni 80 grammes de liquide. Le niveau de l'épanchement se retrouve toujours à la hauteur du mamelon ; mais les douleurs locales se sont dissipées, et la nuit a été meilleure. Pouls à 75, normal. Prescription : le quart avec aliments légers, tisane gommeuse, une potion avec six gouttes de sous-acétate de plomb liquide.

Le 13. Depuis hier matin, il ne s'est écoulé que 40 grammes de pus ; les efforts d'expiration profonde, ceux de toux ou de compression n'exercent aucune influence sur le volume du suintement, qui est continuel. On renouvelle la prescription précédente.

Le 15. Dans la journée d'hier, il y a eu cinq selles séreuses : dans la nuit, sept autres sont encore survenues. Le pouls a repris sa faiblesse et sa fréquence. Le suintement du pertuis n'a pas varié. Prescription continuée ultérieurement : deux crêmes de riz, tisane gommeuse tiède, trois pilules d'opium.

Le 18. Aucun mieux marqué. Infiltration commençante des membres inférieurs. Émaciation et débilité extrêmes. Le pertuis fournit toujours la même quantité de liquide.

Le 21. Selles involontaires, pouls misérable ; les membres inférieurs sont fortement œdématiés. Mort dans l'après-midi.

Autopsie, vingt-quatre heures après la mort.

Le flanc droit porte au niveau du huitième espace intercostal une tumeur aplatie, œdémateuse, au centre de laquelle la peau, excoriée dans l'étendue de quelques centimètres, présente un étroit pertuis. Une sonde cannelée introduite dans ce pertuis tombe d'abord dans un décollement fistuleux qui, situé sous le muscle grand dentelé, se prolonge en haut dans le creux axillaire; en la dirigeant ensuite d'arrière en avant, de dehors en dedans et de bas en haut, on arrive entre la huitième côte et la neuvième, puis on pénètre en plein dans l'hypochondre.

Dans un rayon de 3 centimètres autour du pertuis, le tissu cellulaire sous-cutané est infiltré d'un liquide purulent, coloré en brun sale. Au delà et jusqu'à 6 centimètres du même point, il est transformé en une couche lardacée blanchâtre, laquelle se trouve humectée par un peu de sérosité. Le tissu cellulaire situé au-dessous du grand dentelé est baigné d'un pus analogue au précédent; parti du trajet intercostal, ce pus a fusé jusque dans l'aisselle par le décollement noté ci-dessus. Quant aux muscles intercostaux, la sonde en a franchi l'épaisseur à travers une perforation qui admettrait une plume d'oie; de plus, aux abords de cette perforation, les muscles dont il s'agit ont éprouvé un refoulement prononcé vers l'extérieur.

L'extrémité droite du foie est réunie à la paroi costo-diaphragmatique par de solides adhérences; en outre, elle renferme un abcès, lequel débouche au centre de celles-ci. La cavité de cet abcès est sphéroïdale; elle admettrait aisément une grosse orange. Dans la portion inférieure de son orifice vient aboutir le pertuis intercostal. Sous l'eau, sa superficie se hérisse d'aigrettes villeuses ramifiées, qu'on assimilerait volontiers aux branchies de certains reptiles. Longues de 5 à 10 millimètres et douées d'une cohérence fibro-celluleuse, ces aigrettes ont un aspect grisâtre. Une membrane pyogénique ayant la ténuité de l'épithélium, constitue une enveloppe à leurs différents détails. A l'égard des parois proprement dites du foyer, elles sont formées par une coque fibro-cartilagineuse et de teinte ardoisée. Cette coque possède une élasticité considérable. Sur sa coupe, on distingue les traces de feuillets adossés parallèlement à sa courbure. Forte de 7 à 8 millimètres vers son fond, elle s'amincit progressivement à partir de là, de manière à se terminer en mourant sur le pourtour de son orifice. Unie et régulière, sa surface externe se rattache plus particulièrement à la portion cellulo-vasculaire du tissu glanduleux. Enfin sa surface interne, de laquelle émergent les aigrettes, se trouve creusée de dépressions lenticulaires contiguës, ayant 2 ou 3 millimètres de profondeur sur 8 à 12 de largeur.

Quant au viscère en lui-même, il ne pèse plus que 1200

grammes, bien que ses dimensions périphériques soient encore celles qu'on lui connaît dans les circonstances habituelles. Sa coloration est normale aussi ; mais ses lobules sont hypertrophiés, et sa substance, vue en masse, paraît notablement condensée. A la face inférieure de son lobe droit, se voit une saillie de 3 centimètres, laquelle conduit ce lobe à recouvrir toute la moitié supérieure du rein droit ; cette saillie est occasionnée par l'abcès.

Le pus que recèle ce dernier est demi-séreux, fétide ; sa teinte ressemble à celle d'une bouillie claire de chocolat ; il tient en suspension de menus flocons d'un blanc sale.

La rate, longue de 16 centimètres sur 8 centimètres de largeur et 6 centimètres d'une face à l'autre, possède une consistance pierreuse. Néanmoins, son tissu est friable comme celui de la viande gelée. Sa tunique propre a acquis une forte épaisseur ; et dans des replis voisins du hile, on remarque çà et là des concrétions fibrineuses sous-péritonéales.

Le rein droit a été repoussé en bas par la saillie que fait l'abcès à la face inférieure du foie ; par l'effet de la même cause, sa portion culminante a été notablement aplatie d'avant en arrière.

Le péritoine hypogastrique et le mésocolon sont épaissis et ridés ; en outre, leurs feuillets respectifs se sont soudés dans l'étendue de quelques centimètres à partir de l'intestin.

L'estomac et l'intestin grêle sont sains.

Le gros intestin, long de 1 mètre 30 centimètres, s'est rétréci d'un quart, tandis que ses parois ont doublé d'épaisseur. Dans son intérieur, on compte d'abord, de la valvule à la fin du colon ascendant, une vingtaine d'ulcérations disséminées, qui pénètrent jusqu'au tissu cellulaire sous-muqueux. Ces ulcérations, assez régulièrement arrondies, ont à peu près le diamètre d'une pièce de cinquante centimes ; la muqueuse qui les sépare a pris une teinte violacée ; leurs bords sont rouges, boursoufflés, granuleux ; leur fond est inégal, grisâtre. Le colon transverse, le colon descendant, l'*S* iliaque et les deux tiers supérieurs du rectum offrent à leur tour d'autres ulcérations qui, confluentes par places, se réduisent à de simples érosions lenticulaires; ici, la muqueuse a contracté une teinte noirâtre. Dans le tiers inférieur du rectum, on rencontre de nouveau des ulcérations analogues à celles du cœcum, à l'exception toutefois de sept qui se circonscriraient à peine sous les diamètres d'une pièce d'un franc, et dont le fond, presque de niveau avec les bords, est recouvert de gros bourgeons vermeils. Dans cette portion terminale de l'intestin, la muqueuse a acquis une teinte d'un rouge vultueux, et le tissu cellulaire sous-jacent s'est changé en une couche lardacée, fort résistante.

Chez le sujet dont nous parlons, le colon ascendant s'est invaginé de bas en haut sur lui-même par son bord interne, lequel a été refoulé dans le calibre de l'intestin sous forme d'un doigt de gant aveugle, long de 5 centimètres. De solides adhérences fibreuses maintiennent cette disposition, qui semble très-ancienne.

La plèvre droite contient un litre de sérosité sanguinolente. Ses deux tiers inférieurs sont épaissis et injectés. La base du poumon correspondant est unie au diaphragme par des adhérences rubanées, obliquement étendues d'un organe à l'autre.

Le péricarde ventriculaire présente de larges taches laiteuses.

Observation XVII.

Hépatite aiguë suivie de la formation de deux abcès; ouverture de l'un des abcès par l'instrument tranchant.

B........., zouave, âgé de dix-huit ans, et originaire de Paris, entre à l'hôpital de Blidah, le 22 septembre 1850. Doué d'un tempérament nerveux, il possède une constitution grêle, mais de bon aloi. Sur deux années qu'il compte de résidence en Afrique, il a passé vingt mois à Alger, d'abord en qualité d'apprenti, et plus tard comme recrue; c'est seulement depuis les premières chaleurs qu'il habite notre ville. Sa maladie actuelle date de trois jours; elle a commencé par un flux dysentérique intense, auquel s'est ajouté bientôt un mouvement de réaction.

Le 22 septembre. A l'examen, le ventre se montre très-sensible au toucher; il est en outre le siége d'un ballonnement notable. Dans la moitié droite de l'épigastre, la main perçoit une tumeur mate à la percussion, aplatie et qui, située derrière la paroi abdominale, présente quelques travers de doigt d'étendue en tout sens. Cette tumeur est dure, immobile, unie; à son centre existe une douleur pongitive. Le flux dysentérique détermine par jour quinze à vingt selles d'aspect séreux; il y a du ténesme et des coliques, les urines sont foncées en couleur. Peau sèche, froide; pouls à 90, petit, résistant; débilité assez grande. Prescription: diète, infusion de tilleul, une potion avec 30 grammes de sulfate de soude et 1 décigramme de tartre stibié.

Le 23. L'unique effet de la potion a été d'occasionner des selles plus nombreuses encore et composées de sang pur. En vue de modérer ces accidents, on prescrit: diète, tisane gommeuse tiède, une pilule d'opium (5 centigrammes d'extrait aqueux) ce matin, à midi et ce soir.

Le 24. Depuis hier matin, douze selles muqueuses; coliques et ténesme moindres, peau chaude; pouls à 85, moins réduit. Prescription: diète, tisane gommeuse, une pilule d'opium ce matin et à midi.

Le 25. Sommeil passable. Du côté de l'intestin, l'amélioration semble faire de nouveaux progrès; mais les accidents notés vers l'épigastre ont pris un caractère d'acuité excessive. De plus, la tumeur s'est prononcée davantage, et soulève aujourd'hui la paroi de l'abdomen; en haut et latéralement, elle se perd derrière les fausses côtes; en bas, elle est terminée par un rebord convexe qui descend jusqu'à 6 centimètres du niveau de l'ombilic. Supérieurement, la matité du lobe droit du foie dépasse un peu la sixième côte; inférieurement, elle se prolonge sur l'entière étendue de la tumeur, au-dessous de laquelle on retrouve brusquement la sonorité intestinale. Prescription: deux crèmes de riz, continuation de l'opium.

Les jours suivants, même état, même traitement.

Le 30. La nuit dernière, dix selles séro-sanguinolentes, faiblement douloureuses toutefois. Prescription : diète, tisane gommeuse, 5 décigrammes de calomel.

Dans la journée, trois autres selles semblables aux précédentes. Le soir, on administre une pilule d'opium.

Le 1er octobre. Nuit calme. Dans la matinée surviennent coup sur coup cinq selles demi-liquides et d'un vert foncé. Réitération du calomel et de l'opium.

Le 2. Durant les vingt-quatre heures, huit selles féculentes verdâtres. Les douleurs intestinales ont cessé. Par contre, la tumeur épigastrique bombe fortement ; le malade y ressent des douleurs lancinantes, et la peau qui la recouvre affecte un aspect phlegmoneux. Prescription : du lait, tisane gommeuse, une pilule d'opium, application d'un cataplasme laudanisé sur la tumeur.

Le 3. La tumeur s'est acuminée à son centre ; ses téguments sont immobiles, et laissent percevoir de la fluctuation. Appétit marqué, épuisement moindre ; pouls à 70, naturel. Dans les vingt-quatre heures, cinq selles composées de mucus épais. Prescription : deux crêmes de riz, tisane gommeuse, deux pilules d'opium. On applique du caustique de Vienne sur la tumeur, puis on la recouvre d'un large cataplasme.

Les jours suivants, même état, continuation du régime et du pansement.

Le 6. Le flux abdominal n'amène plus par jour que trois ou quatre selles demi-solides, et cela sans coliques, sans épreintes. Le sommeil renaît, les forces se réveillent, le pouls se maintient normal. Les téguments sont dégorgés autour de l'escarre ; mais, d'autre part, les élancements ont acquis une extrême vivacité. Une ponction exploratrice pratiquée au centre de l'escarre, et poussée jusqu'à 3 centimètres de profondeur donne issue à un petit flot de pus. Même prescription.

Le 7. Une sonde cannelée est introduite dans le trajet pratiqué la veille, et sur elle on incise la paroi de l'abdomen dans

15 millimètres d'étendue transversale. Il sort aussitôt 100 grammes de pus verdâtre, en partie séreux. Ce liquide est légèrement fétide; il tient en suspension une foule de grumeaux floconneux. Par l'iodure ioduré de potassium et l'acide azotique, il prend une teinte vert émeraude; le réactif de Pettenkoffer lui communique une coloration d'un beau violet.

L'état général se présentant sous d'assez bonnes conditions, on accorde le quart au malade, en lui continuant l'usage de l'opium. Pansement simple matin et soir.

Les jours suivants, même régime. D'un pansement à l'autre, le foyer fournit 60 grammes de pus, tantôt élaboré, tantôt séreux. En tenant la base de la poitrine comprimée par les côtés pendant que le malade exécute une expiration profonde, on double presque la quantité du liquide; après la cessation des efforts, l'air rentre bruyamment dans le foyer.

Le 13. Les selles reparaissent plus nombreuses que jamais: depuis hier, il s'en est produit une vingtaine, et toutes ressemblent à du sang mêlé de matières verdâtres. Les coliques sont modérées; mais, vers l'extrémité droite du foie, le sujet accuse une douleur tensive qui l'oblige à rester couché en boule sur le flanc correspondant. Peau froide, sèche; épuisement excessif; pouls à 95, faible. La suppuration s'est tarie en partie. Prescription: diète, tisane gommeuse, deux pilules d'opium.

Le 14. Douze selles séro-sanguinolentes excrétées au milieu de douleurs lombaires et d'épreintes. Même prescription, un bain dans l'après-midi.

Le 15. Aucune amélioration; on réitère le traitement d'hier.

Le 16. L'extrémité inférieure du rectum est le siége de douleurs cuisantes. Huit selles analogues à de la lavure de chair; pouls à 90, irrégulier, petit; langue effilée, bouche sèche. Prescription: du lait, tisane gommeuse, deux potions opiacées.

Le 17 et le 18. Même état, même médication.

Le 19. Amaigrissement avancé, prostration complète; le flux dysentérique persiste sans variation. Devenue séreuse, la suppuration imbibe à peine les pièces du pansement. Quant à la tumeur, elle n'a subi aucun changement ni dans son volume, ni dans sa résistance. Pouls à 90, intermittent, faible. Prescription : diète, infusion de tilleul, trois pilules d'opium, un quart de lavement avec 2 décigrammes d'azotate d'argent.

Le 20. Selles involontaires, pouls filiforme, adynamie croissante. Mort le 21 dans l'après-midi.

Autopsie, vingt-quatre heures après la mort.

Le gros intestin n'a qu'un mètre de longueur. Sa périphérie est réduite, dans le trajet du cœcum, à 19 centimètres ; dans celui des colons à 13 centimètres, dans celui de l'*S* iliaque et du rectum à 10 centimètres. Ses parois sont fortes de 3 millimètres à son origine, et de 6 vers sa terminaison. Extérieurement, elles ont une teinte d'un gris violacé, sur laquelle se dessinent des arborisations ; rougeâtre et friable, leur tissu cellulaire sous-muqueux a doublé partout d'épaisseur ; enfin, leur muqueuse, opaque et peu cohérente, forme dans les colons et l'*S* iliaque des plis transversaux multipliés. Des ulcérations nombreuses se voient sur cette membrane. Dans le cœcum, on en compte douze qui, irrégulièrement configurées, ont des bords boursoufflés, livides, et un fond parsemé d'inégalités ; leur grandeur varie de celle d'une lentille à celle d'une pièce de cinquante centimes ; toutes arrivent jusqu'au tissu cellulaire sous-muqueux. Dans les colons et l'*S* iliaque, il existe cinq ulcérations analogues ; mais ce qu'on remarque principalement ici, ce sont des érosions qui rampent sur les plis réticulés. Ces érosions n'ont que 3 ou 4 millimètres de largeur ; leur fond, finement granuleux, ne dépasse nulle part la muqueuse, et leurs bords servent encore de point d'attache à des franges d'épithélium qui flottent au-dessus d'elles. Dans les deux tiers supérieurs du rectum, on retrouve quelques ulcérations semblables à celles du cœcum. Plus bas, il ne reste aucun vestige de muqueuse ; on ne distingue à la surface de l'intestin qu'une couche lardacée, qui rappelle à tous égards l'aspect du tissu cellulaire en suppuration.

Le foie, long de 28 centimètres sur 19 de plus grande largeur, atteint 13 centimètres en plus grande épaisseur. Son lobe droit est extraordinairement bombé; en outre, aux abords du ligament suspenseur, le bord antérieur de ce lobe se présente repoussé en bas sous une courbure considérable, laquelle répète le relief d'une tumeur située à la face inférieure de l'organe. Cette tumeur a 7 centimètres de diamètre sur 4 de saillie; c'est elle qui constituait dans l'échancrure sous-sternale l'obstacle perçu pendant la vie du sujet. A son niveau et dans l'étendue de plusieurs centimètres en tout sens, le foie est uni à la paroi abdominale par des adhérences fibreuses, au sein desquelles a pénétré le bistouri.

Ainsi disposé extérieurement, le viscère renferme dans son lobe droit deux abcès arrondis qui, larges de 6 à 7 centimètres, sont situés sur une même ligne transversale. Celui de ces abcès qui se trouve le plus en dehors, n'est distant que de 3 centimètres des deux faces du viscère. Avant de l'atteindre, le tissu glanduleux augmente insensiblement de cohérence dans l'espace de 2 à 3 millimètres, et prend de même une teinte noir brun. Sur ses parois se dressent d'innombrables prolongements cylindroïdes, dont l'extrémité se décompose en villosités. Ces prolongements sont de nature fibro-celluleuse; à leur base, où ils n'ont qu'un quart de millimètre d'épaisseur, ils sont entremêlés de corpuscules miliaires rouges, rougeâtres et parfois complétement décolorés, lesquels se rattachent à eux par de courts pédicules. Leur longueur est de 10 à 15 millimètres, dont moitié appartiennent aux villosités. Leur tronc est d'un blanc opalin; leurs villosités, au contraire, ont une transparence séreuse. Dans l'eau, ils se dressent en aigrettes douées d'un reflet soyeux. Tous émergent d'une couche jaunâtre et feuilletée, qui se continue avec l'élément interstitiel du parenchyme. En dernier lieu, il est possible de suivre sur l'infinité de leurs détails une très-mince membrane pyogénique.

Le second abcès, placé à 13 millimètres en dedans du précédent, n'est éloigné que de 2 centimètres de la circonscription du viscère; c'est son relief que reproduisait la tumeur notée à la face inférieure de celui-ci. Les couches parenchymateuses qui l'entourent se trouvent simplement condensées. Quant à ses parois, elles sont formées par une coque fibro-cartilagineuse d'un demi-centimètre d'épaisseur. Cette coque présente une coloration noire, sur laquelle se dessinent des traînées grises, dirigées dans le sens de la courbure de l'abcès. Son tissu possède l'élasticité du caoutchouc ramolli à la température de la main. A sa surface interne, qui est gaufrée de dépressions lenticulaires, on remarque des expansions tomenteuses blanchâtres. Longues de 3 à 4 millimètres, et réunies par leurs bases en un mince feuillet inséparable de la coque, ces expansions sont un peu plus cohérentes que le tissu cellulaire ordinaire. Sous la loupe, elles se décomposent en fibrilles très-déliées. Comme dans le premier abcès, une membrane pyogénique en tapisse toutes les divisions; seulement, cette membrane offre ici une épaisseur considérable relativement au diamètre des fibrilles, lesquelles sont pour ainsi dire perdues au sein des gaînes qu'elle leur fournit.

Les deux abcès que nous venons de décrire renfermaient un pus verdâtre; ce pus était d'ailleurs parfaitement élaboré.

Quoique très-consistant, le foie a une coloration normale en dehors des abcès. Son poids est encore de 1800 grammes.

La rate, d'un poids de 520 grammes, est indurée.

Observation XVIII.

Hépatite chronique suivie de la formation d'un abcès; celui-ci vient s'ouvrir dans le flanc droit; mort le centième jour; cicatrisation presque complète de la cavité purulente.

L......, originaire de Sarreguemines, et âgé de trente ans, entre à l'hôpital de Blidah, le 29 octobre 1850. Son tempérament est lymphatique-nerveux, sa constitution usée. Il compte huit années de services, qu'il a toutes passées en Algérie comme soldat au régiment de zouaves. Frappé, il y a onze mois, d'une attaque de choléra épidémique, il ne s'est remis qu'au prix d'une santé chétive et chancelante. Malgré cette condition fâcheuse, il a paru supporter d'abord assez bien les dernières chaleurs ; mais, en juillet, un épuisement graduel s'est emparé de lui, ses digestions sont devenues mauvaises, l'appétit a diminué. Bientôt L...... ne peut se livrer au moindre exercice sans éprouver des palpitations et des sueurs ; de plus, chaque soir, après des frissons irréguliers, il est pris d'un léger mouvement réactionnel. Un instant, le sulfate de quinine semble remédier à ces manifestations morbides ; mais, au bout d'une courte période, celles-ci récidivent sous forme d'une fièvre tierce rebelle, et finissent par conduire le malade à l'hôpital.

Le 29 octobre 1850. Ce qui nous frappe au premier abord, c'est la langueur profonde des organes abdominaux : l'appétit est presque perdu, il existe de la constipation, les selles ne fournissent que des matières sèches et décolorées. A cela, il faut joindre une grande faiblesse, un amaigrissement notable, des insomnies opiniâtres. Prescription : diète, tisane d'orge, une potion purgative à la manne et à la rhubarbe.

De midi à deux heures, le médicament détermine cinq selles séro-bilieuses. A quatre heures éclate un accès de fièvre qui se prolonge jusque dans la nuit.

Le 30. Le lendemain, calme général, légère manifestation d'appétit. Prescription : potage lacté, tisane gommeuse, 5 décigrammes de sulfate de quinine.

Le 31. L'apyrexie se soutient. Même prescription.

Le 1er novembre. État satisfaisant. Le malade est mis au quart.

Le 7. En prévision d'un retour de fièvre, on administre une nouvelle dose de quinine.

La nuit dernière, un fort mouvement diarrhéique a provoqué sept selles accompagnées de coliques et de ténesme. A la visite, pouls à 80, petit, dépressible ; peau froide, facies décomposé. Prescription : diète, tisane gommeuse tiède.

Le 9. Depuis hier matin, les coliques n'ont point reparu ; mais il y a eu encore dix-huit selles séro-sanguinolentes.

Abdomen rétracté, à peine sonore; urines rares, troubles; pouls au même point. Prescription: diète, tisane gommeuse tiède, 30 grammes de sulfate de soude.

Le 10. Même état, même prescription.

Le 11. Dans les vingt-quatre heures, douze selles muco-bilieuses. On insiste sur le traitement.

Le 12. Le nombre des selles s'est réduit de moitié; en outre, ces dernières possèdent un aspect bilieux franc, et commencent à perdre de leur fluidité. Urines copieuses, naturelles. Pouls normal. Prescription: deux crêmes de riz, tisane gommeuse.

Le 13. Dans la nuit, trois selles féculentes, jaunes; émission abondante de gaz par l'anus, le malade n'accuse plus de ténesme. Même prescription.

Le 14. Le sommeil a été troublé par une douleur vague, qui a pris naissance dans le flanc droit. Ce matin, persistance de la douleur, pouls à 80, petit, dur; peau chaude, urines foncées. Deux selles verdâtres, presque solides. Même prescription, avec un bain tiède prolongé.

Le 15. La douleur s'est concentrée en élancements pongitifs vers l'extrémité du dixième espace intercostal. Sous l'influence de la commotion imprimée au foie, ces douleurs rayonnent jusqu'à l'épigastre et s'exaspèrent; cependant le viscère atteint à peine en haut la sixième côte, et ne dépasse point en bas le rebord du thorax; d'autre part, le poumon droit est sain. En même temps que la douleur de l'hypochondre a changé de caractère, un sentiment de gêne intolérable s'est déclaré dans l'épaule qui correspond au siége du mal. Telle est l'exquise sensibilité des régions ainsi envahies par les souffrances, que le sujet est contraint de les dérober aux effets de compression et aux mouvements, en se tenant couché sur le côté gauche. A ces accidents locaux se joint une réaction générale assez vive: le pouls, ample et résistant, marque 90; la peau est chaude, la bouche sèche; les urines sont rares et foncées. Quelques efforts de selles restent sans résultat. Prescription: diète, tisane gommeuse, deux lavements émollients.

Le 16. La nuit n'a amené aucune amélioration. Prescription : diète, tisane gommeuse, une saignée de 500 grammes.

Le soir, nous trouvons la saignée recouverte d'une couenne épaisse et résistante. Un mieux appréciable s'est réalisé : en effet, le pouls, tombé à 80, a perdu de son ampleur ; la peau a repris sa température normale, la douleur d'épaule s'est évanouie; mais celle du flanc persiste avec toute son acuité. Pas de selles.

Le 17. Pouls à 70, naturel ; mêmes souffrances dans le flanc. Une selle argileuse verdâtre. Prescription : un vermicelle au gras matin et soir, limonade tartrique.

Le 18. Mêmes conditions ; pas d'autres selles. Continuation du régime d'hier.

Le 19. La constipation a reparu, mais l'appétit se relève. En conséquence, le malade est mis au quart, et prend à l'heure de chaque repas cinq pilules d'aloès et de savon. Ce traitement réussit à maintenir le ventre dans un état de liberté convenable.

Le 25. Les douleurs sont toujours les mêmes qu'auparavant. Dans l'opinion qu'elles pourraient être entretenues par l'état d'anémie où est tombé le malade, on prescrit une alimentation tonique, l'usage des amers et celui des ferrugineux.

Le 1er décembre. Ces nouveaux moyens n'amènent aucun résultat favorable; de plus, la constipation s'est reproduite ; débilité marquée. Prescription : diète, tisane gommeuse, 5 décigrammes de calomel ce matin et à deux heures de l'après-midi.

Le 2. Dans la nuit, il est survenu d'abondantes selles vertes. Ce matin, la douleur est concentrée en un seul point, d'où la commotion la fait à peine rayonner. Pouls à 70, normal. Quelques selles caractéristiques indiquent un reste d'action du calomel. Prescription : riz au lait, tisane gommeuse, un bain.

Le 3. Selles normales. Les douleurs persistant, un large vésicatoire est appliqué sur la portion latérale de l'hypochondre.

Le 4. Le point douloureux s'est évanoui ; le malade accuse

seulement une sensation gravative, interrompue par de légers élancements. On accorde le quart.

Le 5. Dans la nuit, trois selles liquides accompagnées de coliques; sommeil mauvais; à la visite, prostration notable. Prescription: diète, tisane gommeuse, une pilule avec 5 centigrammes d'extrait d'opium ce matin, et une deuxième dans l'après-midi.

Dans la journée, il se produit quatre autres selles séro-bilieuses. Une troisième pilule d'opium est prise vers neuf heures du soir.

Le 6. Quelques épreintes sont ressenties par intervalles; mais elles n'occasionnent qu'une excrétion de gaz. Prescription: diète, tisane gommeuse tiède, deux quarts de lavements amylacés et opiacés.

Le 7. L'amélioration ne se dément pas, l'appétit renaît. Prescription: une crême de riz à l'heure des repas, tisane gommeuse, une potion opiacée.

Le 8. Une selle féculente d'un vert pâle. L'extrême faiblesse du malade ne permettant plus de tenir celui-ci à un régime sévère, on augmente la quantité de ses aliments et on ajoute à la médication l'effet d'un bain tiède. Le vésicatoire est supprimé.

Le 9. Une selle analogue à la précédente. Même régime, avec un quart de lavement amylacé et opiacé.

Le 10. Le matin, même état qu'hier. Même régime, avec une potion opiacée et un bain.

Le soir, affaissement marqué; pouls petit, dur, variant de 80 à 86; sécheresse de la peau et de la bouche, sentiment de chaleur incommode. La nuit, sommeil mêlé d'agitation et de sueurs; à l'arrivée du jour, rétablissement du calme. Dans la crainte que les accidents ainsi caractérisés ne soient dus à l'action de l'opium, on suspend l'emploi de cette substance, et on prescrit des boissons acidulées; mais ils se reproduisent de la même manière le 11 et le 12. De son côté, le sulfate de quinine administré dans l'hypothèse qu'on aurait affaire à de simples accès de fièvre intermittente ne réussit pas mieux.

Enfin, le 14, sur les instances du malade, qui se plaint beaucoup du manque de sommeil, on prescrit une pilule d'opium (5 centigrammes d'extrait aqueux), de six heures en six heures jusqu'à effet hypnotique.

Le 15: Trois pilules ont suffi pour procurer un sommeil calme ; de plus, la réaction du soir a été presque nulle, et la nuit s'est écoulée sans sueurs. A la visite, l'état général s'annonce sous des conditions satisfaisantes. Prescription : le quart, tisane gommeuse, trois pilules d'opium.

Le 19. Le mieux se soutient. Pas d'effet narcotique autre qu'un sommeil convenable. Même prescription.

Le 20. Le matin, rien de spécial ; on renouvelle la prescription d'hier.

Durant l'après-midi, une vive douleur, accompagnée d'élancements pongitifs, a reparu dans le flanc droit, vers l'extrémité antérieure du dixième espace intercostal. En outre, à cinq heures, le malade est pris de frissons violents ; à six heures, ceux-ci font place à une chaleur diaphorétique, et cette dernière se continue toute la nuit au milieu d'un sommeil lourd et agité. Pendant ces péripéties, le pouls est monté jusqu'à 92, et s'est conservé dur, petit, irrégulier.

Le 21. Affaissement profond ; pouls à 70, dépressible, encore réduit. Les douleurs du flanc persistent avec intensité. Par sa limite supérieure, la matité du lobe droit du foie atteint à droite le quatrième espace intercostal ; d'autre part, le bord inférieur du viscère dépasse les cartilages costaux, et forme à travers la paroi abdominale un relief étendu de la douzième côte droite aux portions déclives de l'épigastre. Malgré ces signes fâcheux, l'appétit est encore passable. Prescription : le quart, limonade tartrique ; on revient à l'emploi du sulfate de quinine.

Ce médicament n'empêche pas la fièvre de se manifester de nouveau le 21 et le 22 aux mêmes heures et sous la même forme.

Le 23. Après deux jours de constipation, une selle amène des matières sèches et décolorées. Le point douloureux se soulève en une légère tumeur ; le décubitus est impossible sur le côté droit. Prescription : le quart, limonade tartrique.

Le 24. Hier soir, aucun accident marqué ; la nuit n'a donné que quelques sueurs, et le sommeil a été paisible. Pouls presque naturel, douleurs moindres. Selles normales. Même prescription.

Le 25. Pendant la nuit, le malade n'a éprouvé qu'une diaphorèse insignifiante. L'appétit se soutient. Toujours molle et indolore, la tumeur a acquis le relief d'un œuf de poule ; le doigt y perçoit profondément un noyau dur et pisiforme, qui proémine immédiatement au-dessus de la onzième côte. Inférieurement, le foie dépasse de 3 centimètres la base du thorax ; mais la limite supérieure de son lobe droit est redescendue jusqu'au sixième espace intercostal. Pouls à 80. Même prescription, avec deux lavements émollients.

Le 26. La tumeur extérieure augmente encore, mais en prenant une forme aplatie ; en outre elle commence à devenir œdémateuse à son centre. Quant au noyau profond, il a acquis les dimensions d'une noisette, paraît mobile sur un pédicule, et se laisse déprimer légèrement. Des douleurs lancinantes éclatent dans tout son pourtour. Selles normales. Même régime, même tisane.

Le 27. La tumeur extérieure est très-rénitente et très-œdémateuse ; le noyau profond continue à grossir, mais il se réduit en entier sous le doigt pour se reconstituer aussitôt qu'on retire celui-ci. Pouls à 84. Prescription : le quart, limonade tartrique.

Le 28. Même état. Les selles ont repris leurs conditions naturelles.

Le 29. La tumeur a atteint la largeur de la main, et se présente visiblement affaissée. Tendance à l'insomnie. Même prescription, avec une potion opiacée pour le soir.

Le 30. Le matin, état général satisfaisant. Même prescription. A midi, violent accès de fièvre avec frissons, chaleurs et sueurs. La nuit, agitation, insomnie, accablement.

Le 31. Le calme est rétabli. Une fluctuation obscure apparaît dans le noyau profond de la tumeur qui, bien que possédant aujourd'hui le volume d'une petite noix, fuit toujours sous la moindre pression. La douleur locale est devenue obtuse. Pouls à 98, retour marqué d'appétit. Prescription : le quart, limonade tartrique, 5 décigrammes de sulfate de quinine opiacé.

La journée s'écoule sans autres accidents.

Le 1er janvier 1850. Le matin, continuation du calme, appétit passable. On remarque un peu de matité et quelques bulles de râle sous-crépitant à la base du poumon droit. Même traitement.

A midi, légers frissons, bientôt suivis d'une forte diaphorèse.

Le 2. Les douleurs ont complétement cessé ; le noyau profond s'est épanoui ; la fluctuation s'y distingue davantage, et la peau qui recouvre la tumeur commence à se rider. Petite toux sèche ; pouls à 80, concentré; le décubitus dorsal est seul possible. Telle est la débilité du malade qu'on croit devoir ajourner l'ouverture de la tumeur au moment où l'économie sera entrée dans de meilleures conditions. Prescription : le quart, 5 décigrammes de sulfate de quinine, une potion opiacée.

Les jours suivants, on fait alterner une alimentation substantielle avec un régime lacté ; sous l'influence de ce régime, l'ensemble ne tarde pas à se relever. De son côté, le noyau de la tumeur continue à se développer sans souffrances. Enfin, le 12, l'état général paraissant ramené à des conditions passables, la tumeur est ouverte dans l'après-midi, et fournit 200 grammes de pus en partie ordinaire, en partie rouge brun.

Le 13. Après avoir levé l'appareil, qui est imbibé d'un fluide séreux, il sort du foyer 200 grammes de pus rouge brun. Au pansement du soir, il s'écoule 300 autres grammes de ce liquide. L'état général se soutient.

Le 14. L'abcès ne fournit que 100 grammes de pus matin et soir. La base du poumon droit n'offre plus qu'une crépitation rare ; la toux est facile, humide ; l'appétit se prononce avec vivacité. On accorde la demie.

Le 17. Le malade est mis au bain, et pousse à plusieurs

reprises l'eau de celui-ci dans l'abcès. Lors du pansement, on cherche à dérober ce dernier à l'action de l'air, en y conservant une injection émolliente.

Les jours suivants, même alimentation, mêmes pansements, un bain toutes les quarante-huit heures.

Le 20. La matité du lobe droit du foie n'atteint plus en haut que le bord supérieur de la septième côte ; mais, en bas, elle se prolonge toujours jusqu'à 3 centimètres au-dessous des cartilages costaux. Les accidents bronchiques continuent à s'atténuer.

Le 25. Le niveau supérieur du lobe hépatique droit est descendu entre la septième côte et la huitième. On suspend l'usage des bains à cause de la fatigue qu'il occasionne.

Le 31. D'un pansement à l'autre, l'abcès ne fournit que 30 grammes d'un pus jaunâtre et mêlé de sérosité. L'extrémité antérieure de la onzième côte s'est nécrosée dans l'étendue de 3 centimètres, et est enlevée aujourd'hui ; il en résulte un élargissement notable de l'ouverture de l'abcès. Quelques insomnies tourmentent le malade. Prescription : le quart, pansement simple matin et soir, deux pilules d'opium ; un bain est en outre donné le 31.

Le 5 février. La cavité qui, dans le principe, pouvait contenir 20 centilitres de liquide, n'en admet plus que 7. L'état général se soutient encore ; cependant le sommeil ne se produit qu'avec difficulté. On porte à trois pilules la dose journalière de l'opium.

Le 10. Actuellement, la matité du foie s'arrête en haut à la huitième côte ; en bas, elle continue à dépasser de 3 centimètres la limite du thorax, mais le bord inférieur du viscère proémine moins, et paraît s'être renversé en arrière. L'extrémité antérieure de la dixième côte et celle de la onzième se sont visiblement affaissées vers le foyer. La quantité de pus qui s'écoule à chacun des deux pansements quotidiens est tombée à 40 grammes ; la toux et l'expectoration sont presque nulles ; enfin, à la base du poumon, il existe à peine quelques râles ronflants. Néanmoins, rien ne présage que l'état général doive faire de nouveaux progrès. Même prescription ; un bain le 10.

Le 15. Un léger narcotisme, caractérisé par un sentiment de chaleur à la peau avec inquiétude universelle, accablement et constipation, oblige à suspendre l'emploi de l'opium.

Le 20. Le malade recommence à manquer de sommeil et à maigrir, les forces déclinent, la toux et l'expectoration ont reparu ; seul, l'appétit se maintient. A droite, la matité hépatique s'arrête en haut à la neuvième côte ; inférieurement, elle semble dépasser encore la limite du thorax ; mais il est impossible de fixer avec exactitude le point où elle descend au-dessous de celui-ci, le bord inférieur de l'organe s'étant complétement renversé en arrière. L'extrémité antérieure de la dixième côte et celle de la onzième se trouvent tellement affaissées vers l'abcès, que, par leur travers, le compas d'épaisseur donne, depuis la ligne médiane jusqu'à la région externe du flanc,

à gauche. . . . . 15 centimètres,
à droite . . . . 13 idem.

soit une différence de 2 centimètres. En suivant l'affaissement des côtes, les parties molles qui correspondent au trajet terminal de celles-ci, se sont déprimées en une gouttière étroite et profonde. Prescription : le quart, deux pilules d'opium.

Le 21. Les pieds commencent à s'infiltrer.

Le 22. La toux cesse un peu ; mais l'expectoration a fourni dans la nuit 100 grammes de mucosités épaisses. Le murmure respiratoire est affaibli à la base du poumon droit, et s'y trouve mêlé de râles sonores ; au même point, matité marquée. La suppuration, toujours partie jaunâtre et partie séreuse, n'est plus que de 30 grammes par vingt-quatre heures. On est arrivé à suspendre sans inconvénient l'emploi de l'opium. Prescription : régime lacté, infusion de tilleul, vin de quinquina, un bain de temps à autre.

Le 1er mars. Les forces déclinent, l'appétit se perd, l'infiltration des membres inférieurs augmente. Réduit au marasme, le sujet est pris de fièvre hectique ; mort le 8.

Autopsie, trente heures après la mort.

Extérieurement, sur le flanc droit, vers la terminaison du dixième espace intercostal, et au centre d'une saillie œdémateuse, existe une perforation de la grandeur d'une pièce d'un franc. Cette perforation intéresse successivement la peau, les couches musculaires intercostales et le péritoine. Les parois, épaisses d'environ 2 millimètres, sont constituées : en haut, par le bord inférieur de la dixième côte; en arrière, par l'extrémité nécrosée de la onzième et par les tissus qui séparent celle-ci de la précédente; en bas, par une surface éraillée, sur laquelle viennent se fondre des couches musculaires et aponévrotiques; en avant, par l'extrémité externe du cartilage de la onzième côte et par les tissus fibro-musculaires qui prennent insertion sur ce cartilage.

Ainsi intéressées, la dixième côte et la onzième se trouvent fortement rapprochées l'une de l'autre à leur extrémité antérieure; outre cela, elles ont subi au même point une dépression de 3 centimètres par rapport à la convexité générale du flanc. Malgré ces déviations les côtes voisines ont conservé leur position normale, de telle sorte que le neuvième espace intercostal et le onzième s'élargissent en avant jusqu'à gagner près d'un centimètre aux abords de l'abcès. Au point où la dixième côte et la onzième sont le plus rapprochées, les muscles qui les unissaient dans l'état normal, se sont transformés en d'épais trousseaux fibreux. La dixième côte a peu souffert; au niveau de la perforation, son bord inférieur, privé de périoste, est recouvert d'érosions granuleuses. La onzième côte est séparée du cartilage correspondant par un intervalle de 3 centimètres, et a perdu autant de sa longueur; elle se termine par un biseau fongueux. Après un mois de macération, ces deux os, complétement dépouillés de leurs parties molles, présentent dans leurs points lésés un tissu atrophié, spongieux et friable.

Vue du côté de la cavité abdominale, la perforation paraît infundibuliforme. Autour de cet évasement, à 3 centimètres de la solution de continuité, la grosse extrémité du foie est solidement unie à la paroi thoracique par une zone d'adhérences fibro-cartilagineuses. Cette zone a un travers de doigt de largeur.

Le foie a subi d'importants changements. Sa longueur n'est que de 22 centimètres, et sa plus grande épaisseur de 10 centimètres, tandis que sa plus grande largeur s'élève encore à 20 centimètres au milieu du lobe droit. Il pèse à peine 1340 grammes. En haut, il ne dépasse pas la neuvième côte ; en bas, son bord tranchant descend à droite jusqu'à 3 centimètres au-dessous de son siége habituel. Ce bord est fortement renversé en arrière. Le tissu de l'organe se montre rouge brun avant d'être lavé ; mais, après avoir été débarrassé de ses fluides par une injection aqueuse, il offre une teinte fauve, si ce n'est dans la moitié inférieure de sa grosse extrémité, où existe un noyau coloré en brun violet. Très-nettement circonscrit au sein du parenchyme, le noyau dont nous parlons se dessine au dehors par une tache ayant la même teinte que lui, et non moins bien délimitée.

Cette tache, qui est annulaire, correspond exactement à la zone des adhérences ; elle entoure une excavation vers laquelle le parenchyme s'affaisse au moyen d'un enfoncement ombiliqué. Cet enfoncement est froncé de plis rayonnés ; l'excavation qui lui fait suite ressemble à un abcès ancien et presque effacé. Sur la dépression disposée de cette manière est venue se mouler la paroi costale, de telle façon, 1° que l'arc formé par l'extrémité antérieure et le cartilage de la dixième côte est logé dans la région supérieure de l'évasement ; 2° que l'extrémité nécrosée de la onzième côte s'appuie sur le développement postérieur de la dépression ; 3° que les parties molles du voisinage se sont adaptées étroitement au reste de l'étendue de celle-ci.

Quant à l'excavation, elle n'a guère que 6 centimètres de hauteur sur 4 de large, et 1 ou 2 de profondeur. Son fond est doublé d'une membrane pyogénique, dont la surface se dissocie sous l'eau en menues franges grisâtres. Quoique très-molle, cette membrane a un aspect séro-celluleux défini; dans l'intervalle des franges, elle a une apparence granuleuse, qui se perd confusément sur ces dernières. Sous elle, la paroi de l'excavation est constituée d'une manière différente selon les points. Ainsi, le tiers supérieur de cette paroi n'est autre que le tissu jécoral; seulement, aux abords immédiats de la membrane pyogénique, ce tissu a pris la cohérence d'un fibro-cartilage et une teinte noir brun; sa coupe indique une forte hypertrophie de l'élément cellulo-vasculaire, et, au milieu de celui-ci, la substance des lobules se distingue à peine. De leur côté, les deux tiers restants de la paroi consistent en une couche noire, fibro-cartilagineuse aussi, mais de nature spéciale. Très-nettement délimitée, cette nouvelle couche présente 5 millimètres d'épaisseur. Bien que sa tranche dénote une structure compacte et homogène, il est possible, à l'aide du râclement, de la désagréger suivant de petites surfaces dirigées dans le sens de sa courbure. Son tissu est doué de la même élasticité que le caoutchouc à la température ordinaire de l'air; néanmoins, il se rattache avec solidité au parenchyme. Considérées de la sorte, les deux couches que nous venons de décrire débordent un peu l'excavation pour faire corps avec la paroi du thorax. Là où elle est recouverte par la membrane pyogénique, leur superficie envoie dans chaque frange un court prolongement acuminé; là où elle déborde le foyer pour s'unir aux adhérences, cette superficie se soulève en d'imperceptibles mamelons papillaires, qui semblent être les vestiges de prolongements analogues à ceux des franges.

Le parenchyme voisin de l'excavation s'est rétracté en tout sens vers celle-ci, à en juger par le froncement de la dépression ombiliquée, par le renversement du bord inférieur de l'organe en arrière, par les sinuosités de l'empreinte colique, enfin par les profondes plicatures transversales selon lesquelles la superficie de cette empreinte s'est adossée à elle-même.

Nous avons exposé ci-dessus la manière dont l'abcès est circonscrit du côté du foie : du côté de la paroi costale, il est tapissé par une pseudo-membrane grisâtre et molle, sous laquelle on rencontre le péritoine. Cette pseudo-membrane est complétement amorphe; continue d'une part avec celle qui double l'abcès du côté du foie, elle vient de l'autre se perdre sur la couche granuleuse de la perforation.

Aux abords immédiats de l'abcès, les ramifications de la veine porte sont oblitérées et converties en cordons homogènes blanchâtres, lesquels possèdent une élasticité marquée. Dans la dernière portion de son parcours, le canal de ces ramifications se trouve rempli par des cylindres formés d'une substance albuminoïde et friable.

La rate, d'un poids de 125 grammes, est exempte d'altérations.

La base du poumon droit est le siége d'un léger engouement.

Dans le tube intestinal, on remarque les particularités suivantes.

La cavité de l'estomac offre en arrière une tumeur ayant le volume d'une châtaigne et une coloration gris perle. Par sa superficie, cette tumeur est plissée transversalement sur elle-même. Sa texture est celle d'un polype muqueux; elle s'implante sur la tunique interne du viscère à l'aide d'un pédicule consistant.

Le pylore est rétréci, et sa moitié supérieure renferme un arceau squirrheux très-dur de 3 millimètres d'épaisseur.

L'intestin grêle est sans altérations.

Le gros intestin, de 1 mètre 45 centimètres de long, est rétréci par places : ainsi,

Au cœcum, sa périphérie n'est que de	15	centimètres;
Au colon ascendant, de	8	idem.
A l'angle colique droit, de . . .	6	idem.
Au colon transverse, de	12	idem.
A l'angle colique gauche, de. . .	6	idem.
Au colon descendant, de	7	idem.
A l'S iliaque, de	13	idem.
Aux trois quarts supérieurs du rectum, de	6	idem.
Au quart inférieur du rectum . . .	10	idem.

Le repli supérieur de la valvule de Bauhin porte, du côté du cœcum, quelques ulérations lenticulaires. Non loin de là, le cœcum offre encore des traces semblables de lésion. Ces pertes de substance ne dépassent pas la muqueuse; toutes sont envahies par un travail réparateur. Dans le colon ascendant et dans l'angle colique gauche, on trouve une dizaine de cicatricules miliaires. Ces nouvelles formations ont une teinte noire; la muqueuse qui les entoure, devenue plus mince et plus adhérente, est froncée en plis rayonnés. Enfin, le colon descendant présente de petites érosions qui paraissent intéresser l'orifice des follicules.

Voici les densités des principaux tissus pathologiques ci-dessus décrits :

Eau distillée	1,000 ;
Tissu de la rate	1,166 ;
Tissu fauve du foie	1,083 ;
Tissu brun violet du foie	1,166 ;
Tissu noir brun du foie	1,175 ;
Tissu élastique noir du foie	1,180 ;
Fibro-cartilage veineux	1,116.

Observation XIX.

Hépatite aiguë compliquée de choléra et suivie de la formation d'un abcès à l'épigastre; ouverture de l'abcès, guérison.

F...., musicien au régiment de zouaves, originaire de la Haute-Vienne, et âgé de trente ans, entre à l'hôpital de Blidah, le 30 octobre 1849, au moment où l'épidémie cholérique, qui, depuis un mois sévit sur la contrée, a atteint sa plus grande violence. Son tempérament est nerveux-sanguin, sa constitution usée par neuf années de séjour en Algérie et par de nombreux excès. Il accuse une diarrhée intense datant de trois jours.

Le 30 octobre. A l'examen, l'abdomen se montre douloureux

sous la pression et ballonné. Les selles, accompagnées de coliques sourdes, se répètent presque toutes les heures ; elles amènent tantôt un liquide séro-bilieux, tantôt des mucosités sanguinolentes. La bouche est sèche, la peau froide, le pouls petit, peu résistant, à 90. Débilité excessive, sommeil nul. Prescription : diète, tisane gommeuse tiède, une potion opiacée, un quart de lavement amylacé et opiacé.

Le 31. Pas d'amélioration. On administre une potion vomitive, pour revenir ensuite aux opiacés.

Le 2 novembre. Dans les vingt-quatre heures, trente selles séro-sanguinolentes. Des douleurs lombaires et du ténesme se sont joints aux coliques. Abdomen rétracté, peu sonore ; pouls très-petit, faible, à 110. Prescription : diète, tisane gommeuse, une pilule d'opium toutes les six heures.

Le 3. Même état. On ajoute au traitement précédent six ventouses scarifiées sur l'abdomen ; celui-ci est ensuite recouvert d'un large cataplasme.

Le 4. Depuis hier matin, seize selles indolores quoique toujours séro-sanguinolentes. Ténesme moindre, peau chaude ; le pouls s'est relevé et ralenti. Prescription : deux crêmes de riz, même tisane, même dose d'opium, continuation du cataplasme.

Le 5. Aucun progrès nouveau. Même prescription.

Le 6. Dans la nuit, le malade est pris de vomissements bilieux multipliés. Bientôt après, les selles revêtent un aspect analogue, et se réitèrent jusqu'à quinze fois au milieu d'un endolorissement de tout le corps. A la visite, ces accidents se sont suspendus, mais nous trouvons le sujet dans un état de cyanose intense ; ses forces ont complétement disparu ; sa peau est froide, une sueur visqueuse la recouvre. Les urines ont cessé de se produire ; le pouls est filiforme. Prescription : infusion de tilleul tiède, quatre pilules d'opium.

Le 7. Mouvement sensible de réaction : la peau se réchauffe ; le pouls, devenu ample et résistant, se maintient à 90. Prescription : même tisane, une saignée de 150 grammes, trois pilules d'opium, trois lavements émollients.

Le 8. La cyanose pâlit ; il y a détente générale, les urines reparaissent. Pas de selles depuis le 6. Prescription : infusion de tilleul, une pilule d'opium, trois nouveaux lavements émollients.

Le 9. Un simple flux diarrhéique survit seul à tant d'orages ; mais il s'accompagne d'une douleur pongitive qui, siégeant dans l'hypochondre droit, s'exaspère sous l'influence de la commotion, et se propage alors jusqu'à l'épigastre. Nonobstant cela, pouls calme, régulier, à 80 ; peau moite, souple ; facies satisfaisant. Les forces renaissent ; manifestation non équivoque d'appétit. Prescription : du lait, tisane gommeuse, une potion opiacée, un lavement amylacé et opiacé ; deux ventouses scarifiées sur le point douloureux ; un bain tiède dans l'après-midi.

Le 10. Le point douloureux a disparu ; mais la commotion du foie occasionne toujours des souffrances, et dans les vingt-quatre heures il s'est encore produit trois selles liquides. Même traitement.

Le 11. Une parotide se déclare sur la région cervico-maxillaire gauche, et amène un léger engorgement de la paroi buccale correspondante. Pas de changements dans l'état général. Prescription : du lait, tisane gommeuse, une potion opiacée, applications émollientes sur la tumeur.

Le 12 et le 13. Même état, même prescription.

Le 14. La parotide a déterminé un gonflement considérable, qui nécessite l'application de douze sangsues. Même prescription qu'hier.

Le 15. Malgré l'administration quotidienne de l'opium, le malade conserve une propension au dévoiement et à l'insomnie ; en outre, la commotion du foie ne cesse pas d'être douloureuse. Néanmoins, l'appétit se développant de plus en plus, on accorde le quart, sans interrompre l'emploi de l'opium.

Le 16 et le 17. Même état, même traitement.

Le 18. La parotide a disparu ainsi que la diarrhée ; en revanche, la douleur de l'hypochondre s'est réveillée, et s'étend jusqu'à l'épigastre.

Le 22. Depuis le 18, il n'y a pas eu de selles. Même prescription avec un lavement laxatif, qui amène l'excrétion de matières sèches.

Le 23. Le mieux se soutient du côté du tube intestinal. Prescription : le quart, infusion de tilleul.

Le 24. La constipation persistant, on prescrit pour le lendemain un litre de limonade tartro-boratée.

Le 25. A partir de cette époque, les selles recouvrent leur fréquence normale ; toutefois, elles sont extrêmement pénibles : pour y satisfaire, le malade est obligé de se tenir très-incomplétement accroupi, le haut du corps porté en avant. La cause de cette gêne se rattache à une sensation de tiraillement perçue dans les profondeurs de l'épigastre, et assez forte pour porter obstacle au redressement du tronc. Les mêmes souffrances se reproduisent lors de l'arrivée des aliments dans l'estomac, si, pour prendre sa nourriture, le malade n'a pas la précaution de rester assis sur son lit, la poitrine inclinée sur l'abdomen. Quant au décubitus, il est possible seulement sur le côté droit et dans un état de demi-flexion générale. Au milieu de ces graves conditions, l'appétit ne se dément pas; on le contente à l'aide d'aliments très-légers.

Le 26. État général satisfaisant. Une tumeur aplatie, molle, rénitente, s'est formée au centre de l'épigastre. Mate à la percussion, cette tumeur offre 4 centimètres de largeur, et se continue en haut ainsi que latéralement avec une saillie que fait le foie dans l'échancrure sous-sternale. La sensation de gêne est devenue poignante ; le malade ne parle que d'une voix anxieuse; enfin, la douleur de l'hypochondre est remplacée par des élancements fort vifs, qui éclatent dans le voisinage de la tumeur. Même prescription.

Le 27. Au centre de la tumeur, on distingue un noyau élastique ayant la grosseur d'une aveline. Ce noyau se comporte sous le doigt à la manière d'un kyste mince et bien isolé; de plus, il semble mobile sur un pédicule profondément engagé dans les tissus. Même prescription.

Le 28. Le noyau a doublé de volume et remplit les deux

tiers de la tumeur. En simulant sur lui l'opération du taxis, on parvient à le réduire en totalité; mais on développe alors de vives angoisses, et il se reproduit aussitôt qu'on retire la main. Le soir, on commence à y percevoir de la fluctuation.

Le 30. L'état général continue à être bon. Le noyau a acquis les dimensions d'un œuf de poule et distend fortement la tumeur; d'un autre côté, il se laisse réduire moins complétement, la fluctuation y est des plus manifestes, les élancements ont cessé de se faire sentir. En dernier lieu, la commotion du foie est possible sans souffrances. Prescription: le quart, tisane gommeuse; application de caustique de Vienne au centre de la tumeur.

Le 4 décembre. L'escarre déterminée par le caustique se sépare entièrement et laisse écouler 80 grammes de pus louable coloré en jaune clair. L'iodure de potassium ioduré joint à l'acide azotique donne à ce liquide une teinte d'un vert éméraude intense, et le réactif de Pettenkoffer en tire une coloration d'un beau violet.

Dans la journée, tous les symptômes s'amendent; l'alimentation devient plus facile, mais la défécation est encore gênée. Même régime, pansement simple.

Le 5. Il s'est écoulé de nouveau 80 grammes d'un pus semblable à celui d'hier.

Le 6. Presque plus de pus proprement dit; les pièces de pansement sont imbibées d'un liquide séreux qui, coloré en jaune souci, paraît contenir encore une forte proportion de principes biliaires. État général très-satisfaisant.

Le 8. L'ouverture du foyer se réduit à un pertuis fistuleux d'où suinte une sérosité limpide. Le malade commence à pouvoir ingérer des viandes rôties.

Le 10. Cicatrisation complète de l'ouverture obtenue par le caustique. De tous les accidents survenus dans la région qu'occupait la tumeur, il ne reste aujourd'hui qu'une faible matité.

Le 18. On élève l'alimentation du malade à la demie.

Le 20 janvier 1850. Sortie en pleine guérison.

Observation XX.

Hépatite chronique suivie de la formation d'un abcès ; ouverture de celui-ci à l'épigastre, guérison.

Antoine G........, originaire de Pologne, et âgé aujourd'hui de vingt-huit ans, arriva vers la fin de 1841 en Afrique pour y être employé au service des ponts et chaussées. Doué d'un tempérament nerveux-lymphatique, il possédait néanmoins une bonne constitution. En 1846, il fut atteint à Coléah d'une dysenterie compliquée de fièvre intermittente. Après de longs traitements, ces deux maladies finirent par guérir ; mais elles laissèrent après elles un état de débilité et de maigreur malgré lequel le sujet reprit le cours de ses occupations.

En juillet 1850, G........ est attaché à la surveillance de grands travaux projetés dans la Mitidja. Là, au milieu d'immenses nappes d'humus, il est obligé de vaquer à ses occupations sous un soleil ardent ; la nuit, des myriades d'insectes l'empêchent de jouir d'aucun sommeil, et, chaque matin, la contrée où il opère est recouverte par d'épais brouillards, issus des marais du voisinage. Sous l'influence de ces conditions fâcheuses, il ne tarde pas à voir sa santé se détériorer de nouveau. En premier lieu, il a à souffrir d'une fièvre intermittente quotidienne, dont les accès commencent à midi pour se prolonger jusqu'au soir. Coupée sans difficulté à l'aide du sulfate de quinine, cette fièvre récidive au bout de treize jours pour céder de la même manière. Lors d'un second retour survenu en septembre, les accès se réduisent à de simples maux de tête accompagnés de sueurs ; mais, pour les supprimer, il faut élever très-haut les doses de sulfate de quinine. A la date du 30 octobre, la fièvre reparaît sous une troisième forme ; cette fois, ses accès s'annoncent par de violents frissons mêlés de vomissements, puis se terminent après quelques heures de chaleur diaphorétique. Vers la même époque, une névralgie envahit la région frontale gauche, et se continue ensuite sans relâche. Le 4 novembre, une douleur aiguë prend naissance dans l'hypochondre droit ; craignant de voir son état s'aggraver davantage e malade entre à l'hôpital de Blidah le surlendemain.

Le 6 novembre. En l'absence de la fièvre, pouls petit, dur, à 70. La névralgie persiste sans variation. Dans le flanc droit, vers le huitième espace intercostal, existe une douleur pongitive, qui augmente lorsque le malade se couche du côté où elle siége. La commotion du thorax exaspère cette douleur et la fait rayonner au loin. D'autre part, le foie bombe à l'épigastre sous forme d'une tumeur dure qui descend jusqu'à 7 centimètres de l'ombilic. Région splénique douloureuse, avec une matité de 12 centimètres en hauteur sur 10 centimètres de largeur. Urines foncées. Pas de selles depuis trois jours. Débilité extrême, amaigrissement appréciable. Prescription : diète, tisane gommeuse, une saignée de 400 grammes, et immédiatement après, 5 décigrammes de sulfate de quinine.

A midi, nouvel accès de fièvre semblable à ceux qui se sont manifestés ces jours derniers.

Le 7. Nuit passable. Ce matin, apyrexie, pouls normal. Une selle argileuse, décolorée. La saignée contient un caillot légèrement couenneux. Persistance de la névralgie et des douleurs. Prescription : deux crêmes de riz, limonade tartrique ; 5 décigrammes de sulfate de quinine.

Le 8. Pas d'accès de fièvre hier ; en outre, la douleur splénique et la névralgie ont cessé ; mais le point de côté est devenu plus vif. Une selle analogue à la précédente. Prescription : diète, tisane gommeuse, 1 gramme de calomel, 15 sangsues au point douloureux.

Le 9. Le calomel a produit d'abondantes selles vertes, et les sangsues ont donné beaucoup. Malgré cela, le point de côté est toujours très-douloureux. Prescription : deux crêmes de riz, même tisane, un bain tiède.

Le 10. La nuit, sueur profuse et agitation. Ce matin, pouls à 75, petit, dur. Le malade accuse un sentiment de barre transversale au niveau de la tumeur ; néanmoins, il témoigne un certain appétit. Prescription : le quart, infusion de tilleul.

Le 12. Les sueurs ont reparu ces deux dernières nuits ; de plus, une douleur sourde est ressentie au centre de la tumeur épigastrique. La constipation tourmente de nouveau le sujet ; pouls normal, à 65. Même prescription alimentaire, 12 sangsues sur la tumeur.

Le 13. Il y a encore eu des sueurs cette nuit ; cependant les douleurs de l'hypochondre et de l'épigastre se sont atténuées. Un lavement purgatif provoque l'expulsion de matières sèches. Prescription : le quart, un bain.

Le 19. Hier après-midi, accès de fièvre pareil à ceux que le malade a éprouvés dans l'origine. Ce matin, apyrexie mêlée de prostration. Les douleurs sont stationnaires, et la constipation a dû être vaincue tous les deux jours à l'aide d'un lavement purgatif. Dans l'espoir de relever un peu l'économie, on ajoute au régime précédent du vin et des ferrugineux.

Le 23. Aucune modification. On insiste sur le traitement, en associant toutefois à l'administration du fer celle de pilules aloétiques savonneuses.

Le 1er décembre. Le point de côté s'est évanoui ; mais les souffrances perçues au centre de la tumeur sont redevenues plus vives. Le malade ne peut rester couché que sur le dos. Les sueurs se reproduisent chaque nuit comme par le passé. Amaigrissement et débilité moindres, sommeil bon. Prescription : le quart, limonade vineuse.

Le 10. Les sueurs ont graduellement cessé. En revanche, des élancements pongitifs éclatent sans interruption dans la tumeur, et le malade se plaint d'éprouver des palpitations.

Le 15. Pendant la nuit, absence de sommeil, sentiment de chaleur et de sécheresse à la peau ; pouls dur, petit, à 90. Les élancements perçus dans la tumeur sont très-superficiels.

Ce matin, à sept heures, pouls à 80, toujours dur et petit. Les téguments sont soulevés au-dessus de la tumeur par un noyau mobile et pédiculé, de la grosseur d'une noisette. Ce noyau présente de la fluctuation ; la pression du doigt arrive à le réduire en entier, mais il se reconstitue aussitôt qu'on ôte celui-ci.

A huit heures, le noyau a le volume d'un petit œuf de poule; la fluctuation y est extrêmement marquée. De plus, il offre des mouvements alternatifs de dilatation et de retrait isochrones, le premier, à la diastole du cœur, le second, à la systole de cet organe. En appliquant l'oreille ou le stéthoscope sur le siége de ces mouvements, on distingue avec netteté les deux bruits du centre circulatoire, lesquels sont, d'ailleurs, aussi normaux que possible.

A neuf heures, les téguments du noyau laissent entrevoir une teinte livide. Les élancements et les douleurs se sont dissipés. On ouvre la tumeur d'un coup de lancette, et il sort 80 grammes d'un pus analogue à une bouillie claire de chocolat. Ce pus, dilué dans l'eau, puis filtré, donne une teinte vert émeraude par l'iodure ioduré de potassium et l'acide azotique; en le traitant par le réactif de Pettenkoffer, on en tire une magnifique coloration purpurine. Pansement simple, même régime.

A trois heures, l'appareil est imbibé de pus séreux. Après l'avoir enlevé, on voit que le noyau s'est complétement affaissé sur la tumeur; il sort encore quelques grammes de pus rouge brun. Pouls normal.

Le 16. Nuit bonne; selles régulières, d'aspect louable. Même écoulement de liquide par l'ouverture.

Le 25. L'amaigrissement et l'anémie persistent; mais le foyer ne donne plus qu'un peu de sérosité, la tumêur épigastrique semble diminuer de volume, l'appétit s'annonce avec vivacité. On accorde la demie.

Le 31. L'ouverture est cicatrisée.

Le 31 mars 1851. Depuis le milieu de janvier, de nouveaux accès de fièvre tierce ont reparu de quinzaine en quinzaine; ils cèdent sans retour à l'administration de la quinine secondée par l'action de l'aloès et des ferrugineux. En outre, malgré cette récidive, l'amaigrissement et l'anémie diminuent grâce à un régime tonique et à un repos prolongé.

Le 31 mai. La tumeur du foie est notablement moins saillante. Le malade a repris l'apparence meilleure, quoique chétive, qu'il présentait avant d'être attaché aux travaux de la plaine. Toutefois, il existe encore chez lui un engorgement splénique évident.

Août 1852. La guérison ne s'est pas démentie ; d'autre part, la constitution du sujet s'annonce sous un excellent aspect, et il ne reste aucune trace soit de la tumeur du foie, soit de l'engorgement splénique.

Observation XXI.

Hépatite chronique suivie de la formation d'un abcès au niveau de l'épigastre ; ouverture de l'abcès, guérison.

R......., cultivateur, né à Alpatera (Espagne), et âgé de trente-huit ans, entre à l'hôpital de Blidah le 12 août 1850. Son tempérament est sanguin-nerveux, sa constitution bonne. Fixé en Afrique depuis sept ans, il y a contracté en 1846 une fièvre intermittente rebelle, dont il a eu à souffrir jusqu'en décembre dernier. Sa maladie actuelle, qui date d'un mois, a commencé par un mouvement de dysenterie intense. Au bout de dix jours, ce flux s'est dissipé spontanément ; mais, bientôt après, une douleur pongitive s'est développée dans la moitié droite de l'échancrure sous-sternale, puis la portion correspondante de la paroi abdominale antérieure s'est insensiblement soulevée en une tumeur qui a résisté à l'action d'antiphlogistiques et de vésicatoires appliqués sur elle. Au commencement d'août, une récidive passagère du flux dysentérique achève d'abattre les forces du sujet.

Le 12 août, époque de l'entrée à l'hôpital, la tumeur possède les dimensions de la pomme de la main. Son relief répète celui d'une masse dure et immobile, située derrière la paroi abdominale. En avant, cette masse offre une surface unie et bombée ; en haut, elle remonte jusqu'aux cartilages costaux ; en bas, elle se termine à 6 centimètres de ces cartilages par un rebord convexe et tranchant, qui lui sert également de limite à gauche, où il semble se raccorder avec la circonférence du foie. La matité jécorale qui, supérieurement, ne dépasse pas la sixième côte, se prolonge inférieurement sur l'entière étendue de la masse dont il s'agit. L'évasement de la base du thorax présente à droite 2 centimètres de plus en tout sens qu'à gauche.

Il n'y a pas de douleurs permanentes; mais la commotion en suscite d'assez aiguës dans l'hypochondre droit. Le malade reste couché sur le dos, afin d'atténuer un sentiment de gêne qu'il dit éprouver à la base de la poitrine. La peau est colorée par une légère suffusion ictérique; les urines sont foncées; les selles, rares et sèches. Prescription : le quart, limonade tartrique, un lavement émollient, un bain tiède.

Le 13. Même état, même prescription, réitérée les jours suivants.

Le 14. La suffusion ictérique et la constipation se sont dissipées; en revanche, la coloration des urines ne s'est pas améliorée, des élancements éclatent dans la tumeur, et celle-ci a une rougeur marquée.

Le 15. La nuit dernière, sueurs profuses durant le sommeil. Les élancements continuent; la tumeur a acquis une rougeur intense; enfin, si, pendant que l'on tient une main à plat sur elle, on imprime avec l'autre main des ébranlements à la paroi de l'hypochondre, on y perçoit de la fluctuation.

Dans la soirée, pouls large, dur, à 90.

Le 16. Nuit agitée; retour des sueurs pendant le sommeil. Ce matin, pouls au même point qu'hier soir, brisement général, urines toujours foncées. La tumeur a augmenté de volume, et conserve sa teinte phlegmoneuse. Prescription : deux panades, limonade tartrique.

Dans la journée, le calme se rétablit. A cinq heures du soir, on applique du caustique de Vienne au centre de la tumeur, puis on recouvre celle-ci d'un cataplasme après la formation de l'escarre.

Le 17. Cette nuit, il y a encore eu de l'agitation et des sueurs; mais, à la visite, l'état général s'annonce sous des conditions satisfaisantes. La tumeur s'est affaissée de moitié et dégorgée; ses téguments sont le siége d'une coloration jaunâtre. L'appétit se prononçant avec vivacité, on accorde le quart; même pansement qu'en premier lieu.

Le 23. Les nuits sont redevenues bonnes, et les sueurs ont cessé de se produire; urines normales. Dans la journée d'hier, une infiltration notable a envahi l'entier développement et les abords de la tumeur; néanmoins, la fluctuation peut être perçue directement par le doigt. L'escarre commence à se détacher. On porte l'alimentation à la demie.

Le 24. Le sommeil a été troublé par de très-douloureux élancements; on enlève l'escarre, et on réapplique du caustique de Vienne sur la perte de substance qu'elle a laissée.

Le 25. Dans la nuit, les élancements se sont reproduits; nonobstant cela, le calme persiste, et l'infiltration de la tumeur a diminué.

Le 26. Toute trace d'infiltration s'est effacée. La fluctuation paraissant superficielle, une ponction est pratiquée au centre de la tumeur à l'aide d'un bistouri. Après avoir traversé 1 centimètre de tissus, et, en particulier, l'aponévrose abdominale, l'instrument tombe sur un foyer d'où s'écoulent immédiatement 100 grammes de pus blanchâtre. La compression du thorax et les efforts inspirateurs augmentent l'écoulement. Dans le liquide ainsi obtenu, l'iodure de potassium ioduré, uni à l'acide azotique, décèle la présence de principes biliaires; de son côté, le réactif de Pettenkofer conduit au même résultat. Sur la demande du malade, on élève l'alimentation aux trois quarts; pansement simple.

Le 27. Tout l'appareil est imbibé de pus, et lorsqu'il a été enlevé, il sort encore 50 grammes de ce liquide. Au pansement du soir, mêmes conditions.

Le 31. L'écoulement du pus s'est réduit par degrés à 30 grammes par jour. La peau des environs de l'abcès a repris un aspect normal.

Le 1er septembre. La nuit dernière, le sommeil s'est de nouveau accompagné de sueurs; cependant l'état général s'annonce sous les meilleures apparences. L'appétit est tellement vif que le malade se contente à peine des trois quarts. Depuis le pansement d'hier soir, il n'a été fourni que 20 grammes de pus délayé dans une sérosité roussâtre.

Le 2. Les linges de pansement et la charpie sont tachés d'un pus séreux, dont la couleur varie du jaune clair au jaune orangé. Ce liquide exhale une odeur désagréable ; les réactifs y dénotent une grande proportion de principes biliaires ; en même temps que lui, il s'est écoulé une petite quantité de pus blanc crémeux.

Le 5. Depuis le 2, l'excrétion jaune ne s'est point reproduite, et l'abcès ne fournit qu'un fluide séreux incolore.

Le 10. L'écoulement continue sous ce dernier caractère ; toutefois, quand on comprime avec force la base du thorax, on fait suinter encore un peu de pus louable. En conséquence, on maintient cette région étroitement serrée à l'aide d'un bandage de corps.

Le 15. La cavité de l'abcès s'est comblée jusqu'à son orifice, lequel ne tarde pas à se cicatriser à son tour.

Le 21. Ces jours-ci, des douleurs disséminées ont été ressenties par intervalles autour de la cicatrice ; mais, outre qu'actuellement elles ont cessé de se manifester, la commotion du foie n'en réveille aucune ; la matité a presque disparu sur l'emplacement qu'occupait la tumeur ; enfin l'excès de voussure qu'offrait l'hypochondre s'est tout à fait effacé. Le malade quitte l'hôpital.

Le 26 octobre. Revu à cette époque, R....... dit ne plus éprouver de douleurs, et semble parfaitement rétabli.

Observation XXII.

Hépatite chronique suivie de la formation d'abcès multiples ; l'un de ceux-ci s'est ouvert dans l'estomac.

L...., condamné militaire, né en Bretagne et âgé de vingt-quatre ans, entre à l'hôpital d'Oran le 26 septembre 1856. Son tempérament est nerveux-lymphatique, sa constitution bonne. Il figure depuis dix-huit mois en Algérie. La maladie qu'il accuse date de sept jours; elle consiste en un flux de dysenterie subaiguë auquel se joignent des douleurs sourdes, siégeant dans la portion sus-ombilicale de l'abdomen, et une certaine augmentation de l'étendue qu'embrasse d'habitude la matité jécorale. Le 28, les accidents dysentériques ont cédé sans retour aux pilules de Segond et à l'opium. En revanche, les douleurs ont pris un caractère pongitif, et se sont concentrées dans la moitié gauche de l'épigastre; la région qu'elles occupent est visiblement soulevée; la respiration se trouve frappée d'une gêne considérable; le malade ne peut plus abandonner le décubitus dorsal. La matité jécorale antérieure s'élève, à droite, jusqu'à la cinquième côte, et, à gauche, jusqu'à la sixième; en bas, elle atteint une ligne qui remonte de la douzième côte droite à la dixième gauche; au niveau du siége des douleurs, cette matité a perdu ses caractères spéciaux et son élasticité. La matité jécorale postérieure a doublé de hauteur dans tout le développement du lobe droit. A ce nouvel ordre de signes on oppose l'emploi d'une saignée générale de 400 grammes, celui de ventouses scarifiées sur le point douloureux, et, en dernier lieu, l'action du calomel à dose altérante; mais ces moyens se bornent à amener un léger soulagement du côté des douleurs. Le 1er octobre, la paroi de l'épigastre s'affaisse avec rapidité; en même temps, la dyspnée cesse, les douleurs se dissipent d'une manière presque complète; à plusieurs reprises, une assez grande quantité de pus arrive par les selles. Toutefois, à partir du lendemain, la distension de l'épigastre ainsi que la dyspnée se reproduisent progressivement, et bientôt la première s'accompagne d'une fluctuation assez sensible pour qu'on croie devoir la rapporter à l'existence d'une collection liquide. Effectivement, une ponction pratiquée le 4 avec un trois-quarts donne issue à un demi-litre d'un fluide aqueux, mêlé de pus blanchâtre et de sang. A la suite de cette opération, retour du mieux, manifestation non équivoque d'appétit; on borne le traitement à l'administration de l'opium. Le 5, la tumeur a reparu ; avec elle ont surgi de nouveau des accidents de suffocation. En conséquence, on réitère la ponction à laquelle il faut revenir encore au bout de quelques jours. Mais ce moyen n'est qu'un faible palliatif contre l'affection qui mine le sujet, et celui-ci succombe le 15, après avoir lentement dépéri.

Autopsie, vingt-quatre heures après la mort.

Le foie possède un volume énorme. Son lobe droit, outre que, d'une part, il a fortement refoulé le diaphragme, descend, d'autre part, jusqu'à la crête iliaque ; quant au lobe gauche, il occupe toute la cavité de l'hypochondre correspondant. Dans l'intérieur du lobe droit, à 6 ou 8 millimètres de la face antérieure du viscère, est creusé un abcès où sont contenus 1500 grammes d'un pus jaunâtre et bien lié. Cet abcès a une configuration sphéroïdale. A sa superficie, on aperçoit une membrane pyogénique blanche qui, sous l'eau, se dresse partout en houppes villeuses. Celles-ci renferment chacune une sorte de squelette fibreux ; quand on les emporte à l'aide du râclement, elles laissent après elles la base de ce squelette, sous forme de menus mamelons acuminés. Elles sont d'ailleurs implantées sur un kyste fibro-cartilagineux, blanc aussi, et dont les parois, très-compactes aux abords immédiats de l'abcès, se modifient insensiblement à partir de là, de manière à venir se confondre au bout de 1 centimètre avec le parenchyme glanduleux.

A l'égard du lobe gauche, il n'en existe plus que les enveloppes et le segment postéro-supérieur ; le reste de son tissu est remplacé par un abcès égal à peu près au tiers de celui du lobe droit. Une membrane pyogénique, disposée comme celle que nous avons décrite ci-dessus, mais de teinte gris sale, tapisse ce nouveau foyer ; sous elle, on rencontre, selon les points, la capsule de Glisson épaissie et opaque, ou bien le tissu jécoral coloré en noir brun. L'abcès dont nous parlons présente en arrière une ouverture arrondie, laquelle débouche directement dans le grand cul-de-sac de l'estomac. Cette ouverture est large de 3 centimètres en tout sens ; sur son vide se dessinent des brides et des franges membraneuses, constituées par les tuniques viscérales qu'elle a intéressées.

Entre les deux abcès qui précèdent, on en remarque plusieurs autres dont le volume varie de celui d'une noisette à celui d'un œuf de pigeon. Ces petits foyers possèdent une membrane pyogénique villeuse, mais ils ne sont point enkystés.

Autour de ces différentes collections, le parenchyme a acquis dans l'étendue de quelques centimètres une teinte noir brun et une certaine friabilité ; ses lobules ont augmenté partout de diamètre.

L'estomac n'a pas souffert en dehors de l'ouverture qui le fait communiquer avec l'abcès du lobe hépatique gauche ; de plus, sa face antérieure est unie à ce lobe par des adhérences aussi larges et épaisses que solides.

La muqueuse du gros intestin offre des taches ardoisées ou rougeâtres, au niveau desquelles elle est ridée de plicatures décurrentes. En outre, dans le cœcum et le rectum, elle porte çà et là des traces ulcéreuses.

La rate a été repoussée en bas et en arrière par le lobe gauche du foie; elle est, d'ailleurs, dans des conditions physiologiques.

Épaissie et injectée sur tous les points, la plèvre droite est comme perdue sous d'énormes pseudo-membranes. Sa cavité recèle une grande quantité de sérosité purulente.

Observation XXIII.

Hépatite chronique suivie de la formation d'un abcès ; ouverture de l'abcès dans l'estomac, guérison (observation communiquée par M. le docteur Haspel, médecin principal).

M. V........, officier dans l'un des corps stationnés en Algérie, fut envoyé en mai 1850 à l'hôpital thermal de Guagno pour s'y faire traiter de douleurs sourdes, mais continues et déjà fort anciennes, supposées rhumatismales. Agé d'environ cinquante-deux ans, il possédait un tempérament lymphatique-nerveux et un certain embonpoint; toutefois, sa constitution semblait usée par l'effet d'un long séjour en Afrique et par l'abus des boissons spiritueuses. Les douleurs dont il se plaignait occupaient l'épaule droite, ainsi que la portion correspondante de la poitrine; de plus, il accusait un sentiment de pesanteur et d'embarras à l'épigastre; enfin, il disait éprouver après chaque repas une oppression qui cessait d'elle-même au bout de quelques heures, et à laquelle on ne pouvait rattacher aucune lésion appréciable des organes respiratoires ou du cœur.

A ces accidents on opposa sans succès l'emploi de bains et de douches d'eau thermale. En outre, vers les premiers jours de juin, les douleurs acquirent plus d'intensité; la gêne respiratoire s'accrut et devint permanente; une constipation opiniâtre se déclara. Force fut donc de suspendre l'usage des eaux; néanmoins, comme le pouls était bon, la langue normale, comme aussi le malade avait gardé son extérieur habituel, on ne crut pas devoir renoncer à tout traitement. En conséquence, un purgatif salin fut prescrit, puis on continua la médication par l'emploi des amers et de la rhubarbe.

Un mieux presque immédiat parut suivre l'action de ces moyens; mais il durait à peine depuis quinze jours, quand les accidents se reproduisirent sous la forme qu'ils avaient revêtue en dernier lieu. Bientôt, l'appétit s'éteignit, le sujet fut pris de nausées et même de vomissements par intervalles; la matité du lobe droit du foie gagna notablement en hauteur. Vainement alors, eut-on recours aux émissions sanguines locales, à l'action de l'opium, etc.; les vomissements se multiplièrent par degrés, au point que, le 4 juillet, ils se réitéraient à chaque instant. Tout à coup, la nuit suivante, ils amenèrent une grande quantité de pus, et se suspendirent ensuite sans retour. Quelques heures plus tard, d'assez vives coliques se manifestaient, puis un liquide analogue au précédent était évacué par les selles. Le pus ainsi rejeté par haut et par bas avait un aspect grisâtre; sa consistance était semblable à celle d'une bouillie claire, et il exhalait une horrible fétidité. A son expulsion succéda un soulagement tel que le malade put dormir tranquillement pendant le reste de la nuit.

Le lendemain, réaction légère, accompagnée de nausées; mouvement diarrhéique. Le 6, pouls calme, peau normale; le mouvement diarrhéique s'était modéré, l'appétit avait reparu, et le malade prit avec plaisir du bouillon. A dater de cette époque, les fonctions digestives se rétablirent peu à peu; l'économie recouvra une partie de ses forces; et, à part le flux abdominal qui poursuivit son cours jusqu'au mois d'août, les signes morbides achevèrent de se dissiper rapidement. Dans les premiers jours de septembre, M. V........ fut en état de se rendre dans son pays natal, où sa guérison se compléta d'une manière définitive.

Observation XXIV.

Hépatite chronique avec formation de nombreux abcès; l'un de ceux-ci a débouché dans le colon transverse, puis s'est recouvert d'une cicatrice.

D...., né à Bourg (Ain), et âgé de trente-deux ans, entre à l'hôpital de Blidah, le 9 novembre 1850. Doué d'un tempérament nerveux-lymphatique, il a possédé une constitution d'athlète avant la maladie dont il est atteint. Vers la fin de 1848 il a quitté la France pour venir habiter les bas-fonds marécageux de la Mitidja. Là, il n'a pas tardé à contracter une fièvre intermittente qui, malgré l'action de la quinine, s'est longtemps multipliée en récidives. Bientôt, un flux de dysenterie atonique s'est joint à cette affection, et, au commencement de l'été dernier, des douleurs vagues se sont fait sentir dans l'hypochondre droit. Après avoir vainement essayé à plusieurs reprises de se guérir lui-même à l'aide de l'opium, D.... voit ses forces s'épuiser. Le 9 novembre, jour de son entrée à l'hôpital, il est presque réduit au marasme; sa peau offre un teint pâle, son regard est abattu, sa parole lente; il peut à peine se soutenir. L'appétit et le sommeil ont disparu. Dans les vingt-quatre heures, il se produit une dizaine de selles séreuses, précédées de coliques. La paroi abdominale antérieure a perdu sa souplesse; d'un autre côté, sa portion sus-ombilicale se trouve légèrement soulevée par un rebord sinueux étendu de la douzième côte droite au cartilage de la septième gauche. Ce rebord sert de limite inférieure à une surface immobile et résistante qui, moulée sur la paroi de l'abdomen, va se perdre supérieurement derrière la base du thorax. La matité jécorale s'arrête en haut à la cinquième côte; en bas, elle se prolonge sans interruption jusqu'au rebord dont nous venons de parler. Les deux hypochondres sont le siége de douleurs tensives; mêlées parfois d'élancements pongitifs, ces douleurs se changent en angoisses quand on exerce une commotion, même modérée, sur les parois d'alentour. Respiration courte, fréquente, accompagnée d'un sentiment de gêne qui embrasse toute la base du thorax. Dans la journée, pouls petit, dépressible, à 80; le soir et la nuit, pouls large, dur, variant de 90 à 100, mouvement de chaleur sèche; le matin, détente générale, diaphorèse marquée. Le décubitus n'est possible que sur le côté droit.

Devant un pareil faisceau de symptômes, il est évident que l'état du malade ne saurait désormais que décliner; en effet, dès le 11, la dysenterie revêt tout à coup une haute violence, les douleurs s'exaspèrent de plus en plus. Le 14, des traces de suffusion ictérique se manifestent aux conjonctives et à la peau; un accablement profond s'empare du sujet; mort la nuit suivante, à une heure du matin.

Autopsie, trente heures après la mort.

L'ouverture de l'abdomen donne issue à quelques litres d'une sérosité citrine, qui entraîne avec elle un lambeau pseudo-membraneux blanc. Le grand épiploon est retroussé contre la face convexe du foie; en outre, il a acquis une coloration jaunâtre, et, indépendamment d'adhérences qui en unissent le bord libre à l'organe précédent, il est recouvert à sa portion centrale par un second feuillet pseudo-membraneux grand comme la paume de la main. Dans l'hypochondre droit, le tissu cellulaire sous-péritonéal s'est épaissi par places sur les viscères ainsi que sur la paroi abdominale.

Les intestins occupent leur position physiologique, à l'exception de l'extrémité droite du colon transverse, laquelle est repoussée au-dessous de son siége habituel. L'iléon, rétréci d'un tiers, présente à 1 mètre de sa terminaison un diverticule pyriforme long de 8 centimètres et large de 2 ou 3, selon qu'on l'examine à son goulot ou à son gros bout. Les parois de ce diverticule sont constituées de la même manière que celles de l'intestin grêle; de même, aussi, elles sont munies intérieurement de valvules conniventes et de villosités. Non loin de son gros bout, le prolongement dont il s'agit est divisé en deux loges par un mince diaphragme, qui, percé d'une ouverture centrale, n'est autre qu'un repli de la tunique musculaire et de la tunique muqueuse des parois.

Le gros intestin, long de 1 mètre 30 centimètres, n'a pas subi de réduction notable dans ses diamètres. En revanche, ses parois ont doublé d'épaisseur; dans leur entier développement, le tissu cellulaire sous-jacent à la muqueuse s'est changé en une couche presque compacte; elle-même, la muqueuse, a acquis une teinte lie de vin sur laquelle se dessinent des ulcérations multipliées. Ces dernières se circonscrivent tantôt sous les dimensions d'une lentille, tantôt sous celles d'un haricot. Bien qu'elles atteignent toutes le tissu cellulaire sous-muqueux, elles n'en sont pas moins de deux espèces différentes. Ainsi, sur la valvule et dans le cœcum, elles ont l'aspect de menues dépressions irrégulières; leurs bords sont turgescents et d'un rouge vif; leur fond se montre complétement granuleux. Dans les autres portions de l'intestin, au contraire, elles affectent une délimitation régulièrement circulaire ou elliptique; leur fond, qui est plane et jaunâtre, s'exhausse au-dessus des bords sous forme d'une verrue fraîchement rasée; enfin, la muqueuse, légèrement décollée autour d'elles, vient se terminer en mourant sur le talus produit par l'exhaussement du fond. Là où il est à découvert, le relief caractéristique de ces nouvelles pertes de substance n'offre qu'une surface unie ; mais, quand on soulève le rebord muqueux dont il est recouvert à son pourtour, on tombe sur un petit vide annulaire qui le circonscrit profondément, et dans lequel on rencontre partout la trace d'une évolution granuleuse. Au reste, le relief dont nous parlons est exclusivement constitué par le tissu cellulaire sous-muqueux ; il doit l'apparence compacte de sa coupe à un dépôt plastique dont celui-ci se trouve pénétré.

La région culminante de l'angle colique droit est perforée d'une ouverture orbiculaire large de 3 centimètres, et par laquelle un ancien abcès du foie a débouché dans l'intestin.

Le colon renferme des matières fécales demi-fluides et d'un jaune blanchâtre ; dans le rectum, ces matières sont grumelées, consistantes et d'un vert terreux.

La rate, indurée, mais friable, pèse 300 grammes. La densité de son tissu est de 1,115.

Le rein droit est le siége d'une lésion dont il sera question plus bas.

A côté de ces organes, il en est un autre plus malade encore : c'est le foie. Étendu transversalement jusqu'aux limites extrêmes de l'hypochondre gauche, il atteint en longueur 30 centimètres, en plus grande largeur 23 centimètres, en plus grande épaisseur 12 centimètres. En arrière, il adhère solidement à la partie postérieure et aux piliers du diaphragme, au duodénum, au pancréas, au colon transverse, aux glandes lymphatiques du voisinage, au paquet des vaisseaux biliaires et au rein droit. La coloration extérieure de son tissu varie : brun violacé au bord convexe, elle est fauve vers la moitié droite du bord tranchant, et rougeâtre à la face inférieure. Au centre de la face antérieure se voit une tache jaune, jaspée de rouge et nettement circonscrite sous la dimension d'une pièce de deux francs. A l'extrémité droite du bord postérieur, on remarque aussi deux taches analogues.

En incisant le viscère, on reconnaît qu'il est constitué, dans sa moitié antéro-supérieure, par du tissu rouge brun normal ;

dans la moitié droite de son bord tranchant par un tissu jaune et ramolli, dont les lobules sont sensiblement atrophiés ; dans le reste de la masse, par un tissu de teinte orangée, au sein duquel un grand nombre de lobules ont acquis les dimensions d'un grain de chènevis. Cette couche orangée a aussi éprouvé un ramollissement notable ; en outre, de petites nappes d'un pus blanc et séreux s'y voient çà et là entre des lobules qui, bien qu'immédiatement en contact avec elles, n'ont pas été intéressés.

Au milieu de ces tissus, l'instrument tranchant met partout à jour des collections purulentes.

Ainsi, le lobe gauche est converti en un vaste abcès qui pourrait admettre un œuf de dinde ; au voisinage de sa face inférieure, vers chaque extrémité du sillon antéro-postérieur, ce lobe présente encore deux foyers ayant chacun 5 à 6 centimètres cubes de capacité.

De son côté, le lobe droit renferme, 1° à sa face antérieure, sous la tache jaune centrale, 10 à 15 grammes de pus immédiatement en contact avec la capsule de Glisson, et logé dans une petite caverne hémisphérique. 2° A son bord convexe, cinq foyers, savoir : *a*) deux superficiels vers l'extrémité droite, non loin de la face postérieure du viscère ; ces foyers se dessinent au dehors sous l'aspect des taches que nous avons remarquées sur cette région de l'organe ; *b*) au voisinage du ligament suspenseur, deux foyers profonds, ayant chacun de 5 à 6 centimètres cubes de capacité ; *c*) à égale distance de ces deux limites, un troisième foyer profond, mais pisiforme. 3° Dans son épaisseur, le lobe dont nous parlons contient : *a*) au-dessus des troncs de la veine porte, un foyer arrondi, offrant 175 centimètres cubes de capacité ; *b*) à son centre, un foyer configuré comme le précédent, mais un peu plus considérable ; *c*) à droite, dans sa grosse extrémité, deux foyers arrondis aussi, ne présentant l'un et l'autre qu'une capacité de 120 centimètres cubes ; *d*) entre ces cavités et la face antérieure, un petit foyer irrégulier, rempli par quelques grammes de pus ; *e*) enfin, entre ces abcès et la face inférieure, une dernière excavation de 8 centimètres en hauteur verticale sur 9 de diamètre transversal, et 4 d'avant en arrière; c'est ce foyer qui s'est ouvert dans l'angle droit du colon. Au total, le viscère renferme quinze abcès à diverses périodes de développement; un mot sur la constitution de chacun d'eux.

Les six petits foyers profonds n'ont pas encore de membrane pyogénique. Quel que soit leur siége, ils sont creusés au sein de noyaux dans lesquels la substance hépatique a pris par degrés une coloration jaune et l'apparence de la moelle de jonc. A la superficie de leurs parois, on distingue le relief de lobules encore intacts, et la tranche de lobules entamés par le travail destructeur; on y rencontre également des fissures qui pénètrent plus ou moins loin entre ces corps glanduleux, et sont remplis du même pus que les foyers. A l'égard de ce pus, il est fort épais et de teinte citrine; quand on le repousse au dehors, en comprimant les parois de la cavité, son manque de fluidité le conduit à sortir en une masse simplement multilobée. Les trois petits foyers sous-jacents à la capsule de Glisson ont leurs parois disposées de même là où elles sont constituées par le tissu glanduleux; mais là où elles se réduisent à l'épaisseur de la capsule, elles ont un aspect uni, et se montrent tapissées par une très-mince membrane pyogénique, semblable à un feuillet séro-celluleux.

Les foyers de capacité moyenne sont sphéroïdaux. Dans tous on aperçoit une membrane pyogénique blanchâtre, forte de 2 à 3 millimètres. Molle, mais cohérente, cette membrane fait corps avec une foule de menus prolongements fibro-celluleux, qui se rattachent à l'élément interstitiel du tissu viscéral. Sous elle, ce tissu se termine en une surface unie, que parcourent des brides aplaties et rougeâtres. Non moins friables que le tissu cellulaire phlegmoneux, dont elles ont d'ailleurs la structure, ces brides sont constituées par le faisceau vasculaire au milieu duquel chemine la veine porte; dans leur épaisseur, cette veine a subi une oblitération absolue. En d'autres endroits, la membrane pyogénique recouvre, sans s'y engager, des trous arrondis qui sont les lumières de veines sus-hépatiques détruites par la suppuration. Les abcès qui nous occupent recèlent un pus jaunâtre et peu épais, lequel tient en suspension des grumeaux floconneux.

Le grand foyer du lobe droit mérite une description spéciale.

Dans leurs cinq sixièmes antérieurs, ses parois sont formées par le tissu hépatique seul; quant à leur sixième postérieur, il est constitué par la moitié supérieure du rein droit, devenu inséparable du viscère. Circonscrit de la sorte, le foyer débouche inférieurement dans l'extrémité droite du colon transverse, ainsi que nous l'avons noté plus haut. La communication s'opère au milieu d'adhérences fibreuses, qui maintiennent l'intestin exactement en rapport avec le pourtour de la perforation.

Là où il est circonscrit par le tissu hépatique, c'est-à-dire dans ses cinq sixièmes antérieurs, le foyer que nous décrivons est doublé par une couche particulière, épaisse de 7 à 8 millimètres. Cette couche a une coloration noire; sa consistance et son élasticité sont analogues à celles que le caoutchouc possède à la température ordinaire de l'air. Extérieurement, elle fait corps avec la substance du viscère; à l'intérieur, sa surface, qui se trouve déprimée partout en petits godets lenticulaires contigus, est, outre cela, hérissée d'imperceptibles mamelons acuminés. A mesure qu'on examine cette couche plus près de l'ouverture par laquelle le foyer et l'intestin sont mis en communication, on la voit s'amincir par degrés, puis finir en mourant sur le rebord de celle-ci.

Là où le foyer est circonscrit par le rein droit, la substance corticale de cet organe a disparu en grande partie, et la couche qui en reste encore a pris graduellement, de l'intérieur à la superficie, une coloration noirâtre. Continue avec la formation dont les autres points du foyer sont doublés, cette nouvelle couche est, comme celle-ci, hérissée de très-petits mamelons acuminés. A la même hauteur, la substance rénale a subi une compression manifeste, qui a déterminé l'effacement presque complet de la portion correspondante du bassinet.

Ainsi réunies en une sorte de coque, les deux formations

noires précédentes sont tapissées par une membrane fibreuse d'un jaune sale. Épidermoïde à sa surface, qui est sèche et ridée de stries, cette membrane a une épaisseur de trois quarts de millimètres environ. Elle ne possède qu'une texture confusément feutrée. Les petits mamelons qui existent sur les couches sous-jacentes la soulèvent de manière à lui donner l'apparence d'une peau chagrinée, ou, plus exactement, celle d'un choufleur. Au niveau de la perforation, elle revêt un poli séreux, et se continue par une transition insensible avec la muqueuse intestinale.

Les matières renfermées dans le grand foyer que nous venons de décrire sont les mêmes que celles qu'on rencontre dans le colon.

Les ramifications de la veine porte ne sont exemptes d'altérations que dans la substance rouge brun du foie. Dans la substance orangée et dans la substance jaune, ces divisions veineuses sont converties, sous leurs diamètres respectifs, en cylindres fibro-cartilagineux, dont le tissu blanchâtre et compacte a une certaine élasticité. Les plus petits de ces cylindres sont imperforés; ceux de dimension moyenne sont creusés à leur centre par un petit canal capillaire; et dans les troncs volumineux, ce canal n'admettrait encore qu'une aiguille à tricoter, si ce n'est au voisinage du point où ces troncs atteignent le sinus de la veine : là, leur canal s'élargit par degrés, et débouche par un orifice infundibuliforme dans ce sinus, qui, lui, n'a subi aucune modification.

Dans l'intervalle des foyers, les veines sus-hépatiques sont intactes; mais dans les endroits où elles les rencontrent, elles sont brusquement détruites, et leur lumière, naturellement maintenue béante, n'est recouverte que par la membrane pyogénique et par les expansions qui pénètrent cette membrane.

Les conduits biliaires ont leur canal légèrement rétréci par suite d'une certaine hypertrophie de leurs parois.

La tunique fibreuse de la vésicule biliaire est aussi hypertrophiée concentriquement, mais par degrés du fond à l'orifice, où elle a 5 millimètres d'épaisseur. Il est facile de reconnaître que cette tunique se compose ici de fibres musculaires très-pâles, les plus superficielles décurrentes et occupant toute la longueur de la vésicule, tandis que les plus profondes sont circulaires.

La bile contenue dans la vésicule est très-visqueuse et de coloration vert bouteille.

Pour terminer, mentionnons quelques résultats obtenus à l'aide de la balance.

1° Le foie, plein de ses matières purulentes, avait un poids de . . . . 4300 grammes;

Les abcès vidés avec soin, il pesait encore 3200 »

Il renfermait donc une quantité de pus égale en poids à . . . . 1100 »

2° En comparant à celle de l'eau distillée la densité des tissus suivants, nous sommes arrivés aux chiffres ci-après :

Eau distillée	1,000;
Tissu rouge brun normal	1,055;
Tissu orangé	1,067;
Tissu jaune.	1,154;
Tissu noir du grand foyer	1,155.

Observation XXV.

Développement d'hydatides dans l'abdomen; foie creusé d'une excavation qui communique avec le colon transverse et paraît recouverte d'une cicatrice.

Ahmed ben Saâd, âgé de trente-six ans, et originaire du Sahara algérien, fut trouvé le 14 novembre 1850, à dix heures du soir, gisant sur la voie publique à Blidah. Porté immédiatement à l'hôpital, il fit connaître que, malgré une dysenterie lente dont il était atteint depuis deux mois, il s'était rendu à pied de son pays dans notre ville, et qu'en arrivant il était tombé exténué de froid, de fatigue et de misère. Après avoir réchauffé ce malheureux, nous remarquons chez lui les conditions suivantes : tempérament lymphatique-nerveux, constitution mauvaise, affaiblie ; ventre distendu, résistant, moins sonore que dans l'état normal, coliques intenses ; facies grippé ; pouls à 85, petit, dépressible ; résolution générale de l'appareil musculaire. Prescription : infusion de tilleul chaude, une potion opiacée.

Le 15. Dans la nuit, au milieu de fortes coliques, il s'est produit sept selles séro-sanguinolentes, entremêlées de grumeaux bilieux. Ce matin, les coliques ne reparaissent plus qu'à de rares intervalles, mais il leur survit des douleurs sourdes répandues dans tout l'abdomen. L'état général ne s'est pas relevé. Prescription : une crême de riz matin et soir, tisane gommeuse, deux potions opiacées.

Le 16. Dans les vingt-quatre heures, huit selles analogues aux précédentes ; coliques et douleurs au même point ; pouls à 90, très-petit, faible. Le malade reste couché en boule sur le côté droit. Prescription : mêmes aliments, même tisane, une pilule d'opium toutes les six heures.

Le 17. Depuis hier matin, cinq selles seulement ; les matières excrétées ont l'aspect d'une bouillie grumelée jaunâtre ; coliques à peu près nulles. En regard de cette amélioration, le pouls a perdu toute résistance, la voix est cassée, le facies complétement décomposé. Mort le 18, à une heure du matin.

Autopsie, trente heures après la mort.

Uni par de lâches adhérences à la masse intestinale, le grand épiploon est repoussé à droite de la ligne médiane, et s'arrête à six travers de doigt du détroit supérieur du bassin. En le soulevant et en écartant les autres replis du péritoine viscéral, on aperçoit de nombreux kystes hydatifères répartis comme il suit.

1° L'un d'eux, ayant la grosseur d'une noix, s'est développé dans l'épiploon gastro-hépatique, sous le lobe gauche du foie.

2° Quatre autres kystes, de la grosseur d'un œuf de poule, se rencontrent au voisinage de l'hiatus de Winslow ; l'un d'eux adhère intimement à la vésicule biliaire.

3° En renversant à droite le grand épiploon, on aperçoit sur son feuillet postérieur six autres kystes, dont deux ont le volume d'un œuf d'oie. Ces kystes sont alignés le long du bord gauche de l'expansion séreuse en deux traînées adjacentes; le plus volumineux est situé le plus bas, vers le voisinage de l'ombilic.

4° Entre la première portion du duodénum et le pancréas, se trouve placé un kyste de la grosseur d'une noisette, lequel est logé en partie dans le rebord supérieur de cette glande.

5° Entre la troisième portion du duodénum et le colon transverse, on remarque un autre kyste du même genre.

6° Dans le mésorectum, un kyste ayant la configuration et le volume d'un œuf de poule, adhère fortement au côté gauche de la colonne lombaire. Ce kyste a fait dévier dans le même sens et a aplati simultanément la portion supérieure du rectum.

7° Dans la cavité pelvienne, une production semblable s'est développée à droite et en avant contre le releveur de l'anus. Une autre, égalant en volume une très-grosse orange, a refoulé en bas la vessie et remplit le reste du petit bassin, dont elle dépasse de trois travers de doigt le niveau supérieur.

8° Enfin, dans la portion centrale du foie on aperçoit un kyste, ayant les dimensions d'une noisette.

De ces kystes, les plus gros sont constitués par une membrane fibreuse demi-transparente qui, forte d'un millimètre dans la majeure partie de son étendue, acquiert sur les autres points de celle-ci une épaisseur double et l'apparence du cartilage. Par contre, les kystes plus petits, spécialement celui du foie, ont pour parois une pellicule simplement translucide. Indépendamment d'un fluide incolore, grands et petits recèlent tous de nombreuses vésicules hydatiques d'un beau blanc et dont les dimensions varient de celle d'un pois à celle d'un grain de raisin. Ces vésicules sont intactes à l'exception de quelques-unes qui ont subi des déchirures et se présentent affaissées sur elles-mêmes. Chacune d'elles en renferme d'autres ayant environ le volume d'une tête d'épingle, et dont plusieurs se voient encore accolées aux parois d'où elles sont issues.

L'intestin grêle est sain; mais la portion gauche de sa masse se trouve repoussée en haut et en dehors par les kystes enracinés sur la colonne lombaire et dans le bassin.

Le gros intestin, long de 1 mètre 65 centimètres, est rétréci de moitié dans le trajet du colon et au milieu de l'*S* iliaque. De plus, la formation des kystes a entraîné des changements dans sa disposition. Ainsi, le colon transverse est arqué en avant et en haut; le colon descendant est refoulé tout à fait à gauche; l'*S* iliaque se dévie en arrière et à gauche dans sa portion ascendante, tandis que son second crochet, prenant une direction transversale, vient s'appuyer contre le psoas droit. Quant au rectum, sa moitié supérieure a été déviée vers la fosse iliaque gauche, comme nous l'avons déjà dit; il est d'ailleurs aplati sur tous les points.

Les parois de l'*S* iliaque ont doublé d'épaisseur dans leurs deux dernières sections.

Jusqu'au quart inférieur du rectum, la muqueuse du gros intestin a pris une teinte brun noirâtre. En outre, dans le colon ascendant, l'*S* iliaque et les trois quarts supérieurs du rectum, on remarque à sa superficie interne de petites expansions effilées longues de 7 millimètres sur 2 ou 3 de largeur. Ces expansions, que l'on assimilerait volontiers à des mèches de coton, possèdent une teinte jaune clair. Toutes sont rabattues de haut en bas contre la muqueuse et se montrent finement striées dans ce sens. A leur extrémité inférieure et sur les côtés, elles offrent de courtes franges, entre lesquelles on aperçoit des gouttes de sang coagulées. Elles prennent exclusivement naissance dans le tissu cellulaire sous-jacent à la muqueuse. De plus, celle-ci s'arrête brusquement autour de leur base sans augmenter d'épaisseur ni leur adhérer. Au fond du vide qui l'en sépare, se voient de très-petits points rouges d'où sont indubitablement provenues les gouttes de sang dont nous avons parlé.

Dans le quart inférieur du rectum, la muqueuse, amincie et presque immobile, a contracté une teinte rougeâtre. Les expansions s'y rencontrent encore dans l'étendue de quelques travers de doigt; mais elles diminuent de plus en plus de volume, et sont remplacées par une multitude d'ulcérations miliaires. Ces nouvelles pertes de substance intéressent l'entière épaisseur de la muqueuse; elles sont recouvertes de granulations sur tous les points.

Jusqu'à l'endroit où le rectum est aplati par les kystes, le gros intestin contient des matières fécales molles et grumelées dont l'aspect est jaunâtre; plus bas, il y existe seulement une boue sanguinolente très-fluide.

Le foie, d'un poids de 1250 grammes, conserve, malgré le lavage, une coloration ocreuse. Ses éléments sont atrophiés et condensés. Uni au colon transverse par d'étroites adhérences, son lobe droit renferme une excavation arrondie qui vient déboucher au centre de ces pseudo-membranes dans l'intestin. L'orifice de communication est orbiculaire; il présente 2 centimètres de largeur. Quant à l'excavation, elle serait susceptible d'admettre un abricot; en outre, elle est circonscrite par une coque fibro-cartilagineuse noire, dont le tissu offre la même élasticité que le caoutchouc ramolli à la température ordinaire de l'air. Épaisse de 7 à 8 millimètres à son fond, la coque ainsi constituée s'amincit à partir de là pour se terminer en mourant sur le rebord de l'orifice. Extérieurement, elle est inséparable de la substance viscérale. Quant à sa paroi intérieure, d'une part, elle se trouve creusée de petits godets lenticulaires contigus; de l'autre, elle est hérissée d'imperceptibles mamelons acuminés. Sur les premiers de ces détails se réfléchit une membrane fibreuse, de teinte bistrée. Forte de deux tiers de millimètre, très-adhérente et à peu près inextensible, cette membrane se fait remarquer par une texture feutrée. A sa surface libre, qui est unie, elle possède un aspect épidermoïde; sur l'orifice de l'excavation, elle se change en un feuillet fibro-muqueux, puis se fond insensiblement avec la muqueuse intestinale.

A gauche, entre le foie et le colon, pseudo-membrane et adhérences livrent passage au goulot d'une petite poche fibro-celluleuse qui s'ouvre dans le gros intestin à côté de la cavité précédente. Cette poche s'est circonscrite dans le mésocolon;

elle pourrait contenir une olive longue ; sa surface intérieure a un poli séreux. Ses parois, extrêmement minces dans leur moitié terminale, s'épaississent ensuite jusqu'à avoir 1 millimètre de diamètre au point où elles se réunissent à celles de l'intestin.

La rate pèse 400 grammes et semble avoir subi un certain degré d'induration.

Pour les tissus de la rate et du foie, la balance hydrostatique donne les densités ci-après :

Tissu de la rate . . . . 1,125 ;
Tissu hépatique proprement dit . . . . . . 1,041 ;
Tissu de la coque fibro-cartilagineuse noire . 1,162.

Observation XXVI.

Hépatite chronique développée sous forme latente ; la portion culminante du foie est détruite par un vaste abcès.

Dans le courant du mois de mai 1849, le nommé G......, militaire détenu à la prison de Blidah, âgé de vingt-trois ans, et en comptant trois de séjour en Algérie, fut atteint d'une dysenterie à laquelle on ne put assigner de cause efficiente. Quoique doué d'un tempérament lymphatique, cet individu possédait une assez forte constitution. Sa maladie déterminait chaque jour cinq ou six selles muco-bilieuses ; mais, comme elle ne s'accompagnait d'aucune souffrance, que le ventre avait conservé sa souplesse et son relief, qu'enfin l'état général se maintenait dans d'excellentes conditions, on ne crut pas devoir en faire l'objet d'un traitement. Abandonnée de la sorte à elle-même, cette affection se continua sans porter atteinte ni aux bonnes apparences de l'habitude extérieure, ni aux forces. Bien plus, vers le mois d'octobre, G...... en vint à contracter à vue d'œil un embonpoint remarquable. Les choses en étaient là, quand, du 15 au 20 novembre, la maladie prit graduellement une forme subaiguë, et telle fut depuis lors sa marche, que le 24 on se vit dans l'obligation d'envoyer G...... à l'hôpital. Nous l'y trouvons dans les conditions suivantes :

Le 25 novembre. Habitude extérieure décolorée, peau rugueuse ; débilité très-grande. Les selles sont devenues séro-sanguinolentes ; dans les vingt-quatre heures, leur nombre s'élève jusqu'à quinze ou vingt. Il existe de vives coliques, des épreintes. Ventre tuméfié, sensible; urines chargées, rares. Pouls petit, dur, variant de 80 à 85. Cinq nuits consécutives, le malade s'est réveillé le front et les mains baignés de sueur. En regard de ces manifestations pathologiques, l'embonpoint s'est encore accru ; sous lui, toutefois, les chairs ont perdu de leur volume et de leur consistance. Prescription : du lait, tisane gommeuse tiède, une pilule d'opium toutes les huit heures.

Le 26. Même état, même prescription.

Le 27. A part les coliques, qui sont moins vives et moins fréquentes, à part les sueurs nocturnes, qui semblent s'être suspendues, le mal n'a éprouvé aucun amendement. Prescription : deux crêmes de riz, même tisane ; dans le jour, une pilule de Segond toutes les trois heures ; pour la nuit, une pilule d'opium.

Le 3 décembre. Une amélioration légère s'est manifestée du côté des selles, qui ont recouvré un aspect muco-bilieux; mais, sous les autres rapports, l'état du malade n'a pas cessé de s'aggraver. Coliques sourdes, permanentes; abdomen rétracté ; sentiment continu d'angoisse dans les profondeurs de la région diaphragmatique. Pouls à 90, concentré, dépressible ; prostration extrême; le sujet ne peut plus quitter le décubitus dorsal. Prescription : du lait, même tisane, une pilule d'opium de six heures en six heures.

Le 4. Selles involontaires, analogues à de la lavure de chair ; pouls à 120, filiforme. Le malade meurt le 5, sans avoir perdu de son embonpoint.

Autopsie, vingt-quatre heures après la mort.

L'estomac et l'intestin grêle sont sains.

Le gros intestin, long de 1 mètre 32 centimètres seulement, est rétréci d'un tiers. Ses parois ont doublé d'épaisseur, et, dans tout leur développement, le tissu cellulaire sous-muqueux s'est changé en une couche compacte, forte de 2 à 3 millimètres. Ainsi transformé, ce tissu possède une ténacité presque fibreuse; sa coloration est d'un gris rosé, et il fait intimement corps avec les tuniques auxquelles il est interposé. Quant à la muqueuse, elle a subi un amincissement notable; sa teinte est d'un brun violacé, sa cohérence très-faible, son lustre nul. Étroitement appliquée contre la couche précédente, elle est ridée en de menus plis longitudinaux qui, moulés sur des reliefs de cette couche, résistent aux efforts tentés pour les détruire. D'un autre côté, la membrane dont nous parlons, porte presque partout des traces ulcéreuses. Dans le cœcum, ces pertes de substance sont grisâtres, confluentes et de dimension lenticulaire; elles pénètrent jusqu'au tissu cellulaire sous-muqueux; leur superficie se présente hérissée de fibrilles à la manière d'un velours d'Utrecht. Dans les colons, l'S iliaque et le premier tiers du rectum, il existe encore çà et là quelques lésions du même genre; mais ce qu'on remarque principalement, c'est une foule de petites érosions situées sur la portion culminante des plis de la muqueuse. Dans le tiers terminal du rectum, on rencontre de nouveau un grand nombre d'ulcérations lenticulaires; ici, leurs bords sont rouges, irréguliers, décollés; leur fond est inégal, livide; malgré cela, plusieurs d'entre elles offrent l'empreinte d'un travail réparateur commençant.

La convexité culminante du foie a disparu pour faire place à une vaste cavité remplie d'un pus jaunâtre; seuls, des débris fibro-celluleux ont survécu à la fonte du parenchyme. Ces débris possèdent une teinte blanc de lait; néanmoins, leur tissu est demi-transparent. Les uns, qui se voient surtout au centre de la perte de substance, sont appendus en lambeaux irréguliers à la voûte du diaphragme; d'autres, très-multipliés et presque exclusivement périphériques, se sont conservés tendus de cette voûte à la paroi inférieure du foyer sous l'aspect de minces prolongements laminaires ou de filaments; enfin, d'autres sont affaissés sur le viscère en une couche diffluente. Dans une eau tranquille, la superficie des prolongements laminaires et des lambeaux se dissocie en de courtes franges et en villosités clairsemées. A ces dernières aboutissent des linéaments ramifiés, que leur coloration opaque permet de suivre à travers la demi-transparence des expansions jusqu'à des branches plus considérables; à leur tour, celles-ci, bien que dépourvues de perméabilité, se relient au paquet des vaisseaux afférents et biliaires voisins. A l'égard des expansions filiformes, l'œil ne distingue sur elles aucune trace de villosités; elles sont uniquement des divisions vasculaires issues de la même origine que celles des lambeaux, et imperméables comme elles. Ces diverses expansions ont de 1 à 3 centimètres de longueur. Un peu avant d'atteindre la paroi inférieure du foyer, elles se réunissent en un lacis spongieux qui se montre d'autant plus serré qu'on l'examine plus près de cette paroi. Il en résulte qu'à leur extrême base, les expansions arrivent à constituer une enveloppe non interrompue, dans laquelle sont creusées des vacuoles susceptibles d'admettre depuis un grain de chènevis jusqu'à un pois. Plusieurs des vacuoles dont il est question, recèlent un menu pénicille villeux. Aux abords immédiats du foie, un grand nombre d'entre elles sont encore closes, quoique entièrement remplies d'un pus opalin; mais ailleurs, elles communiquent les unes avec les autres, soit à l'aide de ruptures linéaires, soit parce que leurs parois ont éclaté en petites franges auxquelles ressemblent, sans distinction appréciable, celles que nous avons notées à la surface des lambeaux. Quelques vacuoles très-rapprochées du tissu glanduleux renferment des lobules plus ou moins désorganisés, et dont les débris, rougeâtres ou jaunâtres, sont baignés d'un pus opalin comme le précédent. Quant à l'abcès en lui-même, c'est une cavité surbaissée qui intéresse du côté du viscère une étendue de la grandeur de la main, et atteint sous la convexité culminante du diaphragme, 4 centimètres de hauteur; il contenait 300 grammes de pus. Dans l'infinité de ses détails, il est doublé d'une membrane séro-celluleuse extrêmement mince.

Aux abords immédiats de l'abcès, la substance du foie se change insensiblement en une couche brun marron. Cette couche possède une cohérence presque fibreuse; l'élément cellulo-vasculaire y est transformé en cloisons qui, épaisses d'un tiers à un quart de millimètre, se font remarquer par leur coloration noirâtre. Hors de là, le viscère n'a subi d'autre altération qu'un certain accroissement dans sa consistance et dans le volume de ses lobules, qui, presque tous, ont les dimensions d'un grain de chènevis. Son poids est encore de 2300 grammes; sa longueur de 32 centimètres, sa plus grande largeur de 21 centimètres; il a dû avoir en plus grande épaisseur 12 centimètres avant l'invasion de la fonte purulente.

Au-dessus de l'abcès, ainsi qu'un peu au delà de sa circonscription, le feuillet diaphragmatique et le feuillet viscéral du péritoine sont solidement réunis l'un à l'autre par une mince zone d'adhérences.

La rate, d'un poids de 165 grammes, est exempte de toute altération.

Observation XXVII.

Hépatite chronique suivie de la formation d'un abcès; ouverture de celui-ci dans la cavité pleurale droite (observation recueillie dans le service de M. le docteur Rodes, médecin-major).

B...., douanier, originaire du département de l'Ariége et âgé de trente-deux ans, entre à l'hôpital d'Oran le 19 novembre 1855. Son tempérament est nerveux-lymphatique, sa constitution bonne; il réside en Algérie depuis six années. La maladie qu'il accuse date de deux mois; elle a débuté par un flux de dysenterie atonique, lequel, au bout de trente jours et sans l'emploi d'aucun moyen curatif, s'est suspendu pour faire place à une fièvre rémittente irrégulière. Tantôt franchement prononcée, tantôt presque imperceptible, celle-ci a résisté à l'action du sulfate de quinine; de plus, elle n'a pas tardé à s'accompagner d'une douleur pongitive siégeant vers les derniers espaces intercostaux du flanc droit. La réunion de ces circonstances fâcheuses n'a attiré en rien l'attention du malade; c'est seulement après trois semaines de souffrances croissantes que celui-ci a songé à réclamer des soins suivis.

Au moment de son arrivée à l'hôpital, B.... offre déjà les traces d'un épuisement notable. La douleur est assez vive; parfois elle se change en élancements; parfois aussi elle retentit dans l'épaule voisine. La matité du lobe droit du foie est extraordinairement prononcée, et remonte jusqu'au bord inférieur de la quatrième côte. La peau est chaude, sèche. Dans le jour, le pouls est accéléré, dur, petit. Le soir, la douleur s'accroît; le pouls augmente de résistance, d'accélération et gagne de l'ampleur; enfin, au bout de quelques heures, le malade est pris d'un sommeil lourd, mêlé de sueurs. Propension marquée à la diarrhée. Après avoir été traitée de nouveau sans succès par la quinine, la fièvre cesse peu à peu d'elle-même; mais la douleur persiste malgré un certain nombre d'émissions sanguines locales, malgré l'action du calomel; outre cela, le flux abdominal n'est contenu qu'avec une extrême difficulté.

Vers le 20 décembre, les douleurs commencent à s'atténuer par intervalles. En revanche, l'hypochondre, où s'est concentré le mal, a acquis une voussure démesurée; le lobe correspondant du foie descend à 3 centimètres plus bas que le thorax, tandis que sa matité remonte en avant jusqu'à la quatrième côte; à son tour, la percussion opérée à l'aide d'une main sur la moitié postérieure des fausses côtes droites, pendant que l'autre main est appliquée sur l'épigastre, développe dans cette région des chocs semblables à ceux d'une masse fluide profondément située. Bientôt, l'épuisement, qui n'avait encore marché qu'avec lenteur, s'accroît avec rapidité; la distension de l'hypochondre devient énorme; et le malade, miné par une fièvre hectique, meurt le 7 janvier 1856.

Autopsie, trente-six heures après la mort.

La cavité pleurale droite est le siége d'un épanchement considérable de pus et de sérosité. Le poumon qu'elle renferme est en partie refoulé sur lui-même ; des traces d'engorgement commençant et d'œdème se remarquent à la base de cet organe. Injectée, épaissie, opaque, la plèvre est partout recouverte d'une couche pseudo-membraneuse.

La moitié droite de la voûte du diaphragme est soulevée jusqu'au niveau antérieur de la quatrième côte. A sa partie supérieure existe une fissure susceptible de laisser passer une plume d'oie. Cette fissure met la cavité pleurale voisine en communication avec un vaste abcès qui, situé dans les couches culminantes du lobe droit du foie, est la cause du refoulement subi par le diaphragme.

Cet abcès possède une configuration sphéroïdale. Son étendue est de 15 centimètres en tout sens; il renfermait 1800 grammes d'un pus blanc, mêlé de flocons albumineux. Les couches qu'il a soulevées ont conservé 1 centimètre d'épaisseur au niveau de sa portion moyenne; mais au-dessus de ce point, elles vont s'amincissant de telle sorte qu'autour de la fissure elles sont réduites aux seules enveloppes du viscère. Quant à la surface de l'excavation purulente, elle est hérissée de villosités qui lui donnent l'apparence du drap à longs poils. Ces villosités ont une texture fibro-celluleuse; leur couleur est opaline. Dans leurs intervalles se voit une membrane pyogénique qui, forte de 1 à 2 millimètres, se réfléchit sur chacune d'elles et de leurs divisions, en prenant la ténuité d'une séreuse. Elles émergent d'une couche blanche, véritable kyste épais de 1 centimètre. En dehors de ses couches internes, qui sont compactes et fibro-cartilagineuses, ce kyste paraît d'autant moins cohérent et d'autant moins dense qu'on l'examine plus loin de l'abcès; d'autre part, ses portions périphériques offrent d'étroites veines grisâtres très-rapprochées, et qui, disposées dans le sens de sa courbure, reproduisent la séparation de feuillets stratifiés perpendiculairement aux rayons de l'abcès; enfin, il se continue avec l'élément cellulo-vasculaire du parenchyme. A l'égard de ce dernier, il est normal jusqu'à quelques centimètres avant d'atteindre les parois de l'abcès; mais au delà de cette limite, il contracte insensiblement une teinte brun violacé qui, elle-même, devient peu à peu noirâtre aux abords immédiats du kyste. Suivant une progression analogue, les lobules se ramollissent, s'atrophient et acquièrent l'aspect poreux de la moelle de jonc, tandis que l'élément cellulo-vasculaire qui les sépare gagne plus de cohérence, et se fait plus distinct. Suivant encore cette progression, la gaîne dans laquelle sont renfermés les vaisseaux afférents et biliaires, revêt aux abords du kyste une texture fibro-cartilagineuse et une plus forte épaisseur, pour se confondre en dernier lieu avec les tuniques des vaisseaux dont il s'agit.

Celles des branches de la veine porte et des conduits biliaires qui arrivent jusqu'au kyste disparaissent complétement dans les premières portions de celui-ci ; mais les artères semblent s'y épuiser en riches réseaux. Quant aux veines sus-hépatiques que la suppuration a interceptées dans leur continuité, on les voit s'effiler outre mesure à partir de 15 à 18 millimètres en deçà du kyste, puis se terminer en cul-de-sac, non cependant sans que leurs parois se soient légèrement épaissies. Aucune de ces veines ne s'achemine perpendiculairement sur la coque fibro-cartilagineuse ; toutes ont, par rapport à celle-ci, une direction oblique due, sans doute, au refoulement qu'a occasionné l'accumulation croissante du pus.

Débarrassé de ses fluides, le foie pèse encore 2000 grammes. Son développement en longueur est de 33 centimètres ; sa plus grande largeur, 28 centimètres au lobe droit, et 18 centimètres au lobe gauche ; sa plus grande épaisseur, 9 centimètres. Les diverses portions de sa masse ont les densités ci-après :

Tissu sain	1,050 ;
Tissu brun violet	1,062 ;
Tissu noirâtre	1,068 ;
Tissu cartilagineux du kyste	1,112.

La rate, d'un poids de 190 grammes, est exempte d'altérations.

Le gros intestin, long de 1 mètre 30 centimètres, possède une largeur normale. Sa muqueuse, ainsi que le tissu cellulaire qui la double, sont noircis par places. En certains points où se remarquent des cicatricules stellaires, noires aussi, la première a perdu sa mobilité, et se trouve froncée en plis rayonnés. Dans le colon ascendant et dans le rectum existent quelques ulcérations lenticulaires, qui atteignent pour la plupart le tissu cellulaire sous-muqueux, et commencent presque partout à se recouvrir de granulations.

Observation XXVIII.

Hépatite chronique suivie de suppuration; le contenu d'un abcès du foie a pénétré dans la plèvre droite, et tend à se faire jour au dehors par le poumon.

D....., maçon, originaire des Hautes-Pyrénées et âgé de quarante ans, entre à l'hôpital de Blidah le 7 août 1850. Sous un tempérament nerveux-lymphatique, cet homme a possédé une constitution robuste jusqu'à l'époque de sa maladie actuelle. Depuis sept ans il réside en Algérie. Les accidents dont il se plaint ont commencé en juin dernier par une fièvre quotidienne irrégulière, accompagnée de selles et de vomissements bilieux. Bientôt après, une légère suffusion ictérique s'est manifestée à la peau; la bouche est devenue pâteuse, amère; l'appétit a entièrement disparu. Traités par le sulfate de soude stibié, ces accidents ont cédé sans obstacle; mais au bout de quelques jours, une douleur pongitive a pris naissance dans le flanc droit, vers le sixième espace intercostal; l'épaule correspondante a été envahie par un sentiment continu de gêne, et il s'est déclaré un nouveau mouvement réactionnel, ainsi caractérisé selon les périodes : le matin, frissons erratiques alternant avec des bouffées de chaleur; pouls petit, dur, variant de 80 à 85; l'après-midi, même altération du pouls, propension à la diaphorèse; le soir, retour passager des frissons, puis chaleur âcre, pouls intermittent, large, encore dur; enfin, la nuit, sommeil lourd et agité, sueurs abondantes, rémission du côté du pouls et des douleurs. Malgré l'emploi combiné du calomel et de la quinine, cet ordre de choses persistait opiniâtrement, lorsque tout à coup, le 20 juillet, éclate une dysenterie subaiguë. A partir de ce moment, l'embarras de l'épaule et le mouvement réactionnel se dissipent par degrés; elle-même, la douleur de l'hypochondre, subit une atténuation. Mais, en regard de ce mieux, le flux abdominal passe à l'état chronique; un dépérissement rapide s'empare du malade: celui-ci est porté à l'hôpital.

Le 7 août. Habitude extérieure profondément amaigrie, facies hippocratique, peau rugueuse, ventre rétracté. Le bord inférieur du foie dépasse de 3 centimètres les cartilages costaux, ce qui le conduit à soulever la paroi abdominale suivant une ligne oblique, étendue de la douzième côte droite à la septième gauche. En opérant la percussion sur la région antérieure de l'hypochondre droit, on reconnaît que la matité jécorale, perceptible en haut dès la cinquième côte, se prolonge sans interruption jusqu'au rebord dont nous venons de parler. Dans le flanc, cette matité est remplacée par une autre non moins complète, mais qui, dépourvue de caractères tranchés, remonte jusqu'à la troisième côte, et occupe aussi en avant et en arrière le reste de la base du poumon. A ces signes se joint une douleur gravative siégeant dans la région du foie; la commotion change cette douleur en angoisses, et la fait rayonner au loin le long des insertions du diaphragme. Respiration rare, courte, pénible; toute trace en a disparu dans le développement de la matité qui existe à la base du poumon droit; par contre, elle affecte un timbre puéril dans le poumon gauche. Pouls à 80, petit, dépressible. Dans les vingt-quatre heures, six selles d'aspect muco-bilieux. Prescription: du lait, tisane gommeuse, une potion avec 3 centigrammes de chlorhydrate de morphine.

Le 8. Sommeil paisible cette nuit. Douleurs moindres. Hier soir, une selle féculente décolorée. Même prescription.

Le 9. Nuit calme comme la précédente. Au point du jour, il se produit plusieurs selles séreuses tachées de sang. Même prescription.

Le 10. Le mouvement dysentérique d'hier n'a pas eu de suites ; on insiste sur le traitement.

Le 11. Malgré le mieux obtenu du côté de l'abdomen, tout présage une fin prochaine ; le pouls est misérable, le regard éteint ; le malade ne sort pas d'un état d'adynamie profonde. Mort au commencement de la nuit.

Autopsie, vingt-quatre heures après la mort.

Le foie présente sur place une couleur rouge brun, qui devient fauve après lavage. Des traces d'hypertrophie se remarquent dans l'élément interlobulaire de son tissu. A droite, son bord inférieur dépasse de 3 centimètres la limite du thorax, et sa convexité culminante remonte jusqu'au niveau antérieur de la cinquième côte. Long de 31 centimètres, il atteint en plus grande largeur 22 centimètres, et en plus grande épaisseur, 12 centimètres. Après avoir été dépouillé de ses fluides, il pèse encore 2000 grammes. Son extrémité droite est unie à la paroi costo-diaphragmatique par une mince couche d'adhérences fibreuses ; en outre, elle est creusée d'un abcès qui débouche au milieu de celles-ci contre la paroi dont il s'agit. Cet abcès, de forme ovoïde, possède une capacité de 70 centimètres cubes. Une foule de lambeaux membraneux, longs de 5 à 40 millimètres, se rattachent à sa superficie par une de leurs extrémités seulement, ce qui les conduit à rester affaissés les uns sur les autres. Ces lambeaux sont hérissés de prolongements capillaires. Leur teinte, alliée à un certain degré de transparence, est blanchâtre. Dans leur épaisseur, on distingue des ramifications opaques et imperméables, qui, continues avec les vaisseaux afférents et biliaires voisins, envoient des divisions jusque dans les prolongements capillaires. Enfin, ils sont réunis par leur base en une sorte de kyste membraneux, lequel se relie à l'élément interlobulaire du parenchyme. Après trois jours de macération dans l'eau, ce kyste se résout en une couche fibro-cellulaire, creusée d'une infinité de vacuoles, et entremêlée de pénicilles villeux. Sous elle, le tissu glanduleux revêt, dans l'étendue de quelques millimètres, une teinte noirâtre.

Ainsi constitué, l'abcès que nous venons de décrire, communique par une large perforation du diaphragme avec un autre qui est situé dans la cavité thoracique droite. Compris entre la paroi costale, le muscle précédent et le poumon, ce second abcès renferme 200 grammes de liquide. Il est circonscrit par une zone d'adhérences fibreuses, en dehors desquelles un demi-litre de sérosité citrine flotte librement dans le sac pleural. Autour de lui, le tissu pulmonaire, refoulé en haut et en dedans, a subi l'hépatisation rouge dans une étendue de plusieurs centimètres; ce tissu a d'ailleurs été entamé déjà par la suppuration sur tous les points où il sert de paroi à l'abcès. Quant à la portion de plèvre qui est en rapport avec le pus, elle est le siége d'une injection et d'un épaississement considérables.

Les deux abcès dont il s'agit, sont munis chacun d'une membrane pyogénique. Dans celui du foie, cette membrane consiste en un mince feuillet séro-celluleux qui se réfléchit selon les divers détails des lambeaux; dans l'abcès sus-diaphragmatique, elle est épaisse de 1 millimètre, dépourvue de cohérence et noirâtre.

Indépendamment de l'abcès qui existe dans son extrémité droite, le foie en recèle un deuxième au niveau de l'empreinte rénale. Irrégulièrement circonscrit, celui-ci est sous-jacent à la capsule de Glisson. Sa profondeur est de 6 centimètres; il a à peu près le double dans ses autres dimensions, ce qui lui permet de contenir 300 grammes de pus. En arrière, les enveloppes qui le séparent encore du rein sont intimement unies à cet organe. En avant, c'est-à-dire là où il est limité par le tissu jécoral, sa paroi, inégale et mamelonnée, se trouve garnie d'expansions semblables à celles de son congénère, et réunies comme elles par leur base en une seule membrane. Ici, toutefois, cette membrane a ses vacuoles pleines de pus; en outre, plusieurs expansions sont restées tendues de la paroi antérieure de l'abcès à la paroi opposée, spécialement sur les points périphériques, où leur agglomération forme un lacis véritable. Aux abords de cet abcès, le tissu jécoral revêt dans l'étendue de quelques millimètres une légère teinte brun violet.

Le pus qui s'est écoulé des trois excavations a une teinte jaunâtre et se montre parfaitement élaboré.

La rate, indurée, mais friable, pèse 535 grammes.

L'estomac et l'intestin grêle sont sains.

Ramollie, mate et légèrement noirâtre, la muqueuse a perdu sa mobilité ; de plus, elle offre çà et là de menues ulcérations qui pénètrent jusqu'au tissu cellulaire sous-jacent. A l'égard de celui-ci, il s'est épaissi et a augmenté de cohérence ; ses vaisseaux sont gorgés de sang.

Les ganglions lymphatiques du mésocolon et du mésorectum sont ramollis et ont une teinte lie de vin.

A l'ouverture de l'abdomen, il s'est écoulé 300 grammes de sérosité citrine.

Observation XXIX.

Hépatite chronique suivie de suppuration ; un abcès du foie s'est ouvert dans la plèvre droite.

P....., ouvrier d'administration, originaire des Bouches-du-Rhône, et âgé de vingt-sept ans, entre à l'hôpital d'Oran le 8 février 1855. Sous les dehors d'un tempérament nerveux, il a possédé jusqu'à l'origine de sa maladie actuelle une constitution des plus robustes. Il compte, de présence sous les drapeaux, sept années, et de séjour en Algérie, cinq, qu'il a toutes passées dans la garnison de Tlemcen. L'affection dont il est atteint, date du milieu de novembre dernier. Elle a commencé par une dysenterie qui, d'abord subaiguë, a revêtu peu à peu une forme chronique. En même temps que cette modification s'opérait, une douleur pongitive a pris naissance dans le flanc droit, vers le sixième espace intercostal ; l'épaule voisine a été envahie par une sensation de gêne, et il s'est déclaré une fièvre irrégulière, prononcée surtout le soir. A ce faisceau de symptômes, on a opposé en premier lieu l'emploi des saignées générales, ainsi que l'application de sangsues en grand nombre sur le flanc. Mais ces moyens, après avoir mis promptement un terme aux souffrances perçues dans l'épaule et aux accidents réactionnels, ont laissé subsister les autres signes morbides; à leur tour, le calomel, l'opium, comme aussi les vésicatoires établis à demeure sur l'hypochondre, sont restés sans action favorable, et le sujet n'a pas tardé à dépérir.

Vers la fin de décembre, la fièvre, que l'on croyait dissipée sans retour, reparaît; les nuits deviennent mauvaises, le sommeil s'accompagne d'abondantes sueurs. Tout à coup la douleur de l'hypochondre éclate en élancements mêlés d'angoisses, puis se calme avec rapidité; les sueurs se suspendent; le mouvement fébrile, un instant accru à la suite de l'exacerbation de la douleur, s'évanouit dans le cours d'un traitement par la digitale et l'opium. Cependant, le mieux réalisé de la sorte ne doit pas se maintenir; en effet, dans les derniers jours de janvier, le malade profite d'une nouvelle rémission de la douleur de l'hypochondre pour se faire transporter à Oran : là, son mal récidive avec violence, et l'oblige d'entrer une seconde fois à l'hôpital.

Le 8 février. Habitude extérieure émaciée, facies grippé, voix anxieuse. Pouls à 100, petit, dur. La respiration, courte, inégale, se réitère quarante à cinquante fois par minute, et n'est possible qu'autant que le malade a le dos fortement relevé. Propension continuelle à la toux. Chaque jour, quatre ou cinq selles séro-bilieuses indolores. Au niveau de l'extrémité droite du foie existent des élancements pongitifs que le redressement du corps, la commotion ou la toux propagent le long des insertions du diaphragme. Au même niveau encore, le son jécoral a été remplacé par une matité qui, dépourvue de caractère spécial et d'élasticité, descend jusqu'à 2 centimètres plus bas que la limite où s'arrête d'ordinaire le son dont il s'agit. Une matité analogue, avec absence complète de bruit respiratoire, avec absence également de vibrations quand le malade parle, se remarque sur toute l'étendue qu'occupe le poumon correspondant.

Au milieu de conditions pareilles, le sujet ne trouve de soulagement dans l'emploi d'aucun moyen. Le 9, au soir, exaspération des douleurs, orthopnée absolue, sentiment d'angoisse. Le lendemain, pouls à 140, dur, ondulant; adynamie extrême. Mort à deux heures de l'après-midi.

Autopsie, vingt-quatre heures après la mort.

Les villosités de l'intestin grêle sont frappées d'atrophie.

Le gros intestin, long de 1 mètre 10 centimètres seulement, n'a en périphérie que 8 centimètres dans son premier tiers, et 7 centimètres dans le reste de son étendue. Ses parois sont amincies de moitié. Son tissu cellulaire sous-muqueux ne se compose que de fibres rares et cassantes. Elle-même la muqueuse se laisse déchirer aisément; outre cela, elle offre une teinte ardoisée, sur laquelle on distingue des productions cicatricielles parfaites ou à la veille de le devenir. Là où elles sont parfaites, ces productions se dessinent en minces écussons arrondis, dont la largeur varie de 5 à 10 millimètres; leur cohérence ressemble à celle du tissu fibreux; leur coloration est d'un gris noirâtre. Terminées à l'extérieur par une surface épithéliale, elles adhèrent profondément au tissu cellulaire sous-muqueux, s'il s'en est conservé au-dessous d'elles, et à la tunique fibreuse dans les points où ce tissu a disparu. Quant à celles qui ne sont pas encore parfaitement organisées, elles diffèrent des précédentes seulement en cela, que leur surface, au lieu d'être épithéliale, se montre recouverte de granulations.

Le foie, long de 25 centimètres sur 20 centimètres de plus grande largeur, et 11 centimètres de plus grande épaisseur, pèse 1600 grammes. Ses lobules ont diminué de volume; en revanche, son élément cellulo-vasculaire interstitiel s'est changé partout en cloisons compactes, fortes de 1 millimètre. Réunie au diaphragme par d'étroites adhérences, son extrémité droite est creusée d'un abcès qui, en dehors, débouche sous presque toute l'étendue de ses diamètres contre le muscle dont il s'agit. Cet abcès, de configuration sphéroïdale, pourrait loger les trois quarts d'une orange ; il renferme un pus jaunâtre. Du côté du viscère, sa cavité est circonscrite par une coque fibro-cartilagineuse, autour de laquelle le tissu glanduleux a pris dans l'espace d'un travers de doigt une teinte brun marron et une plus grande consistance.

La coque qui sert ainsi d'enveloppe à l'abcès, possède une coloration blanc mat et une épaisseur de 6 à 8 millimètres. A sa superficie interne rampent des cylindres fibreux aplatis, lesquels, larges de 2 à 5 millimètres, et ramifiés de loin en loin, s'enchevêtrent les uns dans les autres, pour se perdre ensuite insensiblement au sein de ses couches profondes. Les deux plus considérables d'entre ces cylindres sont creusés suivant toute leur longueur par un canal qui, susceptible d'admettre une plume de corbeau, communique avec celui d'une branche de la veine porte. Extérieurement, la coque s'enracine dans le parenchyme d'alentour : 1° En se rattachant directement au tissu interlobulaire de ce dernier ; 2° au moyen de tractus filiformes, blancs comme elle, et qui, bien que pleins, sont en rapport de continuité avec les vaisseaux afférents et biliaires du voisinage ; 3° au moyen de cordons fibreux plus ou moins gros, lesquels encore se relient aux mêmes vaisseaux que les tractus filiformes. De ces cordons, le plus volumineux, disposé à la manière d'un conduit, fait communiquer l'intérieur de la veine porte avec le canal que nous avons signalé dans deux des cylindres notés à la superficie de la coque. Quant aux cordons d'un diamètre moindre, ils offrent également un canal à leur centre, mais seulement un peu avant d'atteindre les paquets vasculaires dont ils sont les prolongements. Pour compléter ces détails, disons que, lorsqu'on déchire lentement le tissu de la coque, on le voit se dissocier en une foule de menues expansions membraneuses qui se redressent et s'écartent comme si, auparavant, elles étaient stratifiées.

Circonscrit de la sorte par la coque et par le diaphragme, l'abcès dont il est question se trouve tapissé d'une pseudo-membrane blanche et très-molle qui, amorphe sur la voûte musculaire, revêt sur la coque l'aspect d'une nappe floconneuse. Au-dessus de lui, l'aponévrose phrénique présente une perforation large de 1 centimètre et assez exactement arrondie ; cette perforation le fait communiquer avec la cavité pleurale droite.

Celle-ci renferme deux litres d'un liquide composé de sérosité, de pus blanc et de pus couleur chocolat. En outre, elle est entourée d'une épaisse pseudo-membrane blanche, sous laquelle la plèvre, privée de sa transparence, porte la trace d'une injection rougeâtre. A l'intérieur de la même cavité, le poumon, sain d'ailleurs, a été refoulé contre la cloison médiastine en un écusson grand comme la main ; de plus, il est emprisonné étroitement dans une expansion sacciforme que lui fournit la pseudo-membrane.

Observation XXX.

Hépatite chronique suivie de la formation d'un abcès ; celui-ci, après s'être ouvert dans la plèvre droite, et de là dans les bronches, tend à se créer une nouvelle issue à travers l'un des espaces intercostaux.

R......, zouave, âgé de quarante-deux ans, et en comptant quatorze de résidence en Algérie, entre à l'hôpital d'Oran, le 24 mai 1856. Son tempérament est nerveux-sanguin, sa constitution usée. Une première fois en 1853, il a été traité pour une douleur pongitive qui, dans le cours d'un fort mouvement de fièvre, avait envahi l'hypochondre droit. Une atteinte analogue l'y ramène en novembre 1855, avec cette différence cependant qu'il s'y joint un sentiment de barre à l'épigastre, une petite toux sèche et de la constipation. A cette récidive on oppose l'emploi du calomel à dose altérante ; il en résulte au bout de dix-huit jours un mieux tellement caractérisé que le sujet demande à reprendre son service.

Durant cinq mois, la guérison ainsi obtenue ne se dément

point; mais à l'expiration de ce terme, le sentiment d'oppression se reproduit, le flanc redevient douloureux, les forces s'éteignent. Admis de nouveau à l'hôpital, le malade s'y présente dans l'état suivant.

Le 24 mai 1856. Amaigrissement commençant, débilité excessive; sommeil lourd, mauvais. Les douleurs du flanc ont acquis une violence extrême; par intervalles, il s'y joint des élancements. La matité du lobe droit du foie descend, en avant, jusqu'à une ligne étendue de la douzième côte droite à la huitième gauche; en arrière, jusqu'au niveau supérieur de la troisième vertèbre lombaire. A la partie postérieure de la base du poumon correspondant, absence complète de murmure respiratoire, matité. Le malade ne peut respirer que dans la position demi-assise. Appétit presque nul, constipation depuis trois jours; pouls réduit, dépressible, à 78; sueurs notables pendant la nuit. Prescription: deux potages au lait, tisane gommeuse, deux pilules de calomel, scille et digitale.

Le 25. Mêmes conditions; léger retour d'appétit. Même prescription.

Dans la journée, une selle verdâtre et demi-liquide.

Le 26. Nuit mauvaise, accompagnée de sueurs abondantes; aucun soulagement du côté des douleurs. Même prescription, avec une potion opiacée pour le soir.

Le 27. Nuit semblable à la précédente; les forces déclinent avec rapidité. On borne néanmoins le traitement à l'emploi d'un régime léger, en ayant soin d'entretenir la liberté du ventre par l'administration d'un peu de rhubarbe.

Le 1er juin. Après diverses oscillations, la douleur d'épaule s'est concentrée vers l'extrémité externe de la clavicule, en revêtant une haute intensité. Toux sèche, quinteuse. Continuation du traitement.

Le 3. A la visite, même état. Prescription: deux crêmes de riz, tisane gommeuse, une potion avec 25 milligrammes de chlorhydrate de morphine.

A neuf heures du matin, les douleurs de l'hypochondre acquièrent une vivacité intolérable, et se propagent jusqu'au mamelon voisin. Sentiment d'oppression accablante, orthopnée ; pouls irrégulier, très-petit.

A trois heures de l'après-midi, expectoration d'une grande quantité de matières analogues à du chocolat au lait ; puis, soulagement notable, toux facile. Le pouls s'est relevé et a repris sa régularité.

Le 4. Dans les vingt-quatre heures, l'expectoration toujours de même nature qu'hier après-midi, s'est élevée à 250 grammes. Au fond du crachoir se voient quelques pelotons muqueux, rouge brun comme elle. Même prescription.

Le 5. Sommeil passable. Pouls à 80, petit, mou. Respiration à 32, courte. Les douleurs d'épaule ont disparu ; quant à celles du flanc, elles se sont concentrées sous la onzième côte, et ne se réveillent que lors des grands efforts d'inspiration. Toux facile, rare. En arrière de la base du poumon droit, respiration bronchique, égophonie, matité. Depuis hier, l'expectoration a fourni 100 grammes de crachats rouge brun. Même prescription.

Le 9. Toux fréquente, opiniâtre ; retour passager de l'oppression et de l'orthopnée. 100 grammes de crachats séro-sanguinolents et spumeux. Même prescription.

Le 10. L'expectoration se montre aujourd'hui rutilante à la manière du sang artériel, et la respiration se maintient à 28. Malgré cela, les douleurs de l'hypochondre ne se développent plus qu'au moment des efforts de toux ; à part une légère diminution de volume, le pouls est presque normal. Continuation du traitement.

Le 11. Constipation due sans doute à l'usage prolongé de la morphine. L'expectoration a repris la teinte rouge brun qu'elle avait d'abord. Le malade manifestant un peu d'appétit, on accorde le quart, en ayant soin de provoquer le retour des selles par l'administration du jalap, et on supprime momentanément l'emploi des opiacés.

Le 15. L'expectoration s'est élevée par degrés à 160 grammes en vingt-quatre heures ; l'aspect qu'elle avait en dernier lieu n'a pas varié. Oppression visible ; pouls à 80, petit, dur ; épuisement avancé. Prescription : régime lacté, tisane gommeuse, une pilule d'opium.

Le 16. Douleurs légères à l'épaule droite et dans l'extrémité externe de la clavicule correspondante. Respiration courte, à 24. L'oppression persiste. Même pouls qu'hier. On insiste sur le traitement.

Le 20. Les douleurs et l'oppression ont disparu. L'expectoration, devenue simplement rougeâtre, a fourni de 100 à 150 grammes, selon les jours. Pouls à 78, souple, moins réduit; respiration à 23. Même prescription.

Le 21. Au moindre mouvement du tronc, la toux se réveille avec violence. Respiration à 26, gênée; matité sur toute la moitié inférieure du poumon droit; en arrière, au niveau supérieur de cette matité, souffle bronchique doux et superficiel. Pouls comme hier. Même prescription.

Le 22. Douleur intermittente à l'épaule droite. Les efforts de toux suscitent dans le flanc un sentiment de souffrance qui oblige le malade à porter instinctivement la main sur cette région pour la soutenir. Grosse crépitation et submatité à la partie moyenne ainsi qu'à la partie supérieure du poumon droit; audessous de ces limites, absence complète de murmure respiratoire, de son et de vibrations. 100 grammes d'une expectoration composée de mucosités filantes et de pus blanchâtre. A partir de ce jour, la présence de ce pus constitue le caractère essentiel de l'expectoration ; quant aux mucosités qui accompagnent ce liquide, elles sont tantôt incolores, tantôt rougeâtres; parfois il s'y mêle des crachats rouillés. Le pouls n'a pas varié. Même prescription.

Le 1er juillet. L'expectoration est tombée à 60 grammes. Oppression considérable, épuisement excessif. Matité absolue des trois quarts inférieurs du côté droit de la poitrine; aux mêmes points, absence totale de bruit respiratoire et de vibrations; à gauche, respiration puérile. Pouls à 80, petit, faible. Léger œdème au bas de l'aisselle droite. Prescription : deux pommes cuites, eau gommeuse lactée, une potion opiacée.

Le 5. L'expectoration s'est suspendue. Le point œdémateux

s'est circonscrit en une tumeur rénitente. État général toujours grave. Même prescription.

Le 7. La tumeur s'est acuminée ; on y perçoit de la fluctuation. Même traitement.

Le 9. Adynamie absolue ; pouls petit, faible. Mort le 11.

Autopsie, vingt-quatre heures après la mort.

En détachant la paroi abdominale antérieure, on reconnaît que la convexité culminante du foie, ainsi que la grosse extrémité de cet organe, sont unies par de solides adhérences à la voûte du diaphragme. Une dissection, opérée dans le but d'isoler davantage l'organe, conduit sur un énorme abcès de forme sphéroïdale. Les deux tiers inférieurs de cet abcès sont creusés aux dépens du lobe droit du foie ; le tiers supérieur l'est aux dépens de la base du poumon correspondant. Quant à la portion intermédiaire du diaphragme, elle a complétement disparu. En dehors, l'abcès a débouché inférieurement contre la paroi costo-diaphragmatique, supérieurement contre la plèvre pariétale. D'épaisses pseudo-membranes retiennent la base du poumon adhérente à ce qui reste de la périphérie du diaphragme et aux parois du thorax.

Circonscrit de la sorte, l'abcès occupe tout l'espace compris, verticalement, de la quatrième côte à la neuvième, transversalement, de la paroi costale droite aux abords du ligament suspenseur ; autrement dit, il mesure 15 centimètres en ses divers sens, ce qui lui permet de contenir 1800 grammes de pus. Dans l'étendue de quelques millimètres autour du vide qu'il embrasse, la substance viscérale acquiert graduellement une teinte noirâtre et une plus forte densité. Enfin, il est tapissé par une production pyogénique blanche, dont la structure varie suivant les points.

En effet, 1° là où le foyer est circonscrit par la substance hépatique, cette membrane se dissocie par sa surface libre en de larges franges villeuses, tandis que, profondément, elle se rattache à l'élément interlobulaire du parenchyme au moyen d'un lacis fibreux très-serré. Les franges villeuses dont nous parlons sont molles et friables. Dans leur composition entrent : *a*) une sorte de squelette fibreux ; *b*) une pseudo-membrane séro-celluleuse qui, épaisse de 1 millimètre à leur base, s'amincit progressivement à mesure qu'elle se rapproche de leurs divisions terminales.

2° Là où le foyer est circonscrit par le poumon, ses parois sont de même hérissées de franges ; seulement celles-ci possèdent un développement plus considérable ; en outre, leurs villosités se montrent plus courtes et plus rares. L'axe de ces nouvelles franges est constitué par de menues divisions oblitérées de l'artère pulmonaire, des veines pulmonaires et des bronches. A l'égard des conduits aériens doués d'un calibre notable, ceux que la suppuration a intéressés s'arrêtent dans les culs-de-sac qui séparent les franges ; un certain nombre de ces conduits ainsi intéressés sont oblitérés comme les précédents vaisseaux ; d'autres ont conservé leur perméabilité. Toutefois, ces derniers sont loin de servir aisément à l'évacuation du pus ; car, lorsque le liquide est repoussé brusquement de bas en haut, ou bien lorsque l'on cesse de maintenir la poitrine dans un état de redressement vertical, les franges se trouvent rabattues sur la lumière de chacun d'eux, et la ferment d'une manière hermétique. Immédiatement en dehors de l'abcès, le tissu pulmonaire a subi dans l'étendue de quelques centimètres l'hépatisation rouge ; plus haut se rencontre une couche presque aussi forte, mais simplement engouée ; le reste de l'organe est œdémateux.

3° Là où il débouche contre la paroi costo-diaphragmatique, l'abcès est tapissé de débris fibro-vasculaires, ayant un aspect floconneux. Ces débris représentent évidemment celles des portions du foie, du diaphragme et du poumon qui, après être devenues adhérentes à la paroi dont il s'agit, ont été désorganisées par la suppuration.

Indépendamment des issues qu'il avait trouvées par les tuyaux bronchiques, le foyer s'est fait jour jusque sous les téguments de l'aisselle à travers la portion moyenne du cinquième espace intercostal. Assez large pour admettre le petit doigt, le trajet ainsi destiné à livrer passage au pus remonte obliquement de bas en haut et de dedans en dehors. A son niveau, le périoste de la quatrième côte est engorgé au point de former une tumeur olivaire; il a même été détruit le long du bord inférieur de cet os.

Le pus contenu dans l'abcès que nous venons de décrire possède une teinte blanche; il est d'ailleurs parfaitement élaboré.

En dehors du foyer, le parenchyme jécoral est sain; ses débris réunis pèsent 1700 grammes.

La rate, d'un poids de 190 grammes, est exempte d'altérations.

Observation XXXI.

Hépatite chronique avec abcès; le pus s'est fait jour jusque dans l'épaisseur du poumon.

L....., originaire de Suisse, et âgé de quarante ans, entre à l'hôpital de Blidah, le 18 janvier 1850. Son tempérament est lymphatique-sanguin, sa constitution très-forte. Il dit éprouver depuis un mois de la gêne dans les mouvements respiratoires, une toux pénible, des étouffements et des palpitations. A en juger par ces commémoratifs, et aussi par les crachats, qui sont visqueux et jaunâtres, il est visible qu'un organe important de la poitrine se trouve compromis. En effet, dans la portion postérieure de la base du poumon droit, il existe du râle crépitant et un peu de souffle bronchique, l'un et l'autre perdus au milieu d'un noyau mat. De plus, le pouls large et résistant marque 85; la peau présente une chaleur anormale; les nuits s'écoulent sans sommeil. En raison de ces signes, on prescrit: diète, tisane gommeuse tiède, une saignée de 500 grammes.

Le 19. La nuit s'est passée de nouveau dans l'insomnie et l'agitation. Il n'y a pas de couenne à la surface de la saignée, et cependant les accidents semblent s'être caractérisés davantage. Ainsi, les crachats, produits en abondance, ont une teinte jus de pruneaux ; le pouls s'est élevé à 95, sans perdre de son volume ni de sa résistance, et le souffle bronchique se remarque actuellement sur tous les points du noyau engorgé. Prescription : diète, tisane gommeuse, une potion opiacée stibiée à 8 décigrammes, à prendre à la dose d'une cuillerée de deux heures en deux heures ; réitération de la saignée.

A la contre-visite, la tolérance paraît déjà établie ; mais le pouls n'est nullement tombé, et la saignée offre une couenne épaisse. Ces deux dernières circonstances nous obligent à rouvrir la veine pour en extraire encore 300 grammes de liquide.

Le 20. Presque pas de couenne sur la saignée pratiquée hier soir. La tolérance est établie ; pouls moins volumineux et moins dur, à 80 ; sueurs profuses, déjection complète des forces. Malgré cet état de sédation, les crachats conservent le même aspect, la toux est devenue quinteuse, et la matité a envahi tout le tiers inférieur du poumon. Quant au souffle bronchique, il n'a pas gagné en étendue ; mais là où il n'accompagne point la matité, on perçoit une crépitation marquée. D'autre part, le flanc droit a acquis vers les insertions du diaphragme une sensibilité que la commotion transforme en de vives douleurs. Prescription : diète, tisane gommeuse, une potion stibiée à 8 décigrammes.

Le 21. Aucune amélioration du côté de la poitrine ; des douleurs pongitives se sont développées dans le flanc. On élève la dose du tartre stibié à 1 gramme, et un large vésicatoire est appliqué sur le siége des douleurs.

Le 22. Pas d'amendement notable. On prescrit une fois encore 8 décigrammes de tartre stibié.

Le 23. Même état. L'insuccès du traitement et l'affaissement continu des forces obligent d'interrompre l'emploi des remèdes actifs. On essaie de soutenir le malade à l'aide d'un régime lacté et de bouillons substantiels.

Le 25. Dans la nuit ont éclaté des frissons intenses, puis il s'est déclaré un mouvement de chaleur, mêlé de délire et d'agitation. A leur tour, au bout de quelques heures, ces nouveaux accidents sont remplacés par une sueur visqueuse, durant laquelle le pouls, devenu petit et dur, a marqué 110. A la visite, le malade plongé dans un état demi-comateux reste couché sur le dos, la tête renversée en arrière ; en outre, il accuse un sentiment d'angoisse vers les profondeurs de l'hypochondre droit. Respiration rare, courte ; toux pénible; l'expectoration ne s'opère qu'avec difficulté ; l'artère radiale soulève à peine le doigt. Prescription : du lait, tisane gommeuse, une potion opiacée avec 5 décigrammes de sulfate de quinine.

Le soir, pouls à 86, moins faible, moins petit; les douleurs et l'angoisse se sont en partie assoupies, la prostration a aussi diminué.

Le 26. La nuit a été meilleure que la précédente ; mais, à la visite, on reconnaît que le souffle bronchique a notablement dépassé le noyau où il était d'abord concentré. Cependant la respiration et la toux sont plus faciles, l'expectoration se montre moins foncée en couleur. Pouls comme hier soir. Les douleurs du flanc revêtent le caractère d'une sensation gravative. Légère manifestation d'appétit. Prescription : régime lacté, tisane gommeuse, une potion opiacée kermétisée à 5 décigrammes.

Le 27. Cette nuit, retour de l'affaissement, des frissons et des sueurs ; les douleurs ont recouvré un instant leur acuité première. Ce matin, calme passable. Même régime; une potion opiacée, 5 décigrammes de sulfate de quinine.

Le 28. Le malade a dormi paisiblement toute la nuit, mais dans le cours de son sommeil, il a encore été baigné de sueurs. Les souffrances sont réduites à la sensation d'un simple embarras existant vers la base de la poitrine. Prescription : du lait, tisane gommeuse, 1 gramme de sulfate de quinine opiacé.

Le 29. Nuit agitée. Le pouls offrant un peu de plénitude, on pratique une saignée de 300 grammes, laquelle fournit une couenne diffluente et verdâtre. Prescription : même régime, 4 décigrammes de sulfate de quinine opiacé.

Le 30. L'abdomen, qui s'est conservé jusqu'ici libre d'accidents, présente aujourd'hui des traces de tuméfaction ; la pression y développe de la douleur, et de temps à autre il se produit des selles muco-bilieuses. Prescription : deux panades, tisane gommeuse tiède, deux potions opiacées.

Les 31. Les selles ont pris l'aspect de la lavure de chair ; depuis hier matin leur nombre s'est élevé à quinze ; il existe du ténesme. Même prescription.

Le 1er février. Même état, continuation du traitement.

Le 2. Malgré l'apparence grave des accidents abdominaux, le retour d'une forte dyspnée nous engage à associer un peu de tartre stibié à l'opium. Prescription : même régime, deux potions opiacées, stibiées chacune à 1 décigramme, et à prendre à la dose d'une cuillerée toutes les deux heures.

Le 3. Après quelques vomissements auxquels s'est ajoutée une légère exacerbation du flux abdominal, il s'est produit un sommeil paisible. Ce matin, calme complet ; pouls moins petit, moins déprimé. Prescription : deux crêmes de riz, une potion opiacée, aluminée à 1 gramme.

Le 4. Depuis hier après-midi, il n'y a eu que sept selles muco-bilieuses ; les coliques ont disparu. Prescription : deux panades, tisane gommeuse, un quart de lavement amylacé et opiacé.

Le 5. Mêmes conditions, même traitement.

Le 6. Expectoration de crachats rougeâtres. Sans augmenter de nombre, les selles sont redevenues séro-sanguinolentes. Prescription : même régime, tisane gommeuse, deux potions opiacées. Cette thérapeutique est continuée jusqu'au 10.

Le 10. Aucune amélioration du côté des accidents abdominaux. Au sommet du poumon droit, son obscur, râle sous-crépitant ; dans le reste de l'organe, matité, souffle bronchique, crépitation irrégulière. Par intervalles, toux pénible à laquelle succède une expectoration de crachats rouge brique. Amaigrissement très prononcé ; peau mate, aride ; faiblesse excessive. Au milieu de ces conditions fâcheuses, le malade accuse un certain appétit. Prescription réitérée les jours suivants : le quart avec aliments légers, tisane gommeuse, une potion nitrée à 1 gramme et camphrée à 2 décigrammes ; deux quarts de lavement avec 4 grammes d'extrait de ratanhia chacun.

Malgré l'emploi de ces moyens, l'état du malade s'aggrave de plus en plus. Le 15, adynamie profonde, selles involontaires, subdélirium.

Le 16. Respiration rare et stertoreuse ; mort à huit heures du matin.

Autopsie, vingt-quatre heures après la mort.

Le poumon droit est œdémateux dans son lobe supérieur; dans le reste de son étendue il a subi l'hépatisation rouge, et sa base est intimement unie au diaphragme sur tous les points. Au centre de son lobe inférieur commence une caverne qui, susceptible de loger un œuf de poule, débouche en plein contre l'aponévrose phrénique. Cette caverne est doublée par une pseudo-membrane blanche, forte de 2 millimètres environ. Dans son voisinage les tuyaux bronchiques sont aplatis, légèrement refoulés en dehors, et ont cessé d'être perméables ; de plus, là où leur canal est resté libre, ils contiennent des mucosités rouge brique dont on n'aperçoit aucune trace dans les autres parties du poumon.

La caverne disposée comme nous venons de l'indiquer, renferme un pus crêmeux et verdâtre. Au point culminant de l'aponévrose phrénique elle s'abouche avec un abcès creusé dans l'extrémité droite du foie. La communication a lieu par une ouverture circulaire, large de 2 centimètres en ses divers sens ; aux abords de cette ouverture la membrane pyogénique de la caverne et l'aponévrose ont subi un amincissement considérable.

Quant à l'abcès creusé dans le foie, il a une forme arrondie. Assez volumineux pour admettre le poing, il s'est fait largement jour contre la paroi costo-diaphragmatique qui, autour du vide sous lequel il se dessine, est réunie au viscère par une zone d'adhérences aussi solides que serrées. Du côté du foie la superficie de cet abcès est hérissée de houppes villeuses blanches, longues de 5 à 10 millimètres selon les points. Ces houppes sont constituées par une sorte de squelette fibreux, que l'on voit se rattacher d'une manière directe à l'élément interlobulaire du tissu viscéral, en particulier aux ramifications vasculaires de cet élément. L'abcès dont il s'agit recèle un pus jaunâtre, mêlé de grumeaux floconneux. De même que la caverne pulmonaire, il est muni d'une membrane pyogénique qui, épaisse de 2 millimètres sur le diaphragme et dans l'intervalle des houppes, se réfléchit sur chacun des détails de celles-ci, en prenant la ténuité d'une séreuse.

Malgré l'existence de cet abcès le foie n'a pas augmenté de volume ni subi d'autre altération, si ce n'est qu'aux abords immédiats de la collection la teinte de son tissu s'est un peu foncée dans l'étendue de quelques millimètres.

La rate, d'un poids de 370 grammes, est indurée et cassante.

L'estomac et l'intestin grêle sont sains.

Le gros intestin, long de 1 mètre 33 centimètres, a subi un rétrécissement notable. Ses parois ont doublé d'épaisseur. Sa muqueuse, noirâtre et ramollie, se présente ridée de plis décurrents; le tissu cellulaire qu'elle recouvre est devenu opaque. De l'origine du cœcum à l'angle colique droit, cette membrane est criblée d'ulcérations fongueuses et grisâtres qui l'ont détruite de part en part. Dans le colon transverse et le colon descendant, on aperçoit çà et là quelques lésions du même genre; mais ici elles ne dépassent pas les couches superficielles de la muqueuse, et ont l'aspect de courtes cannelures hérissées à la manière d'un velours d'Utrecht. Dans l'*S* iliaque, on retrouve des ulcérations analogues à celles du cœcum. Enfin, dans le rectum, le tissu cellulaire sous-muqueux est mis à nu par larges places, où il s'est transformé en une couche rougeâtre et lardacée, forte de 4 à 5 millimètres.

Les ganglions auxquels aboutissent les vaisseaux lymphatiques du gros intestin sont plus volumineux qu'à l'état normal. Leur teinte est violacée, et beaucoup d'entre eux se laissent écraser facilement.

Observation XXXII.

Hépatite chronique avec formation d'un abcès; celui-ci s'ouvre dans les bronches; mort le cent vingtième jour de la maladie.

P......, cavalier au 2e régiment de chasseurs d'Afrique, entre à l'hôpital d'Oran, le 27 novembre 1856. Il compte trente-deux ans d'âge et deux de résidence en Algérie. Son tempérament est nerveux-lymphatique, sa constitution bonne. L'affection qu'il accuse date de trois jours; elle a débuté par un point douloureux qui, siégeant dans le flanc droit, vers le dixième espace intercostal, n'a pas tardé à s'accompagner d'un fort mouvement fébrile, de souffrances dans l'épaule droite, et de sueurs pendant le sommeil. Sous l'influence de deux saignées générales, la douleur d'épaule ainsi que la fièvre disparaissent; mais la douleur du flanc survit à l'emploi de ce moyen, pour résister de même à l'action de larges vésicatoires et à celle de l'opium. En outre, durant l'administration de cette dernière substance, P...... est pris d'une dysenterie subaiguë qui, pendant une semaine, poursuit sa marche avec une certaine intensité, puis s'arrête sans l'intervention d'aucun moyen curatif. Bientôt après, le point de côté devient lancinant; une toux sèche se déclare; un râle crépitant confus et de la matité se développent dans la moitié postérieure de la base du poumon droit; le sujet dépérit à vue d'œil. Indépendamment de ces signes, la matité du lobe droit du foie descend à peu près aussi bas en arrière qu'en avant; l'orthopnée est la seule position que puisse garder le malade; des sueurs abondantes se reproduisent lors du sommeil. Une nouvelle semaine s'écoule dans cet état de choses; tout à coup, le 7 janvier 1857, commence une expectoration dont la quantité journalière s'accroît par degrés jusqu'à 700 grammes. Les fluides qu'amène cette expectoration sont d'abord des crachats rouge brique; à partir du 21, ils se présentent formés par un mélange de pus rouge brun et de pus jaunâtre. Dès leur première expulsion l'orthopnée a fait place à un simple sentiment de gêne ; les sueurs se sont suspendues. Vers les derniers jours de février les douleurs ont cessé presque complétement ; souvent même elles ne sont ressenties que quand on ébranle avec force la paroi thoracique. Mais, en regard de ce mieux, la matité s'est étendue à la base entière du poumon droit ; en avant de cette région il y a absence du murmure respiratoire, et, en arrière, on n'y perçoit qu'un souffle bronchique sourd accompagné tantôt de craquements irréguliers, tantôt de râles caverneux. A la date du 14 mars le malade est contraint de reprendre la position d'orthopnée ; quelques jours après, l'expectoration s'embarrasse au point de nécessiter des efforts considérables ; enfin, les matières dont celles-ci déterminent l'expulsion, arrivent à ne comprendre que du pus jaunâtre. Au milieu de cet état de choses, le dépérissement augmente avec rapidité ; de plus, pendant la nuit du 16 au 17, la dysenterie récidive avec violence, et le malade, vainement traité par les préparations d'opium, succombe le 23.

Autopsie, vingt-quatre heures après la mort.

En arrière et en haut, l'extrémité droite du foie est creusée par un abcès arrondi, qui possède 12 centimètres de diamètre. Toute la portion correspondante du diaphragme a disparu ; elle-même, la base du poumon a été intéressée au loin par la fonte morbide. Circonscrit de cette manière, l'abcès détermine une saillie de 3 centimètres à la face inférieure du foie. Dans l'eau, sa superficie se soulève en une multitude de franges villeuses blanches, longues de 1 à 2 centimètres, et presque diffluentes. Par le râclement, ces franges se réduisent, les plus considérables, en des expansions capillaires à large base et généralement ramifiées ; les plus courtes, en des rugosités acuminées. Expansions et rugosités sont de nature fibreuse. Elles s'implantent sur une couche d'aspect fibro-cartilagineux, laquelle se continue avec l'élément interlobulaire du parenchyme. Un mot sur cette couche, dont l'organisation est rendue très-sensible ici.

Avant d'atteindre les abords immédiats de l'abcès, l'élément interlobulaire se dessine déjà sous l'apparence d'un réseau gris jaunâtre. A 5 centimètres de l'abcès, les cloisons qui forment ce réseau commencent à devenir plus épaisses, plus denses, et à prendre une teinte blanc opalin. En même temps les lobules qui jusque-là étaient arrondis, et avaient au moins les dimensions d'un grain de mil, s'aplatissent perpendiculairement au rayon de l'abcès, s'atrophient et se décolorent. Ces diverses altérations se montrent d'autant plus prononcées qu'on les étudie plus près de la cavité purulente. A 1 centimètre de celle-ci, les cloisons du réseau ont acquis 1 millimètre d'épaisseur; leur couleur est blanc mat, leur cohérence fibreuse. Quant à leurs intervalles, ils ne sont plus que des espaces linéaires, remplis par une substance grisâtre et absolument compacte. Cette substance semble de nature fibro-celluleuse; elle fait corps, sans ligne de démarcation appréciable, avec les cloisons. Aux abords immédiats de l'abcès, elle se confond avec ces dernières en une couche blanche parfaitement homogène, épaisse de 2 millimètres et douée de la solidité d'un fibro-cartilage. C'est sur cette couche, qui sert en quelque sorte de kyste au foyer, que se dressent les franges notées ci-dessus. Çà et là, dans son voisinage, on remarque des cylindres fibro-cartilagineux aussi, et dont la grosseur varie de celle d'une plume de corbeau à celle d'une plume d'oie. Ces cylindres se rattachent aux paquets formés par les vaisseaux afférents et biliaires d'alentour; ils viennent se réfléchir contre le kyste, en augmentant de dimensions, et un grand nombre en se réunissant à lui. Leur bout initial se compose des parties suivantes :

A. Une gaîne légèrement élastique et de texture fibro-cartilagineuse. A mesure qu'on l'étudie plus loin de l'abcès, cette gaîne s'amincit par degrés, revêt de même un aspect fibro-celluleux, puis se continue avec le tissu cellulaire qui enveloppe les vaisseaux afférents et biliaires restés sains aux abords de l'abcès.

B. Une branche de l'artère hépatique, ayant ses parois confondues avec celles de la gaîne. Cette branche, dont le canal s'est maintenu libre, arrive en diminuant de diamètre jusqu'au kyste, et se perd sur celui-ci en ramifications déliées.

C. Un cordon fibreux très-adhérent à la gaîne. Par son apparence fasciculée et sa structure ce cordon rappelle à tous égards celui en lequel s'est changée la veine ombilicale. Plein aux abords du kyste, il se relie aux branches de la veine porte après s'être creusé d'un canal, et en s'isolant de plus en plus au sein de la gaîne fibro-cartilagineuse.

D. Un conduit biliaire terminé en cul-de-sac au point où le cordon se réfléchit contre le kyste. Ainsi que celles de l'artère, ses parois sont confondues avec le tissu de la gaîne.

Dans ceux de leurs points par lesquels ils se réfléchissent contre l'enveloppe de l'abcès, les cylindres dont il est question possèdent une texture absolument homogène; on n'y distingue que le canal de l'artère. Au delà de ces points, ils reprennent par degrés la structure normale des paquets vasculaires auxquels ils se rattachent; et ils l'ont recouvrée complétement à 15 ou 20 millimètres du foyer.

Quelques petites veines sus-hépatiques dont la continuité a été détruite par la suppuration, finissent en cul-de-sac contre le kyste. Avant de l'atteindre, elles subissent un rétrécissement démesuré, tandis que l'épaisseur de leurs parois s'accroît de plus en plus jusqu'à égaler un quart de millimètre vers leur terminaison.

Du côté du poumon, l'abcès a ses parois hérissées de franges villeuses; mais ici, ces dernières sont plus cohérentes et plus courtes que sur le foie. A chacune aboutissent des branches de l'artère et des veines pulmonaires, lesquelles branches ont leur extrémité remplie par un caillot long de 15 à 18 millimètres et non encore décoloré. Les rameaux bronchiques dont sont accompagnés ces vaisseaux s'arrêtent au fond des intervalles qui séparent les franges. Une membrane pyogénique tapisse celles-ci de même que leurs intervalles. A l'égard de l'étendue embrassée par le mal, nous dirons que la fonte morbide a détruit, jusqu'à la plèvre qui leur est propre, les trois quarts internes du lobe inférieur du poumon, plus les portions adjacentes du lobe moyen. Les couches auxquelles elle s'est arrêtée sont creusées de nombreux diverticules et comme carnifiées ; outre cela, on y aperçoit la trace d'un très-fort refoulement, à la suite duquel les ramifications que l'artère pulmonaire, les veines pulmonaires et les bronches envoient de biais vers la caverne ou dans ses abords, ont été aplatis en cordons rubanés et imperméables. Seules, les bronches qui atteignent perpendiculairement le foyer n'ont pas été oblitérées. Un certain nombre de ganglions lymphatiques, colorés en noir et notablement condensés, sont enchâssés entre les cordons que nous venons de mentionner. Les portions qui restent encore de la base du poumon autour de l'abcès sont inséparables du diaphragme, ainsi que de la paroi costale voisine.

En lui-même, le foie, long de 33 centimètres sur 18 de plus grande largeur, et 9 de plus grande épaisseur, pèse 1580 grammes. Autour de l'abcès il est uni au diaphragme par une zone d'adhérences fibreuses forte de 1 millimètre, et large de 10 à 12.

Quoique intéressé par la suppuration, le poumon droit donne un poids de 970 grammes, tandis que son congénère n'en pèse plus que 350.

La rate pèse 165 grammes ; elle est exempte d'altérations.

Le gros intestin, long de 1 mètre 30 centimètres, est sain jusqu'au rectum. Mais là il n'offre en périphérie que 8 centimètres ; sa superficie est ridée de plicatures vermiculaires ; sa muqueuse, privée de mobilité, a contracté une teinte rouge indélébile ; enfin, cette membrane présente des ulcérations assez multipliées, dont la plupart pénètrent jusqu'au tissu cellulaire qui lui est sous-jacent.

Observation XXXIII.

Hépatite chronique avec abcès ; ouverture de l'abcès dans les bronches ; mort le cent quatre-vingtième jour de la maladie.

S......., originaire du département du Gers, et âgé de vingt-huit ans, entre à l'hôpital de Blidah, le 3 septembre 1850. Doué d'un tempérament nerveux-lymphatique, il possède une bonne constitution. L'origine de sa résidence en Algérie remonte à cinq années, pendant lesquelles il a constamment habité notre ville en qualité de soldat au train des équipages. Durant l'été de 1849, il a contracté une fièvre intermittente rebelle, dont il s'est encore ressenti récemment. L'affection qui l'amène près de nous est une douleur siégeant dans le flanc droit, vers le huitième espace intercostal. Cette douleur date de juin dernier ; née sous une forme obscure, elle est devenue pongitive depuis quelques jours. En même temps, elle a commencé à s'accompagner de gêne dans l'épaule voisine et de fièvre. La commotion du foie l'exaspère, et la fait rayonner jusqu'à l'épigastre. Les selles sont argileuses, décolorées ; la peau présente une chaleur anormale ; le pouls, large et résistant, marque 82. Le décubitus n'est possible que sur le côté droit. Prescription : diète, tisane gommeuse, une saignée de 500 grammes.

Le 4. La douleur du flanc a cessé ; mais la gêne perçue dans l'épaule n'a éprouvé aucune modification ; le pouls n'a cédé que faiblement, et la saignée s'est recouverte d'une couenne épaisse. Constipation depuis trois jours. Prescription : diète, tisane gommeuse, réitération de la saignée ; 5 décigrammes de calomel à huit heures du matin et à deux heures de l'après-midi.

Le 5. La nouvelle saignée n'a presque pas de couenne ; pouls normal ; sept selles noirâtres ont eu lieu cette nuit. Le malade réclame des aliments. Prescription : le quart, tisane gommeuse, cinq pilules d'aloès et de savon à chaque repas.

Les jours suivants, la douleur d'épaule s'évanouit à son tour; mais, la fièvre intermittente, que l'on croyait supprimée, récidive le 10 sous le type tierce. Ainsi que par le passé, les accès de cette fièvre débutent dans la matinée et se prolongent jusqu'au soir; quoique simples, ils cèdent avec difficulté au sulfate de quinine; et, après que la série en a été interrompue, il se manifeste encore de fortes sueurs chaque nuit. Le 25, la douleur de côté se réveille sous une forme gravative. En vain multiplie-t-on alors les bains tièdes et les révulsifs locaux; en vain le calomel est-il administré soit comme purgatif, soit à titre d'altérant : la peau reste sèche; les selles redeviennent rares et décolorées, les douleurs ne se calment pas; ces moyens semblent seulement aider l'action du sulfate de quinine, et lui permettre d'intercepter le cours de la fièvre pour une période moins courte qu'auparavant.

Le 8 octobre. La fièvre reparaît de nouveau; mais cette fois elle procède sous le type quotidien, ses accès commencent le soir, et les sueurs succèdent sans intermédiaire au frisson pour se continuer une grande partie de la nuit. Bientôt un sentiment d'oppression se développe à la base de la poitrine; la douleur de côté revêt un caractère lancinant; l'appétit se perd, un flux de dysenterie lente se déclare. Vers les derniers jours du mois, le malade est pris par degrés d'une toux quinteuse; à celle-ci se joint une expectoration composée de mucosités d'abord claires et incolores, puis visqueuses et ayant l'aspect de crachats auxquels on aurait incorporé de la brique finement pilée. Une matité notable a envahi la base du poumon droit; au même point, l'oreille perçoit une crépitation confuse. On soumet le malade à l'usage de l'opium.

Le 15 novembre. Après diverses oscillations, la fièvre et les sueurs ont cessé peu à peu de se reproduire. En revanche, le flux abdominal persiste avec opiniâtreté, malgré l'opium, malgré aussi les pilules de Segond.

Le 26 novembre. Le malade est tombé dans un certain état de maigreur et de débilité. Son ventre a subi une rétraction visible; de sourdes coliques s'y font ressentir; enfin, les selles, excrétées au nombre de sept ou huit dans les vingt-quatre heures, sont purement séro-bilieuses. L'oppression s'est dissipée ; mais la douleur de l'hypochondre est descendue vers les insertions du diaphragme, et rayonne de là en élancements très-vifs. Aujourd'hui, la commotion du foie transforme cette douleur en angoisses intolérables. La matité du poumon s'élève en avant jusqu'à la quatrième côte, en arrière jusqu'à la septième ; à son niveau, il n'existe aucune trace de bruit respiratoire. Quant à la toux, rare et sans fatigue le jour, elle se multiplie la nuit en quintes bruyantes. D'une visite à celle du lendemain, il est expectoré 200 grammes de crachats briquetés. Sommeil nul, pouls dur et réduit, variant de 80 à 90. Le décubitus n'est toujours possible que sur le côté droit. Prescription : deux crêmes de riz, tisane gommeuse, deux potions opiacées.

Le 27. Mêmes conditions, sauf un retour d'appétit. Prescription : le quart, tisane gommeuse ; trois pilules renfermant chacune 1 centigramme d'acétate de plomb cristallisé et 1 centigramme d'extrait d'opium, à prendre à six heures de distance l'une de l'autre dans la journée.

Le 28. Les selles ont recouvré de la consistance sans diminuer de nombre. Mêmes aliments ; on porte à quatre le nombre des pilules d'acétate de plomb.

Le 29. La matité du poumon s'est élevée en arrière jusqu'à la cinquième côte, et, en avant, jusqu'à la troisième. Dans les points qu'elle a nouvellement envahis, on perçoit une crépitation disséminée. Aux crachats briquetés s'ajoute maintenant du sang clair ; d'autre part, l'expectoration est arrivée à fournir journellement 400 grammes de matières. Durant cette aggravation des accidents thoraciques, les douleurs du flanc ont disparu ; à peine la commotion réveille-t-elle à leur niveau un vague sentiment de gêne. Mêmes aliments, même tisane, cinq pilules d'acétate de plomb.

Le 1er décembre. Il n'est plus excrété par jour que deux selles féculentes et jaunâtres. Le malade commence à retrouver le sommeil. L'usage de l'acétate de plomb détermine quelques coliques qui nous obligent à le suspendre. Prescription : le quart, tisane gommeuse, deux pilules d'opium.

Le 5. Deux selles normales, sommeil facile et régulier, pouls naturel ; les forces renaissent, l'abdomen reprend du volume et s'assouplit.

Le 6. L'amélioration persiste. Même traitement.

Le 7. Dans la nuit, après plusieurs heures d'insomnie agitée, il survient trois selles séro-sanguinolentes accompagnées de coliques. Le matin, affaissement extrême ; pouls petit, dépressible, à 85 ; peau froide, sèche ; urines rares et troubles ; ventre fortement rétracté. Prescription : deux crêmes de riz, tisane gommeuse tiède, quatre pilules d'acétate de plomb.

Le 9 et le 10. Mêmes conditions, même traitement.

Le 11. Depuis hier matin, il ne s'est produit que trois selles muqueuses, entremêlées de grumeaux bilieux. Le pouls s'est un peu relevé. Urines claires, plus copieuses. Le malade demande qu'on augmente la quantité de ses aliments. Prescription : le quart, même tisane, quatre pilules d'acétate de plomb.

Le 12. Nuit bonne, pouls normal. Il n'y a eu qu'une selle dans les vingt-quatre heures ; mais les matières excrétées n'ont pas changé d'aspect ; le ventre n'a recouvré ni son volume ni sa souplesse ; enfin, les signes morbides notés vers le poumon droit n'ont éprouvé aucun amendement. L'expectoration s'opère sous la seule teinte rouge brique qu'elle avait d'abord. Prescription : le quart, tisane gommeuse, deux pilules d'opium.

Le 15. Du sang clair a reparu un instant cette nuit au milieu des crachats. On augmente d'une pilule la dose quotidienne d'opium.

Le 16. Tendance à la diarrhée. On insiste sur le traitement.

Le 18. A dix heures du matin, le sujet mange une panade et deux œufs à la coque. Une demi-heure après, il vomit ces aliments, ainsi qu'une matière analogue à de la bouillie de chocolat ; puis il tombe dans un état voisin de la stupeur. On administre du tilleul chaud, aromatisé avec de l'alcoolat de mélisse, et on suspend l'emploi de l'opium.

Le soir, même état d'affaissement, pouls concentré, irrégulier, variant de 100 à 120.

Le 19. Affaissement moindre, pouls à 80, moins déprimé, régulier. Le côté droit de la poitrine est dans les conditions suivantes : 1° en avant, depuis la deuxième côte jusqu'à la quatrième, absence partielle de son et d'élasticité sous le doigt, traces de crépitation confuse; depuis la quatrième côte jusqu'à la base du poumon, absence complète de son et d'élasticité, absence aussi de bruit respiratoire; 2° en arrière, depuis la cinquième côte jusqu'à la septième, absence partielle de son et d'élasticité, crépitation mêlée d'un faible souffle bronchique; 3° plus bas, matité, absence d'élasticité, de bruit respiratoire et de vibrations. La tendance au dévoiement continue; malgré cela, le malade témoigne un certain appétit. Prescription: le quart, infusion de tilleul, trois pilules d'opium.

Le 25. Au lieu de se relever, les forces ont fait place à une débilité considérable; la rétraction de l'abdomen est plus prononcée que jamais, et quelques selles séro-bilieuses se produisent de temps à autre. Les signes fournis par l'auscultation et la percussion de la poitrine n'ont pas varié; mais l'expectoration, quoique toujours composée de crachats rouge brique, a diminué de moitié. Le facies a acquis une teinte pain d'épices; marasme commençant. Même prescription.

Le 30. L'appétit décline à son tour; voix chevrotante; le sujet ne peut plus quitter le lit. Prescription: deux crêmes de riz, limonade vineuse, trois pilules d'opium.

Le 31. Même état général; en outre, le malade est obligé de garder la position demi-assise, sous peine d'éprouver de la suffocation. Pouls à 88. Dans le flanc droit, vers le huitième espace intercostal, râle caverneux à très-grosses bulles, sans altération cependant de la matité locale; du même côté, en avant de la base du poumon, bruit de pot fêlé, souffle amphorique. Nonobstant la gravité de ces conditions, le malade accuse du bien-être, le sommeil est passable, la toux rare, facile, les crachats sont moins rouges et moins abondants. Même prescription.

Le 2 janvier 1851. Prostration extrême ; pouls petit, dépressible, à 82. Prescription : deux crêmes de riz, limonade vineuse, une potion d'eau de menthe opiacée.

Le 3. A dix heures du matin, le malade vomit de nouveau 300 grammes d'une matière visqueuse, analogue à de la bouillie de chocolat. A l'aide de l'iodure ioduré de potassium et de l'acide azotique, à l'aide aussi du réactif de Pettenkoffer, on décèle dans ce liquide une grande abondance de principes biliaires. En avant du poumon droit, la percussion fait toujours ressortir un bruit de pot fêlé au milieu de la matité du voisinage ; d'autre part, de la base de l'organe à la troisième côte, et obliquement de dehors en dedans, on distingue un gros râle caverneux à travers du souffle amphorique. Pouls irrégulier, petit, faible, à 80. Adynamie complète, décubitus dans un état de demi-flexion générale sur le côté droit. Prescription : diète, tilleul chaud, un vin de cannelle composé et une potion opiacée.

Le 4. Même état de débilité. Pouls à 106, large, dur, intermittent. Mort presque subite à cinq heures du soir après un simulacre de réaction.

Autopsie, trente-six heures après la mort.

Le lobe inférieur du poumon droit est inséparable de la voûte du diaphragme ; à son centre il est creusé d'une cavité sphéroïdale offrant 5 centimètres d'étendue en tout sens, et largement béante contre l'aponévrose phrénique. De la superficie du viscère à celle de cette caverne, on distingue : 1° une couche extérieure simplement œdémateuse ; 2° des lobules engoués ; 3° du tissu pulmonaire hépatisé sous une coloration brun violet ; 4° une dernière couche épaisse d'un travers de doigt, et ayant l'aspect de la moelle de sureau ; cette quatrième couche est formée d'un tissu fibro-cellulaire noirâtre et excessivement friable. Dans la portion culminante de la caverne viennent se terminer des conduits bronchiques volumineux. Ces conduits sont oblitérés à l'exception d'un seul, par lequel les fluides peuvent aisément refluer jusqu'à l'extérieur. Le reste du poumon est sain ; mais la cavité pleurale correspondante renferme une certaine quantité de sérosité.

Le foie, d'un poids de 1600 grammes, a 25 centimètres de longueur sur 19 centimètres de plus grande largeur et 10 centimètres de plus grande épaissenr. Les couches superficielles de son extrémité droite sont creusées par une perte de substance qui atteint presque la face inférieure de l'organe. De haut en bas, cette excavation a 11 centimètres d'étendue; d'avant en arrière 6; en profondeur 3. Supérieurement et inférieurement elle se termine en cul-de-sac. Le cul-de-sac inférieur est sous-jacent à la capsule de Glisson. Les lobules situés dans le voisinage immédiat de ce cul-de-sac sont ramollis, poreux et hypertrophiés; mais, à mesure qu'on remonte le long de la cavité, on les voit se condenser et prendre un aspect noirâtre dans l'étendue de quelques centimètres en dehors de celle-ci. Une ligne de démarcation très-nette sépare ces lobules altérés des autres portions de l'organe, lesquelles se sont conservées normales.

A l'intérieur, la cavité dont il est question offre les particularités suivantes. En premier lieu, dans ses cinq sixièmes supérieurs, elle est doublée par une couche fibro-cartilagineuse noire, qui possède l'élasticité du caoutchouc ramolli à la chaleur de la main. Cette couche est compacte ; néanmoins on y remarque l'empreinte d'une disposition feutrée, due à l'entrecroisement de tractus aplatis et de cordons cylindroïdes. Forte de 2 millimètres vers le cul-de-sac supérieur de la cavité, elle s'amincit progressivement à partir de là, jusqu'à avoir dans sa portion inférieure la ténuité d'une feuille de papier ; puis elle se continue sous une transition insensible avec une membrane fibro-celluleuse blanche qui recouvre le reste de la cavité. Par sa surface externe, elle se relie au tissu glanduleux. La membrane fibro-celluleuse se rattache de même à ce tissu là où il existe encore sous elle ; mais là où le cul-de-sac inférieur n'est circonscrit que par la capsule de Glisson, elle se confond avec cette capsule. Quant à la surface interne de la paroi que constituent la couche noire et la membrane, elle n'a pas une disposition uniforme : d'abord, elle est hérissée d'imperceptibles rugosités dans les points où la couche noire a le plus d'épaisseur ; puis, à mesure que cette couche noire s'amincit, les rugosités dont il s'agit augmentent proportionnellement de relief, se changent en de courts pénicilles, et arrivent à se dresser en ramifications villeuses sur tout le développement du cul-de-sac inférieur.

Autour de la cavité qui nous occupe, le foie est réuni au diaphragme par une large zone d'adhérences, de telle façon que cette voûte musculaire ferme la cavité en dehors ; il en résulte qu'on a sous les yeux un abcès proprement dit. Une membrane pyogénique tapisse les parois de cet abcès ; épaisse de 2 millimètres sur leur portion diaphragmatique, dans l'intervalle des ramifications villeuses, et aussi dans l'intervalle des pénicilles, elle se réfléchit selon les différents détails de ces expansions, en prenant sur eux la ténuité d'une séreuse.

L'abcès circonscrit de la sorte entre le foie et le diaphragme débouche dans la caverne pulmonaire à travers l'aponévrose phrénique. La perforation qui met en rapport les deux foyers a le diamètre d'une pièce d'un franc. Du côté du poumon, le tissu viscéral se retrouve partout jusqu'au rebord qui la circonscrit ; du côté du foie, cela n'a lieu que dans un petit nombre de points ; et, en dehors de ces derniers, la membrane pyogénique recouvre directement la face péritonéale du diaphragme. Au voisinage de la perforation, l'aponévrose phrénique s'est amincie jusqu'à avoir la transparence d'un feuillet séreux.

La rate, d'une densité de 1,110, pèse 170 grammes, et n'offre aucune altération dans son tissu propre; mais sur sa convexité, la membrane fibreuse qui lui sert d'enveloppe a acquis en certains endroits un demi-centimètre d'épaisseur.

L'estomac, devenu cylindroïde, n'a au cardia que 10 centimètres de diamètre ; il se rétrécit même encore à partir de là jusqu'au pylore, vers lequel il se dirige obliquement de haut en bas et de gauche à droite. Ses parois n'ont pas moins de 5 millimètres d'épaisseur.

L'intestin grêle ne présente d'autre altération que la réduction de son calibre, lequel admettrait à peine le petit doigt.

Le gros intestin, long d'à peine 1 mètre 150 millimètres, est raccourci aux dépens de ses trois dernières sections. Ses parois ont légèrement diminué d'épaisseur. Il a subi un rétrécissement tel, que de l'angle colique droit à son extrémité inférieure, il n'a que le diamètre du pouce ; seuls, l'angle colique gauche et la dilatation terminale du rectum ont conservé leurs dimensions habituelles, ce qui les fait paraître fortement renflés. La muqueuse de l'intestin dont nous parlons a augmenté de cohérence ; en outre, elle a contracté une opacité marquée, et son tissu possède une teinte gris rosé, qui résiste au lavage. Sa superficie répète sous le relief de larges bourrelets deux strictures linéaires du colon ascendant ; en second lieu, elle présente partout des plis longitudinaux, épais de 1 à 2 millimètres, et qui, multipliés en proportion du rétrécissement subi par l'intestin, se touchent là où celui-ci a le plus diminué de diamètre, c'est-à-dire dans le colon transverse, le colon descendant, l'*S* iliaque et le rectum. Ces plis contiennent chacun une mince expansion du tissu cellulaire sous-jacent à la membrane ; mais leur existence ne peut s'expliquer par aucune déformation que les autres tuniques auraient éprouvée. Aux altérations qui précèdent se joignent les suivantes. Dans le cœcum, c'est une vingtaine d'ulcérations miliaires ou lenticulaires, hormis cependant quelques-unes, un peu plus grandes. Ces pertes de substances ont toutes détruit la muqueuse de part en part ; quoique leurs bords soient rouges et décollés, leur fond est déjà granuleux. Des lésions analogues se voient dans le colon ascendant. Le colon transverse ne renferme pas de traces ulcéreuses ; en revanche, il est parsemé de macules noirâtres, logées entre les plis longitudinaux, et autour desquelles la muqueuse a éprouvé un froncement prononcé. Sous ces macules se circonscrivent de petits écussons qui, doués de la texture spéciale aux productions inodulaires, adhèrent intimement à la tunique fibreuse. Enfin, de l'angle colique gauche à l'anus, on voit une série d'ulcérations ayant de 1 à 2 centimètres dans leurs divers sens. A l'exception de l'avant-dernière, laquelle intéresse le plan musculaire profond de l'intestin et a des bords vifs comme ceux d'une plaie récente, ces nouvelles pertes de substance pénètrent jusqu'à la tunique fibreuse ; leur aspect est blafard ; et leur fond, déprimé çà et là en godets, n'a qu'une apparence imparfaitement granuleuse.

Les chiffres ci-après indiquent la densité des différents tissus que l'on trouve dans le foie :

Eau distillée	1,000 ;
Tissu hépatique ramolli.	1,039 ;
Tissu hépatique noirâtre	1,118 ;
Couche fibro-cartilagineuse noire. . . .	1,165.

Observation XXXIV.

Hépatite chronique avec abcès; ouverture de l'abcès dans les bronches; expectoration d'une grande quantité de bile, guérison.

L......, né à Cambrai, et âgé de cinquante ans, entre à l'hôpital de Blidah, le 16 mai 1850. Son tempérament est lymphatique-sanguin, sa constitution robuste. En France, il n'a vécu que du métier de portefaix ; en Algérie, où il réside depuis huit ans, il exerce la profession de cordonnier, traînant son existence dans d'insalubres demeures, et s'adonnant à l'ivrognerie. Vers le milieu de 1848, il a contracté à Douéra une fièvre intermittente quotidienne qui, coupée différentes fois par le sulfate de quinine et les vomitifs, a reparu invariablement au bout de douze à quinze jours pour se continuer jusqu'à ce qu'on ait eu recours à une dose énergique de fébrifuge.

Durant l'été de 1849, lors d'une récidive de cette fièvre, le sujet sent se développer dans le flanc droit, au niveau du huitième espace intercostal, une douleur pongitive, qui retentit dans l'épaule correspondante. En même temps, il est pris d'une constipation opiniâtre, et les selles, quand elles sont rendues possibles, n'amènent que des matières ovillées. Les bains tièdes et un régime tempérant, combinés avec l'emploi du sulfate de quinine, mettent un terme à ces manifestations nouvelles ; mais la fièvre survit, et ne tarde pas à multiplier ses accès outre mesure.

En décembre, l'affection périodique reparaît une dernière fois ; plus crapuleux que jamais, le malade l'abandonne à elle-même. Elle finit par s'évanouir en accès irréguliers.

En janvier 1850, retour de la constipation ainsi que du point de côté. La commotion imprimée à la paroi costale droite exaspère les douleurs perçues par le malade, et celui-ci a diminué d'embonpoint. Cependant, pas de réaction générale, pas d'ictère, pas d'anémie ; l'appétit est bon, les forces sont presque intactes. Dans la pensée qu'une lésion existe vers le foie, on administre d'abord quelques doses purgatives de calomel ; puis on applique un large vésicatoire sur le siége des souffrances. Ces moyens déterminent un amendement notable, mais passager ; en conséquence on réapplique le vésicatoire, et on soumet le sujet à l'usage des pilules altérantes de calomel et d'aloès. En moins d'une semaine, cette thérapeutique est couronnée d'un plein succès ; néanmoins on insiste sur elle jusqu'à ce que l'imminence d'un ptyalisme oblige à la suspendre. Le mieux ainsi obtenu ne se démentant point, le malade reprend ses occupations et aussi ses habitudes vicieuses.

Au mois de mars, ce malheureux tombe dans le dénûment, et contracte un rhume de mauvais caractère. Bientôt après, un vague sentiment de gêne envahit la région hépatique ; les forces commencent à baisser. Enfin, le 15 mai, des douleurs aiguës se développent en arrière du poumon droit, vers l'angle inférieur de l'omoplate ; un mouvement continu de fièvre se déclare. Le 16, époque de l'entrée à l'hôpital, débilité très-grande, amaigrissement commençant, inappétence et, depuis plusieurs jours, constipation ; impossibilité de quitter le décubitus dorsal. Par intervalles, toux quinteuse, étouffée ; expectoration médiocrement abondante de crachats blanchâtres, filants, peu aérés. En arrière du côté droit de la poitrine, au niveau précédemment indiqué, douleur aiguë accompagnée d'angoisse, et paraissant siéger dans les profondeurs de la base du poumon ; du même niveau à la douzième côte, traces de matité, de respiration bronchique et de crépitation. La commotion du foie étend le siége des douleurs jusqu'à la région supérieure du viscère. Le jour, pouls à 85, large, un peu dur ; le soir, chaleur à la peau, pouls à 100, petit, dépressible ; pendant le sommeil, diaphorèse marquée. Prescription : diète, tisane gommeuse, une potion opiacée.

Le 17. La matité perçue à la base du poumon s'est prononcée davantage ; au même point, le souffle bronchique est remplacé par de gros craquements ; persistance des autres accidents. Prescription : diète, tisane gommeuse, une saignée de 500 grammes ; deux potions opiacées stibiées à 4 décigrammes, et à prendre par cuillerées dans les vingt-quatre heures.

Le soir, à cinq heures, la saignée est trouvée fortement couenneuse ; la tolérance s'est établie après quelques vomissements. Aucun amendement n'étant survenu, on pratique une nouvelle saignée de 450 grammes. Dans la nuit, une selle pénible.

Le 18. La saignée d'hier soir présente encore une couenne épaisse. Les douleurs et les angoisses ont acquis une grande vivacité. Toujours visqueux et blanchâtres, les crachats sont mêlés de sang vermeil. Prescription : diète, tisane gommeuse ; une potion opiacée stibiée à 5 décigrammes, un large vésicatoire au point douloureux.

Le 19. Le matin, même état ; pas de selles depuis deux jours. Prescription : du lait, tisane gommeuse, une potion opiacée, un lavement purgatif.

Dans l'après-midi, déjection extrême des forces, refroidissement général, sueurs visqueuses ; pouls petit, faible, irrégulier, à 120 ; crachats rouillés, tachés de pus blanchâtre. Vers trois heures, après un effort de vomissement, le malade rejette un flot de liquide jaune serin. Ce liquide possède un aspect huileux ; mais sa fluidité est séreuse, sa limpidité parfaite. Doué de l'amertume caractéristique de la bile, il prend, par l'iodure ioduré de potassium et l'acide azotique, une coloration émeraude intense ; par le réactif de Pettenkoffer, une coloration purpurine, analogue à celle de l'hypermanganate de potasse.

A la suite du vomissement, diminution de l'angoisse et des douleurs; collapsus absolu; pouls à 100, petit, dur; le malade, obligé comme auparavant de garder le décubitus dorsal, a besoin d'avoir la poitrine fortement relevée. Le lavement purgatif détermine l'expulsion de matières décolorées et sèches. Une sorte de régurgitation involontaire, accompagnée de légers efforts de toux, amène à chaque instant au dehors de petites gorgées du liquide jaune, lequel entraîne avec lui des crachats rouillés, ainsi que des mucosités filantes.

Le 20. Même état qu'hier soir. Prescription : diète, tisane gommeuse tiède, un potion opiacée.

Le 21. A la base du poumon droit, et le long du bord interne de l'omoplate jusqu'au niveau de l'épine de cet os, matité, grosse crépitation humide. La commotion du foie est beaucoup moins douloureuse. La régurgitation continue à s'opérer, toujours accompagnée de légers efforts de toux, et de la nécessité de garder le même décubitus qu'après le vomissement. Depuis ce matin, le liquide ainsi produit offre une belle teinte vert foncé ; mais, sous les autres rapports, il ressemble au liquide jaune de la veille. Les quantités, réunies de ces deux liquides, forment un poids de 900 grammes. Collapsus moindre, pouls à 80, assez souple, de volume normal. Appétit marqué. Prescription : deux crêmes de riz, tisane gommeuse, une potion opiacée, aluminée à 1 gramme.

L'expectoration bilieuse est remplacée par celle de crachats jaunes et épais, dont quelques-uns sont tachés d'une teinte caramel, ou se présentent rouillés par places. Prescription : bouillie au lait, tisane gommeuse lactée; deux potions opiacées, aluminées chacune à 1 gramme.

Le soir, accès de fièvre intense, avec frissons, chaleur et diaphorèse.

Le 22. A la visite, pouls à 90, petit, dur; anxiété. A onze heures, nouvelle expectoration de crachats rouillés et purulents, puis retour de la régurgitation du liquide vert. Prescription: mêmes aliments et mêmes boissons; 5 décigrammes de sulfate de quinine, deux potions opiacées aluminées à 5 décigrammes.

Le soir, vomissement des boissons, pouls moins petit, mais encore un peu dur, à 85; deux selles sèches et mal liées, quoique moins décolorées que les précédentes.

Le 23. Depuis hier, il a été expectoré 750 grammes de liquide vert; sur cette quantité, 250 grammes viennent d'être rejetés en une seule fois. Ce liquide n'a rien perdu de sa limpidité, ni de ses autres caractères.

En avant de la base du poumon droit, grosse crépitation humide, métallique; sonorité exagérée. En arrière, crépitation moyenne, matité. La commotion du foie est indolore. Pouls à 80, souple, de volume normal. Prescription: diète, même médication.

Le soir, expectoration de crachats rougeâtres et visqueux. Disparition complète de la toux, des douleurs, de l'angoisse.

Le 24. Expectoration rare, composée de crachats muqueux, veinés de pus opalin. Pouls à 75, normal. Prescription: deux panades, mêmes boissons, mêmes potions aluminées.

Le 25. Quelques crachats muco-purulents, épais, tachés d'une faible teinte vineuse. Les forces renaissent. Pouls à 70, même prescription.

Le 26. Même état, sauf une constipation marquée. L'appétit se réveille, le malade commence à pouvoir quitter le lit. Prescription: le quart, tisane gommeuse, mêmes potions, un lavement purgatif.

Dans l'après-midi, une selle normale.

Les jours suivants, le mieux se confirme de plus en plus, et le cours des selles tend à se rétablir. On continue l'alimentation prescrite le 26, et aussi les potions aluminées.

Le 30. En arrière de la base du poumon droit, la matité persiste encore, mais la crépitation s'atténue sur tous les points; plus d'expectoration. Prescription : le quart, une potion opiacée seulement.

Le 31. L'appétit réclame une alimentation substantielle : on accorde la demie.

Le 6 juin. Rien n'est venu interrompre le retour graduel du malade vers la santé; l'alimentation est bien supportée, les selles sont régulières; la toux, l'expectoration et les douleurs ont disparu. L'oreille distingue bien quelques râles muqueux à la base du poumon droit; mais la commotion du foie a lieu sans souffrances, les forces se sont relevées, la respiration s'accomplit librement. Le malade quitte l'hôpital.

Le lendemain de sa sortie, il a déjà repris ses habitudes crapuleuses; de plus, au bout d'une dizaine de jours, il s'embarque à destination de Stora, et à peine arrivé, y éprouve une rechute de sa dernière maladie. Après soixante jours d'un nouveau traitement à l'hôpital, il se trouve remis une seconde fois, et part pour Constantine. A la date du 5 novembre, il y exerçait paisiblement sa profession de cordonnier, sans que la guérison se fût un instant démentie.

Observation XXXV.

Hépatite chronique suivie de la formation d'un abcès; ouverture de celui-ci dans les bronches, guérison.

R......, brigadier au 2e régiment de chasseurs d'Afrique, et originaire du département du Doubs, entre à l'hôpital d'Oran, le 30 novembre 1854. Son tempérament est nerveux-lymphatique, sa constitution bonne. Il compte d'âge vingt-cinq ans, et de services cinq, durant lesquels il a constamment résidé en Algérie. Depuis deux jours il ressent dans le septième espace intercostal droit, sur la ligne du bord postérieur de l'aisselle, une douleur pongitive qu'accroissent les ébranlements du thorax, ainsi que les grands mouvements respiratoires. A cette douleur s'est bientôt jointe une petite toux quinteuse; le pouls est devenu fébrile; enfin, la nuit dernière, il y a eu de l'agitation et de l'insomnie. A l'examen cependant il est impossible de discerner aucune altération du côté de l'appareil pulmonaire ou du foie. Prescription: diète, infusion de tilleul, une potion opiacée.

Le 1er décembre. En dehors de rares intervalles où elle revêt le caractère d'élancements, la douleur a perdu sa vivacité. Nonobstant ce mieux, pouls à 80, petit, dur; bouche sèche, céphalalgie, inappétence. Prescription: du bouillon, infusion de tilleul, une potion d'ipécacuanha stibiée.

De dix à onze heures, vomissements bilieux multipliés, puis calme complet. Le soir, propension au sommeil. Nuit bonne.

Le 2. La douleur a reparu sous son acuité première; en outre, la pression du doigt permet de la développer dans toute la moitié postérieure du septième espace intercostal, particulièrement au niveau des apophyses transverses voisines. Urines foncées. Pouls petit, dur, à 85. Prescription: le quart, tisane gommeuse.

Le soir, soulagement marqué; sommeil mêlé de sueurs.

Le 3 et le 4. Calme complet, urines toujours foncées.

Le 5. Second retour de la douleur, laquelle persiste encore une fois jusqu'à la nuit, et est alors suivie de diaphorèse intense pendant le sommeil. Même prescription.

Le 6 et le 7. Le calme s'est rétabli; mais les urines ne cessent pas d'être foncées, et la nuit il survient de temps à autre un mouvement diaphorétique.

Le 8. Cette nuit, sommeil accompagné de sueurs, agité. Un peu avant le jour, la douleur reparaît avec violence, et le doigt continue à la développer là où elle n'éclate point par elle-même. A la visite, pouls petit, dur, à 92; facies pâle, affaissé; les urines ne se sont pas modifiées; inappétence. Prescription: diète, infusion de tilleul, 5 décigrammes de sulfate de quinine.

La journée s'écoule dans des conditions semblables ; le soir, la douleur s'évanouit; la toux restée sans variation jusqu'ici, tourmente moins souvent le malade.

Le 9. Nuit exempte de sueurs, assez calme. A la visite, pouls normal, toux presque nulle, urines plus claires. L'appétit s'est relevé. Prescription : le quart, limonade tartrique, 5 décigrammes de sulfate de quinine opiacé.

Le 10. Le mieux se maintient, même prescription.

Le 11. La douleur a complétement disparu. Urines normales. On accorde la demie.

Le 18. Depuis hier soir la douleur s'est de nouveau manifestée dans son siége primitif; seulement elle revêt le caractère d'une tension obtuse ; elle occupe aussi un peu plus d'étendue. Toux légère; pouls à 80, saccadé. Le sujet a dépéri visiblement, bien que les forces digestives aient recouvré de l'activité.

Le 21. Aucun changement favorable. De plus, à sept heures du soir, R...... est pris d'un accès de suffocation, puis de quintes de toux multipliées. Bientôt celles-ci se modèrent, et il se produit une expectoration abondante de crachats briquetés. Une saignée de 500 grammes met un terme aux étouffements ; mais la douleur n'est modifiée en rien, et la toux redouble.

Le 22. A la visite, physionomie anxieuse, abattue; pouls à 95, petit, dur, irrégulier; respiration courte, à 30; peau froide, sèche. Décubitus dorsal, le tronc un peu relevé. Dans le flanc et en arrière, à l'extrême base du poumon droit, râle crépitant confus, traces de souffle bronchique, matité prononcée. La douleur n'a pas varié ; sommeil nul. Prescription : diète, infusion de tilleul, deux potions opiacées kermétisées chacune à 5 décigrammes ; un large vésicatoire sur le siége de la douleur.

Le 23. La douleur a perdu de son acuité ; respiration à 23, moins courte; peau normale. En regard de ce mieux, le pouls ne descend pas au-dessous de 88, et conserve de la dureté ; la toux persiste, l'expectoration n'amène que des crachats rougeâtres ; le malade ne peut quitter le décubitus dorsal ; les signes notés vers la base du poumon n'ont pas éprouvé d'amendement. Prescription : du lait, infusion de tilleul, une potion opiacée.

Le 24. La douleur a disparu encore une fois ; les autres accidents au même point.

Le 25. Respiration à 18, normale. Malgré cela, pouls à 78, dépressible, petit. Même prescription.

Le 26. Le malade se plaint beaucoup de l'insomnie et de la toux ; expectoration moins facile. En regard de ces conditions l'appétit semble se réveiller. Prescription : le quart, infusion de feuilles d'oranger, une potion avec 25 milligrammes de chlorhydrate de morphine.

Le 27. Nuit meilleure. La toux a diminué. Même prescription.

Le 28. L'amélioration continue.

Le 29. Des divers accidents extérieurs, il ne reste aujourd'hui qu'une toux légère et une expectoration à peine rougeâtre. Néanmoins, l'auscultation et la percussion dénotent les mêmes signes qu'avant à la base du poumon droit, et l'habitude extérieure porte le cachet d'un certain épuisement. Même prescription.

Le 30. Même état. Continuation du traitement.

Le 31. Expectoration moindre, presque muqueuse. On insiste sur la médication.

Le 1er janvier 1855. Expectoration nulle ; le sommeil s'est rétabli.

Le 9. Le malade ne reprend pas. De plus, il est de nouveau assiégé depuis quelques jours par une petite toux sèche, et son sommeil est redevenu mauvais. A ces accidents on cherche à opposer l'emploi du chlorhydrate de morphine à la dose de 5 centigrammes dans les vingt-quatre heures; mais, outre qu'il n'en résulte aucun succès marqué, de nouvelles manifestations ne tardent pas à se joindre aux précédentes. En effet, durant la nuit du 21 au 22, R...... s'éveille subitement sous l'influence d'un besoin irrésistible de tousser, puis rejette par la bouche

250 grammes d'un liquide brun clair. A l'expulsion de ce liquide succède un soulagement immédiat et bientôt après un sommeil profond.

A l'heure de la visite, pouls à 80, petit, souple. La toux n'a point reparu depuis le moment où le liquide a été rejeté. Quant à celui-ci, on le trouve composé moitié de mucosités claires et mousseuses qui surnagent, moitié d'un fluide épais, que sa coloration rouge brun permettrait d'assimiler à une bouillie de chocolat. Les mucosités sont mêlées de matières visqueuses et de sang ; quant au fluide rouge brun, il contient une foule de débris tomenteux, lesquels possèdent la même teinte que lui, et pourraient être comparés à de petits flocons de moisissure. Par l'iodure ioduré de potassium et l'acide azotique, ce dernier fluide prend une légère coloration verte, tandis que le réactif de Pettenkoffer lui communique une coloration rosâtre.

L'appétit n'ayant pas diminué, on prescrit : le quart, infusion de feuilles d'orangers, une potion avec 5 centigrammes de chlorhydrate de morphine.

A la contre-visite, le mieux semble se soutenir : R...... est levé et a bien supporté ses aliments.

Le 24. Dans la nuit, le malade a rejeté par expectoration les mêmes matières qu'hier, mais en quantité double : à ces matières se sont ajoutées des traînées d'un pus blanc et beaucoup de sang pur ; des sueurs profuses sont survenues pendant le sommeil.

Ce matin, pouls à 82, dur, petit ; urines normales. De la sixième côte à la neuvième, une sonorité appréciable commence à se dessiner ; au même point l'oreille perçoit un faible murmure respiratoire et quelques craquements humides. De temps à autre, toux sèche, éclatante. Même prescription.

A trois heures de l'après-midi, quinte terrible, sous les efforts de laquelle des douleurs lancinantes intolérables se développent dans toute la partie antérieure de la région hépatique, spécialement dans le septième espace intercostal. Pouls à 85, petit, dur. Anxiété profonde, inappétence. Vers la fin du jour, ces accidents se calment peu à peu.

Le 25. Pendant la nuit, les sueurs se sont reproduites. Ce matin, indépendamment de 200 grammes de mucus séreux, le crachoir du malade contient 30 grammes de pus visqueux et opalin; dans ce pus on remarque des grumeaux miliaires ainsi que de menus flocons villeux. Pouls à 75, concentré, dépressible. De temps à autre quelques éclats de toux. Même prescription.

Le 26. Conditions pareilles à celles d'hier. Dans le bassin, 220 grammes de mucus séreux, au fond duquel se voient 10 grammes de sang demi-coagulé et 20 grammes de crachats purulents doués d'une teinte opaline. Ces crachats sont extrêmement visqueux; en inclinant le vase, ils se dissocient en traînées jaunâtres qui, séparées par des espaces incolores, sont exclusivement formées de pus ordinaire. Même prescription.

Sur le soir, toux sèche et fréquente.

Le 27. Sommeil régulier, sueurs moindres. L'expectoration a fourni 100 grammes de mucus séreux et 30 grammes de crachats purulents opalins; ces crachats sont recouverts de quelques nappes sanguines. État général satisfaisant. Le malade réclame une nourriture plus abondante. Prescription : la demie, tisane gommeuse, une potion avec 5 centigrammes de chlorhydrate de morphine.

Le soir, retour de la toux.

Le 28 et le 29. Mêmes conditions, même traitement.

Le 30. Dans les vingt-quatre heures, il a été expectoré 125 grammes de mucus séreux taché de sang, plus 125 grammes de pus rouge brun et de pus jaunâtre. L'expulsion de ces dernières matières a eu lieu durant la nuit; toutefois, le sommeil a été exempt de sueurs, et l'habitude extérieure se montre sous un meilleur aspect. Même prescription alimentaire; quatre pilules contenant chacune 13 milligrammes de digitale et 5 milligrammes de chlorhydrate de morphine.

Le 31. La toux, nulle le jour, continue à survenir le soir; en outre, ce matin, le malade en a éprouvé plusieurs quintes. Expectoration comme hier. On insiste sur le traitement.

Le 1er et le 2 février. Même état, même médication.

Le 3. Dans le crachoir, 100 grammes de sérum sanguinolent et 25 grammes de pus opalin. Les autres conditions comme ci-dessus.

Le 4. L'expectoration s'est encore modifiée, et comprend 100 grammes de sérum, 10 grammes de pus opalin et 15 grammes de pelotons muqueux, colorés en gris brun ou en blanc.

Le 5. Même expectoration qu'hier, sans pus cependant; la toux a à peu près disparu; l'habitude extérieure dénote de nouveaux progrès vers le mieux.

Le 7. Des divers accidents éprouvés jusqu'ici il ne reste que les traces d'épuisement général et l'expectoration. Celle-ci a donné depuis le 6 au matin 80 grammes de sérum et 20 grammes de pelotons muqueux. Un certain nombre de ces pelotons sont striés d'espaces clairs qui, au premier coup d'œil, les feraient assimiler à de petites masses villeuses.

Le 8. Hier le malade a négligé de prendre ses pilules; aussi la nuit s'est-elle écoulée au milieu de quintes de toux, durant lesquelles l'expectoration a redoublé d'abondance. Ce matin, nous trouvons 200 grammes de sérum et 50 grammes de pus blanc mêlé de pelotons muqueux. Apparition d'un léger œdème aux pieds. Prescription : la demie, cinq pilules de digitale et de morphine.

Le 9. Pendant le cours entier de la nuit, petite toux sèche, profonde, brève. L'expectoration n'a pas varié. Même prescription.

Le 10. Même ordre de choses; le sérum expectoré est légèrement teinté en vert rougeâtre; traces d'infiltration à la face. A part cela, l'état général ne laisse rien à désirer, et l'appétit atteint des proportions extraordinaires. Prescription : les trois quarts, quatre pilules de digitale et de morphine.

Le 11. Expectoration nulle, toux plus rare; en revanche, l'œdème des pieds s'est prononcé davantage. Même prescription.

Du 12 au 17, expectoration journalière d'une petite quantité de pus opalin. La toux persiste encore; néanmoins, le 17, on supprime l'emploi des pilules.

Le 18. L'expectoration et la toux se sont suspendues sans retour. Quant à l'infiltration des pieds et de la face, elle est devenue assez considérable. Quoi qu'il en soit, l'ensemble tend à se réparer et à se raffermir; bientôt l'œdème se dissipe à son tour, mais la convalescence ne marche qu'avec une lenteur extrême. En conséquence, R...... est dirigé sur ses foyers, où il ne tarde pas à se rétablir entièrement.

Observation XXXVI.

Hépatite chronique suivie de la formation d'un abcès; ouverture de celui-ci dans les bronches, guérison.

L......., grenadier au 65e de ligne, âgé de trente ans, et en comptant sept de résidence en Algérie, entre à l'hôpital d'Oran, le 9 janvier 1855. Son tempérament est nerveux, sa constitution usée par d'anciennes fièvres intermittentes et aussi par une dysenterie chronique dont il n'est pas encore complétement guéri. Sa maladie actuelle a débuté le 6 par une toux légère, accompagnée d'un sentiment de douleur dans l'hypochondre droit. Le 8, il est survenu de la fièvre; la douleur s'est exaspérée; à la toux s'est jointe une abondante expectoration rougeâtre. Le 9, habitude extérieure amaigrie; peau blafarde, facies grippé, pouls à 90, développé, dur. Dans le flanc droit, vers le sixième espace intercostal, douleur poignante qui s'accroît lors de la commotion. La matité du lobe correspondant du foie se montre plus prononcée qu'à l'état normal; en outre, là où elle s'arrête supérieurement, en commence une autre qui, dépourvue de caractère spécial, embrasse toute la base du poumon voisin, et coïncide avec l'existence d'un râle crépitant irrégulier. Vingt respirations par minute; toux fréquente, à demi-contenue par la douleur. Depuis hier matin, trois selles muco-bilieuses. Prescription: diète, infusion de tilleul, une saignée de 500 grammes, trente sangsues au centre de la région douloureuse, une potion opiacée stibiée à 5 décigrammes.

Le 10. La potion stibiée a été très-bien supportée; pouls à 85, moins dur, moins ample; les autres accidents n'ont pas varié. Prescription : diète, infusion de tilleul, une saignée de 625 grammes; deux potions opiacées stibiées à 5 décigrammes, un large vésicatoire sur le flanc droit.

Le 11. Pouls comme hier; les douleurs ont perdu de leur violence; quoique toujours adhérents, les crachats sont aujourd'hui presque incolores. Prescription : diète, tisane gommeuse, deux potions opiacées stibiées à 5 décigrammes.

Le 12. Pouls à 80, souple, de volume normal. Toux moins fréquente. Prescription : du lait, deux nouvelles potions opiacées stibiées à 5 décigrammes.

Le 13. Crachats clairs et filants à la manière du blanc d'œuf. En regard de ce mieux, les signes perçus par l'oreille et le doigt à la base du poumon se retrouvent sans modification apparente; toux et douleur au même point; le malade se plaint beaucoup du manque de sommeil. Prescription : du lait, tisane gommeuse, une potion opiacée.

Le 14. La nuit a été bonne, l'expectoration presque nulle; mais la toux ne s'est pas arrêtée; elle est seulement moins pénible. Devenue sourde et tensive, la douleur du flanc éclate en élancements déchirants; les forces sont complétement éteintes. Constipation depuis quatre jours. En désespoir de cause, on tente l'emploi de la digitale, et il est accordé quelques potages légers.

Le 17. Même état. Sur les instances du malade, l'alimentation est élevée au quart.

Dans la journée, une selle de bon aspect.

Le 20. Pouls normal, expectoration nulle. Les selles ont repris leur cours régulier. Nonobstant cette amélioration, la toux et la douleur persistent sans changement; la matité reconnue à la base du poumon s'est caractérisée davantage, et tout bruit respiratoire a disparu dans l'étendue qu'elle occupe. Les mouvements des côtes sont frappés d'une gêne notable; le malade est essoufflé quand il monte les escaliers. Prescription : le quart; 1 décigramme de calomel de huit en huit heures, jusqu'à ptyalisme.

Le 26. La salivation tend à se développer; en conséquence, on suspend l'administration des pilules.

Le 31. Aucun amendement vers les accidents locaux. Les forces restent dans un état de déjection profonde.

Le 11 février. Mêmes conditions. L'appétit se prononçant avec vivacité, on prescrit la demie, et on soumet en même temps le malade à l'usage de l'iodure de fer.

Le 16. L'ensemble ne reprend pas; les signes remarqués à la base du poumon droit et dans l'hypochondre correspondant persistent avec opiniâtreté; des sueurs visqueuses se déclarent durant le sommeil. Cependant les forces digestives sont en bonne condition, et le sujet demande que la quantité de ses aliments soit augmentée. A cet effet, on le met aux trois quarts, et on remplace l'iodure de fer par l'iodure de potassium à la dose de 1 gramme chaque matin.

Le 25. Depuis deux jours, selles séro-bilieuses multipliées, coliques fréquentes, ténesme. Du côté de la poitrine et dans l'hypochondre, aucun changement; seules, les sueurs ont cessé de se produire. Prescription : deux panades, infusion de tilleul, une potion avec 5 centigrammes de chlorhydrate de morphine.

Le 26 et le 27. Même état, même médication.

Le 28. Le flux abdominal s'est encore une fois suspendu; à la partie postérieure du poumon droit, immédiatement au-dessus de la matité, traces de râle crépitant et de broncho-égophonie. Prescription : le quart avec aliments légers, tisane gommeuse tiède.

Le 4 mars. La matité du poumon droit atteint aujourd'hui partout le niveau antérieur du quatrième espace intercostal; partout aussi à sa limite supérieure, on trouve des craquements fugaces, mêlés de souffles bronchiques doux. Par intervalles, petite toux sèche, efforts répétés et inutiles d'expectoration; respiration à 27, plus gênée qu'avant; la douleur de l'hypochondre a recouvré de l'acuité. Pouls à 80, concentré, dur. Même prescription.

Le 5. Depuis hier soir, le malade a expectoré 750 grammes de crachats visqueux. Ces crachats forment chacun un peloton distinct; ils sont composés de mucus limpide et de pus jaunâtre imparfaitement mélangés l'un avec l'autre. Leur expulsion s'accomplit avec une extrême facilité; la toux s'est presque arrêtée, et il n'est plus ressenti de douleur dans l'hypochondre que lors des ébranlements imprimés à la paroi costale. Pouls naturel. Prescription : deux potages au lait, infusion de tilleul, une potion avec 5 centigrammes de chlorhydrate de morphine.

Le 6. 150 grammes de crachats semblables à ceux d'hier. La matité perçue à la base du poumon droit s'est abaissée de 1 centimètre; dans les points où elle a disparu, existe un râle crépitant simple. Respiration à 20, large, aisée; toux rare, profonde. La commotion et la percussion cessent de réveiller des douleurs. État général satisfaisant. Même prescription.

Le 7 et le 8. Mêmes conditions. On accorde le quart.

Le 9. Dans les dernières vingt-quatre heures, aucune trace d'expectoration. En arrière de la base du poumon, matité moindre, râle crépitant très-sensible. La matité jécorale a repris sur tous les points son caractère physiologique. A part un certain degré de faiblesse et de maigreur, l'état général se maintient satisfaisant. On supprime l'emploi de la morphine.

Le 11. Dans la matinée du 10, l'expectoration s'est reproduite et a fourni 50 grammes de crachats purulents; néanmoins le sujet accuse un vif appétit. Prescription : la demie, infusion de tilleul.

Les jours suivants, l'expectoration se continue sous les mêmes termes.

Le 20. Nuit mauvaise, agitée. La masse des crachats rejetés dans les vingt-quatre heures dépasse 125 grammes. Nonobstant ces circonstances fâcheuses, la base du poumon n'offre plus de matité que latéralement. Dans l'étendue qu'occupe celle-ci, aucun bruit respiratoire ne peut encore être distingué, mais sur les points qu'elle a laissés libres, on reconnaît partout du râle crépitant.

Le 23. Depuis hier, l'expectoration n'a fourni que 60 grammes. Toutefois elle n'a point changé de nature.

Le 28. Expectoration nulle. Un murmure vésiculaire obscur a succédé au râle crépitant dans les divers points où celui-ci avait annoncé le retour de la perméabilité pulmonaire. Progrès marqué du côté des forces et dans l'habitude extérieure.

Le 24 avril. La matité perçue dans le flanc droit, ainsi que l'absence de respiration qui l'accompagnait, survivent opiniâtrement aux signes morbides disparus. Malgré cela, les forces générales ayant recouvré toute liberté d'essor, et rien ne présageant de récidive, le sujet rejoint son régiment.

Observation XXXVII.

Hépatite chronique suivie de la formation d'un abcès; ouverture de celui-ci dans les bronches, guérison.

M.......-L......, cavalier au 2e régiment de chasseurs d'Afrique, originaire des environs de Toulouse, et âgé de vingt-neuf ans, entre à l'hôpital d'Oran, le 17 novembre 1854. Son tempérament est nerveux-lymphatique, sa constitution bonne. Depuis quatre ans il réside en Algérie. L'affection qui l'amène près de nous date de six jours; elle a consisté d'abord en une douleur tensive, qui s'est graduellement développée au niveau de la grosse extrémité du foie. A cette douleur s'est bientôt jointe une fièvre peu caractérisée le jour, mais assez forte le soir; les nuits sont devenues mauvaises; durant le sommeil dont il a pu jouir, le malade a constamment éprouvé des sueurs. En dernier lieu, la douleur a acquis une haute violence; il s'est déclaré une petite toux sèche; le sujet est tombé dans l'état de faiblesse excessive où nous le trouvons aujourd'hui.

Le 27 novembre 1854. L'hypochondre droit offre une voussure exagérée; il est outre cela le siége d'une douleur tensive et très-superficielle. La commotion imprimée au foie exaspère cette douleur; en même temps elle fait naître passagèrement un point aigu vers la grosse extrémité du viscère. Plus prononcée que d'habitude, la matité du lobe correspondant de celui-ci remonte jusqu'à la cinquième côte. A la base du poumon droit le murmure respiratoire et la sonorité ont subi une certaine atténuation. Respiration courte; propension à une toux sèche, dont les efforts sont maîtrisés par la douleur du flanc. L'haleine du sujet exhale une fétidité insupportable. Pouls à 87, dur, petit; décubitus permanent sur le côté gauche. Prescription : diète, tisane gommeuse, une potion d'ipécacuanha stibiée.

Dans la matinée, la potion détermine des vomissements bilieux auxquels succède une forte diaphorèse.

Le 19. Le point aigu, qui ne se développait précédemment que lors de la commotion, s'est ajouté d'une manière continue aux douleurs de l'hypochondre. Moins réduit en volume, le pouls a augmenté de résistance, et marque 90. Malgré l'intensité des douleurs, la propension à tousser est devenue insurmontable. Quelques craquements irréguliers en avant ainsi qu'en dehors de la base du poumon droit. Prescription : diète, tisane gommeuse, une saignée de 500 grammes, une potion opiacée.

Vers midi commence une expectoration ténue.

A trois heures, nous remarquons au fond du bassin 30 grammes de crachats formés par un mélange de pus jaunâtre et de mucus; douleur moins vive, toux plus libre. Quoiqu'il se conserve dur et petit, le pouls est tombé à 80.

Le 20. Depuis hier soir, 30 autres grammes de crachats purulents, lesquels possèdent aujourd'hui une fluidité crémeuse, et recèlent des pelotons muqueux, ayant une couleur jus de pruneaux. La douleur a revêtu un caractère sourd; de plus, elle n'acquiert presque pas d'acuité sous l'influence de la commotion. Toux facile, pouls normal, légère manifestation d'appétit. Prescription : deux crèmes de riz, tisane gommeuse, une potion opiacée.

Le 21. 12 grammes de crachats semblables à ceux d'hier,

mais contenant des flocons tomenteux. La douleur se réduit à un simple sentiment de gêne. Toux rare, facile ; haleine moins fétide ; décubitus indifférent. Même prescription.

Le 22. Expectoration à peu près nulle et exclusivement composée de mucosités limpides. L'appétit se développe. Prescription : le quart, tisane gommeuse, une potion opiacée.

Le 23. Expectoration nulle. Malgré cela, l'haleine est encore fétide. Même prescription.

Le 24. Mêmes conditions qu'hier. En vue de pousser à la résolution quelques traces d'engorgement qui persistent à la base du poumon droit, on prescrit de la digitale à la dose de 5 centigrammes matin et soir, sans cesser l'emploi de la potion opiacée.

Le 28. L'expectoration ne s'est pas renouvelée ; l'haleine a perdu son odeur fétide. Cependant, à la base du poumon, les signes morbides se maintiennent sans amendement ; d'autre part, la matité jécorale, bien qu'elle ait repris ses limites physiologiques, se montre exagérée dans le flanc ; le malade est visiblement amaigri. Pour ménager autant que possible ce qui reste de forces, on supprime l'emploi de tout agent thérapeutique.

Le 3 décembre. Durant la nuit, expectoration de quelques crachats rouillés et visqueux. Le flanc droit est encore le siége d'un sentiment de gêne, et la matité jécorale s'y conserve plus prononcée qu'à l'état normal.

Le 7. Aucun mieux nouveau. Il est administré matin et soir au malade une pilule contenant 1 centigramme d'acétate de plomb cristallisé et autant d'acétate de morphine.

Le 13. L'ingestion des pilules précédentes ayant fini par développer des coliques, et la gêne de l'hypochondre s'atténuant d'une manière marquée, on remet la suite de la guérison aux seuls effets du régime et des bains.

Le 17. La matité jécorale a recouvré partout son timbre naturel ; le flanc n'est le siége d'aucun sentiment de douleur ou de gêne, même sous l'influence de la commotion. A la base du poumon, sonorité prononcée, respiration moins faible. Les forces se relèvent, mais l'habitude extérieure conserve toujours une apparence d'épuisement. Appétit très-vif : on accorde les trois quarts.

Le 20. Les accidents locaux se sont entièrement dissipés ; nonobstant cela, l'état général ne s'achemine pas vers de meilleures conditions. Même prescription alimentaire ; 2 décigrammes d'iodure de fer.

Les jours suivants, on augmente par degrés la dose de l'iodure jusqu'à 7 décigrammes.

Le 25. Le traitement employé en dernier lieu n'ayant pas eu de résultat, le malade est envoyé en congé de convalescence dans sa famille. Là, en moins de trois mois, sa guérison se complète de telle sorte, qu'il peut rejoindre son régiment et partir avec lui pour la Crimée.

Observation XXXVIII.

Hépatite chronique suivie de la formation d'un abcès ; ouverture de l'abcès dans les bronches, guérison.

C...., ouvrier au dépôt de remonte d'Oran, et originaire du département du Loiret, entre à l'hôpital, le 4 février 1855. Il compte trente-deux ans d'âge, douze de services, et quatre de séjour en Algérie. Son tempérament est nerveux-lymphatique, sa constitution robuste. En novembre dernier il a été atteint d'une dysenterie qui, d'abord subaiguë, a passé au bout de quelques jours à l'état chronique. Après avoir persisté jusqu'à la fin de janvier, cette affection s'est suspendue sans l'emploi d'aucun moyen curatif ; mais bientôt le malade est tombé dans un épuisement extrême, le flanc droit est devenu le siége d'une douleur aiguë, des souffrances non moins prononcées ont envahi l'épaule correspondante ; enfin, le 2 février, un fort mouvement fébrile s'est joint à ce faisceau de symptômes.

Le 4 février. Pouls à 80, développé, dur. Dans le flanc droit, au milieu du huitième espace intercostal, douleur pongitive mêlée d'élancements; dans l'épaule correspondante, sentiment pénible de gêne. La commotion accroît ces diverses souffrances, et communique à celles du flanc un caractère d'angoisse. A la base du poumon droit, surtout en arrière, matité commençante, râle crépitant, respiration rude. De temps à autre, petite toux quinteuse contenue par les douleurs. Faible expectoration de mucosités filantes. Prescription : diète, infusion de feuilles d'orangers, une saignée de 500 grammes, trois pilules de digitale.

Le 5. La saignée est trouvée recouverte d'une forte couenne. Pouls à 75, moins résistant, quoique encore volumineux; douleurs moins vives. On n'observe plus à la base du poumon qu'une respiration rude, mêlée de râles sibilants; toutefois, l'expectoration ne s'est point modifiée. Prescription : du lait, infusion de feuilles d'orangers, trois pilules de digitale.

Le 6. La douleur d'épaule a disparu; pouls à peu près normal. Prescription: le quart, même tisane, mêmes pilules.

Le 7. A la base du poumon, la sonorité s'est presque complétement rétablie, et l'oreille distingue à peine un peu de rudesse dans le murmure respiratoire; mais, nonobstant ce mieux, l'expectoration, bien qu'incolore comme auparavant, se montre épaisse et adhérente; d'autre part, la toux persiste sans variation. Pouls normal. Prescription : deux potages au lait, infusion de feuilles d'oranger; 1 décigramme de calomel toutes les huit heures.

Le 9. La douleur du flanc a repris son intensité première, et rayonne jusqu'aux abords du mamelon; retour des souffrances d'épaule; expectoration au même point, pouls normal. Même prescription.

Le 10. La douleur d'épaule a cessé de nouveau; en outre, celle du flanc s'est fort atténuée, si ce n'est au-dessous du mamelon, où elle éclate aujourd'hui en élancements sourds. Expectoration plus abondante. Prescription : le quart, même tisane, continuation du calomel.

Le 11. Salivation légère. Les douleurs sont entièrement dissipées. Prescription : le quart, tisane gommeuse.

Le 12. La salivation continue, mais en proportion insignifiante. Dans la nuit, il a été expectoré 30 grammes de crachats semblables à ceux d'hier et mêlés de pus jaunâtre. État général satisfaisant. Prescription : le quart, tisane gommeuse, une potion avec 5 centigrammes de chlorhydrate de morphine.

Le 13. Dans les vingt-quatre heures, 50 grammes de crachats opalins ; en inclinant le vase qui les renferme, on voit ces crachats se dissocier en pus jaunâtre et en mucus incolore. Même prescription.

Le 14. L'expectoration, toujours opaline et purulente, est tombée à 20 grammes. On insiste sur le traitement.

Le 15. 12 grammes de crachats encore les mêmes qu'en dernier lieu. L'état général se maintient bon. Même prescription.

Le 16. Aucune trace de pus dans les crachats qui, aujourd'hui, sont exclusivement séreux. On supprime l'emploi de la morphine.

Le 19. Le mieux ne s'est pas démenti ; on accorde une alimentation substantielle.

Le 26. C.... ayant atteint le terme d'une guérison apparente quitte l'hôpital. Un an après, il n'avait pas éprouvé de récidive, et tout témoignait chez lui d'une excellente santé.

Observation XXXIX.

Kyste hydatique en suppuration dans le foie ; le liquide qu'il renfermait a trouvé accès jusque dans les bronches.

C......., canonnier au 1er régiment d'artillerie, et âgé de vingt et un ans, entre à l'hôpital d'Oran, le 15 juin 1855. L'époque de son arrivée en Algérie date seulement de vingt-six jours qu'il vient de passer en prison. Doué d'un tempérament lymphatique-nerveux, il possède une constitution robuste. Sa maladie date de trois semaines ; elle a commencé par un obscur mouvement fébrile, caractérisé surtout le soir. Bientôt après il s'est manifesté un sentiment de gêne à l'épigastre, de l'inappétence, des vertiges; enfin, le sujet est tombé dans un état de faiblesse extrême. Au moment de l'examen, l'habitude extérieure dénote de la stupeur; la langue est recouverte d'un enduit blanchâtre; le pouls, dépressible, petit, marque 80. On prescrit : diète, infusion de tilleul, une potion stibiée à 1 décigramme.

Le 16. La potion a déterminé d'abondants vomissements bilieux et quelques selles liquides; puis il est survenu des sueurs, qui se sont réitérées la nuit, durant le sommeil. Ce matin, mêmes conditions qu'hier. Prescription : diète, infusion de tilleul.

Le 17. Pouls à 78, toujours petit et dépressible; langue pâteuse; stupeur; les autres accidents au même point. Prescription : deux panades, limonade tartrique.

Le 18. Sommeil mauvais, entrecoupé de rêvasseries. Ce matin, facies inquiet, langue sèche et brunâtre, stupeur persistante. Le pouls s'est relevé et marque 80. Prescription : deux panades, tisane gommeuse, 40 grammes de sulfate de soude.

Dans la journée, le purgatif détermine des selles nombreuses.

Le 19. Cette nuit, sommeil passable, quoique accompagné de sueurs. A la visite, conditions analogues à celles d'hier matin. Prescription : deux potages au lait, tisane gommeuse, 25 grammes de sulfate de soude.

Le 20. Pendant la nuit, calme complet, diaphorèse presque nulle. A la visite, pouls à 85, plein, résistant; langue sèche, stupeur très-prononcée. Même prescription.

Le 21. Hier soir, peau chaude, aride; pouls large, dur, à 90. Dans la nuit, sommeil inquiet; les sueurs se reproduisent. A la visite, mêmes conditions qu'hier matin. Prescription : deux panades, limonade tartrique.

Le 22. Quelques sueurs ont reparu encore la nuit dernière. D'autre part, à l'arrivée du jour, le malade s'est réveillé en accusant une douleur aiguë dans la moitié droite de l'échancrure sous-sternale. Cette douleur se circonscrit au centre d'une tumeur dure, aplatie, immobile, qui, perdue en haut derrière la base du thorax, se termine inférieurement à un rebord sinueux étendu de la douzième côte droite à la huitième gauche. La matité jécorale s'élève à droite jusqu'au niveau antérieur de la cinquième côte, et se prolonge inférieurement jusqu'au rebord dont il s'agit. Quand on exerce une commotion sur l'hypochondre, un vague sentiment de gêne se fait sentir à la base de la poitrine, et la douleur de l'échancrure sous-sternale irradie au loin dans la région du foie. Pouls à 80, petit, dépressible; respiration à 27, facies altéré, prostration. Prescription : diète, infusion de tilleul, 6 décigrammes de calomel en une seule dose.

Dans la journée, deux selles colorées en vert noirâtre.

Le 23. Pendant la nuit, sommeil lourd, réapparition des sueurs. A la visite, pouls à 85, dur, un peu développé; peau chaude, sèche; légère teinte ictérique sur toute l'habitude extérieure; l'hypochondre droit a subi une voussure considérable. Bien que devenues obscures, les douleurs ont gagné en étendue. Toux quinteuse, étouffée; expectoration ténue de crachats blancs, visqueux et pelotonnés; respiration courte, à 30. A la base du poumon droit, matité sensible, principalement en arrière; souffle bronchique sourd disséminé çà et là; craquements irréguliers. Prescription : deux potages au lait, tisane gommeuse.

A la contre-visite, expectoration plus abondante; matité plus prononcée, crépitation nette; souffle moins disséminé, éclatant.

Le 24. Hier soir, la gêne des mouvements respiratoires a encore augmenté, et le nombre de ceux-ci s'est élevé à 50. Vers minuit le malade est pris d'une envie de vomir, puis rejette par la bouche, après un violent effort, un liquide analogue à de la bouillie claire de chocolat. A partir de ce moment l'expectoration se compose uniquement de menus crachats analogues aux matières vomies.

A la visite, pouls petit, intermittent, très-faible; respiration courte, rapide, à 50; facies profondément altéré; plus de toux depuis le vomissement de cette nuit. Le malade succombe à dix heures du matin.

Autopsie, vingt-quatre heures après la mort.

Le lobe supérieur du poumon droit est sain.

Le lobe moyen, légèrement engoué autour de ses principaux tuyaux bronchiques, est œdémateux dans le reste de son développement.

Le lobe inférieur a subi l'hépatisation rouge ; son tissu, coloré en brun chocolat, est friable à la manière d'une boule de neige comprimée. Par sa base ce lobe a contracté des adhérences solides avec toute la superficie correspondante du diaphragme ; au milieu de sa face supérieure on remarque une tache purulente sous-pleurale, ayant le diamètre d'une pièce de deux francs.

Le foie occupe l'hypochondre gauche en entier. Son lobe droit soulève la voute du diaphragme jusqu'au quatrième espace intercostal, et descend assez bas pour recouvrir les deux tiers supérieurs du rein. Le même lobe fait intimement corps partout avec le diaphragme. En cherchant à l'isoler, on tombe dans une vaste poche d'où s'écoulent 1200 grammes d'un liquide composé en partie de pus blanchâtre, en partie de sérosité, et au sein duquel nagent plusieurs centaines de vésicules hydatiques. Ces vésicules ont des dimensions variées : les unes sont miliaires, d'autres pisiformes, d'autres possèdent la dimension d'un grain de raisin. Les plus petites sont douées d'une teinte opaline et ont conservé leur sphéricité. Les moyennes sont à moitié affaissées sur elles-mêmes ; leur tissu est d'un gris opaque. Quant aux plus grandes, elles présentent chacune une rupture ; outre cela, leur ressemblance avec des lambeaux de gélatine jaunâtre permet de croire qu'elles ont subi une macération prolongée. La cavité qui recèle ces produits est exclusivement creusée aux dépens du lobe droit ; elle a même emporté le sommet de ce lobe dans une étendue équivalente à celle d'une pièce de cinq francs. Sa configuration est sphéroïde ; son vide embrasse environ 12 centimètres en tout sens. Son tiers inférieur est encore doublé par les débris d'un kyste fibro-cartilagineux blanc, dont les parois, épaisses de 5 à 6 millimètres, et brisées en différentes places, se désaggrègent avec une certaine facilité. Les débris ainsi conservés n'adhèrent à la substance du foie que dans le bas de l'excavation ; quelques gros fragments qui s'en sont détachés, se voient au fond de cette dernière. Là où elles sont dégarnies du kyste, là aussi où elles ont cessé de faire corps avec lui, les parois de la cavité se montrent revêtues d'une membrane pyogénique blanche, tomenteuse et peu cohérente. Cette pseudo-membrane est forte de 1 millimètre ; à sa superficie s'implantent de loin en loin quelques petits flocons pelotonnés ; enfin, elle est parcourue par de longues brides fibreuses, qui ont le diamètre d'une plume de corbeau et s'anastomosent entre elles de manière à simuler une sorte de réseau à très-larges mailles.

Les brides dont il est question sont pleines. Toutes se rattachent aux faisceaux formés dans leur voisinage par l'artère hépatique, la veine-porte et les conduits biliaires ; d'un autre côté, elles font partie intégrante d'un très-mince feuillet qui, fibreux également, est interposé à la membrane pyogénique et au tissu viscéral. A son tour, cette nouvelle couche se continue en dehors avec l'élément interstitiel de l'organe, tandis qu'en dedans elle est hérissée de courts prolongements fibro-celluleux, qui se perdent au sein de la membrane pyogénique.

Aux abords immédiats de la cavité, aussi bien là où le kyste hydatique est adhérent que là où il est décollé, la substance glanduleuse a pris dans l'étendue de 2 à 5 centimètres une teinte rouge brique, laquelle résiste au lavage. Altérée de la sorte, cette substance est devenue plus compacte et plus consistante ; ses lobules sont hypertrophiés, et les cloisons fibreuses qui les séparent, ont une coloration rouge brun. Au-dessous du foyer, la substance dont nous parlons arrive jusqu'au bord tranchant du viscère, et renferme à proximité de la face antérieure de celui-ci un tubercule crétacé gros comme une noisette. Ce tubercule est enveloppé d'un kyste fibreux. Ses couches extérieures sont très-dures, mais sa portion centrale se compose de graviers cristallins, retenus agglomérés par un ciment friable.

A proximité encore de la portion inférieure du foyer, la gaîne d'un faisceau vasculaire assez considérable s'est changée en un tube fibro-cartilagineux. Épais de 2 millimètres et doué d'une grande élasticité, ce tube possède une coloration blanche; la substance glanduleuse qui l'entoure a pris la même teinte rouge et la même texture qu'aux abords du foyer.

Enfin, ce dernier s'ouvre par sa portion culminante dans une caverne creusée au centre de la base du poumon droit; la communication a lieu au moyen d'une perte de substance qui, assez large pour admettre le pouce, intéresse les fibres charnues du diaphragme, non loin du centre phrénique. Cette caverne pourrait contenir 60 grammes de liquide. Supérieurement elle se termine en deux culs-de-sac. De ceux-ci, l'un, antérieur, arrive jusqu'à la plèvre qui recouvre en haut le lobe inférieur de l'organe; l'autre a détruit la continuité d'un tuyau bronchique, et débouche à l'extérieur par l'intermédiaire de ce tuyau. En dehors du point où elle est sous-jacente à la plèvre, la caverne que nous décrivons n'offre aucune trace de membrane pyogénique: elle est simplement circonscrite par une couche de tissu pulmonaire qui, hépatisé en rouge, vient lui servir de paroi en prenant l'aspect d'une masse poreuse et friable comme la moelle de sureau.

Le foie, débarrassé de ses fluides ainsi que de ses formations hétérogènes, pèse 2600 grammes. Il possède :

En longueur	41	centimètres;
En largeur maximum à son lobe droit	21	idem
En largeur maximum à son lobe gauche	18	idem
En épaisseur maximum	15	idem

En dehors des lésions mentionnées précédemment, il semble normal. La densité de ses parties constituantes est représentée par les chiffres ci-après :

Tissu normal	1,051;
Tissu rouge brique	1,066;
Fibro-cartilage de la gaîne veineuse	1,118;
Brides et feuillet fibreux de l'excavation. .	1,152.

La rate, d'un poids de 310 grammes, a subi une turgescence et un ramollissement très-prononcés.

Observation XL.

Hépatite chronique suivie de la formation d'un abcès; celui-ci s'est ouvert dans le péricarde (observation communiquée par M. le docteur Bolu, médecin-major).

X..., Européen, fossoyeur au cimetière de Cherchell, âgé de trente et un ans, comptant dix-huit mois de résidence en Afrique, et doué d'un tempérament sanguin, entre à l'hôpital le 12 septembre 1849. Sa constitution, primitivement robuste, a été altérée, d'abord par les fièvres intermittentes, et, en dernier lieu, par une dysenterie atonique, laquelle vient de cesser spontanément après six semaines de durée. Il dit être tombé depuis cinq jours dans une débilité profonde. Au moment de son arrivée, peau sèche; alternatives de frissons et de chaleurs, pouls fréquent, dépressible; teinte jaunâtre à la commissure des lèvres et aux ailes du nez; langue saburrale, selles rares, inappétence. A l'épigastre, douleur pongitive, accrue par la pression; à l'hypochondre droit, sentiment de pesanteur. En haut et à droite, la matité du foie remonte jusqu'au cinquième espace intercostal; en haut et à gauche, elle atteint le sixième; en bas, elle s'arrête le long d'une ligne saillante, étendue de la douzième côte droite au cartilage de la septième côte gauche. Traitement: d'abord à diverses reprises, ventouses scarifiées sur les deux hypochondres; plus tard, application de larges vésicatoires sur ces mêmes régions, purgatifs salins fréquemment réitérés, administration du calomel à doses rapprochées, bains tièdes, alimentation légère. Sous l'influence de cette thérapeutique, la douleur et la fièvre cessent en moins d'une semaine, la langue recouvre un aspect normal, l'appétit et les forces reparaissent. Mais, dans les premiers jours d'octobre, une tumeur rénitente envahit peu à peu la moitié gauche de l'épigastre; X..., néanmoins, se dispose à quitter l'hôpital, quand, le 18 octobre, à dix heures du matin, il est brusquement saisi d'une douleur très-vive à la région précordiale, et se met à pousser des cris déchirants. Immédiatement, altération profonde du visage, angoisses inexprimables, palpitations, syncopes; pouls petit, irrégulier, puis nul aux radiales; refroidissement de toute la superficie cutanée: mort au bout de vingt minutes.

Autopsie, vingt-quatre heures après la mort.

Le foie est visiblement plus volumineux qu'à l'état normal. Son tissu, généralement brunâtre, s'écrase avec facilité. La moitié interne de son lobe gauche est creusée par un abcès assez considérable pour admettre une orange ordinaire; en outre, au-dessous de la cavité du péricarde, elle est réunie à l'aponévrose phrénique par des pseudo-membranes au milieu desquelles l'abcès vient déboucher largement contre cette portion du diaphragme. Le segment d'aponévrose ainsi atteint par le pus s'est fondu avec l'enveloppe fibreuse du cœur en un feuillet qui, sensiblement aminci de la circonférence au centre, présente dans ce dernier point une perforation susceptible de laisser passer une plume d'oie.

L'abcès dont il s'agit est exactement sphéroïdal. Ses parois sont constituées jusqu'au diaphragme par une couche blanchâtre et tomenteuse, ayant plusieurs millimètres d'épaisseur. Sous cette couche, le tissu viscéral affecte dans l'espace d'un demi-centimètre une teinte brun violet et une plus forte consistance.

Le péricarde renferme une grande quantité de pus. Les divisions vasculaires qui le pénètrent sont gorgées de sang; mais il n'offre encore d'injection capillaire qu'aux abords de la perforation.

Dans le gros intestin, quelques taches brunes disséminées çà et là.

Rate un peu volumineuse, friable.

TABLE DES MATIÈRES.

Pages

OBSERVATIONS.

www.ingramcontent.com/pod-product-compliance
Ingram Content Group UK Ltd.
Pitfield, Milton Keynes, MK11 3LW, UK
UKHW012145240726
13966UKWH00001B/168

9 782012 462151